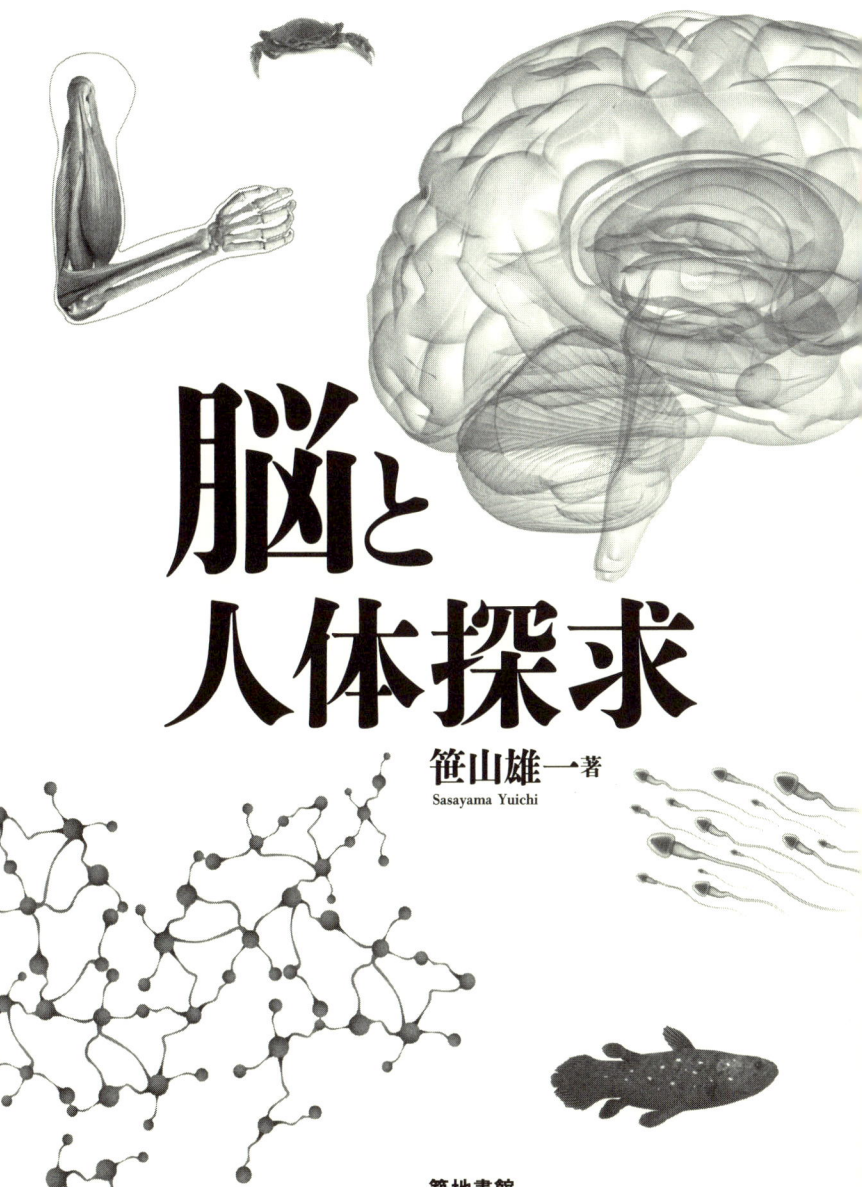

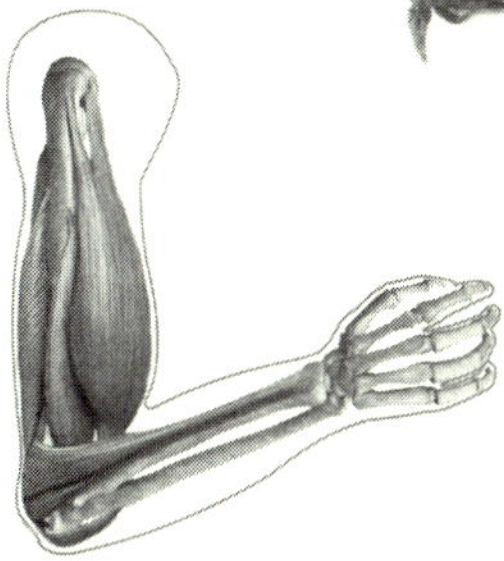

脳と人体探求

笹山雄一 著
Sasayama Yuichi

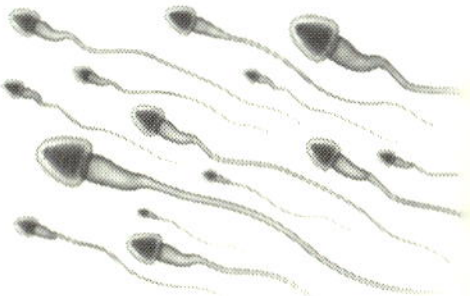

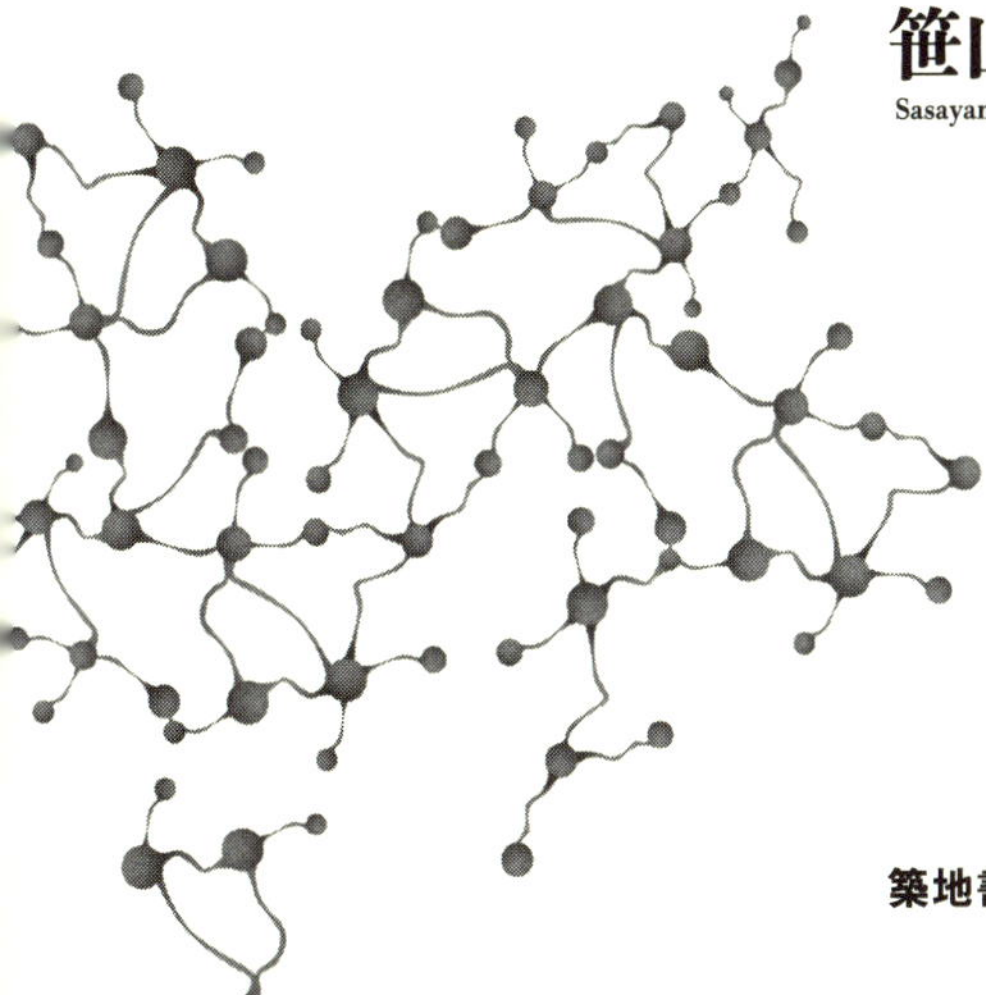

築地書館

はじめに

本書においては、『人体探求の歴史』で取り上げていなかった脳を解説し、それに起因する病気を述べる一方、現在、高齢化社会において問題となっているアルツハイマー病の歴史と原因を追究する。それらに加え、幾つかの内分泌腺、筋肉、皮膚、さらに受胎という現象の理解や、出生前診断にも触れることにする。また胎盤という構造物の巧妙さを記述する。この本においても、前巻同様に〈言葉〉と臓器の機能が解明されるまでの〈歴史〉にこだわっていく。この理由は、ヒトの体の理解が、臓器の命名という言葉から始まり、その後、大きく振れながらも真実の機能に収束していく過程が興味深く、それは人体だけでなく、全ての現象の理解に通じるところがあると感じるからである。一方、競争を余儀なくされた研究者の〈心情〉にも触れることにする。また本巻においても可能な部分は〈進化〉にも言及する。

江戸時代、吉原《よしわら》の三浦屋に〈高尾太夫《たかおだゆう》〉という遊女がいた（一六六〇年前後か）。彼女は仙台藩の伊達綱宗《つなむね》に身請《みう》けされるほどの美人であった。『漢書《かんじょ》』（漢という国の歴史を書いた書物、紀元八十年頃に成立）に「傾城《けいせい》」という言葉が出てくるが、これは城を傾ける（美しさのために国が混乱する）ほどの〈絶世の美女〉という意味であり、実際、綱宗は遊興が過ぎて〈伊達騒動〉を引き起こし、幕府により強制的に隠居させられてしまう。高尾は他に好意を寄せていた人がおり「忘れねばこそ、思い出さず候《そうろう》」という〈逆説的な恋の思い〉の表現方法をとったことで江戸っ子の間で評判になった。ただし、この言い回しは彼女のオリジナルではなく『新古今和歌集』（一二一六年完成）にある[1]。最高の太夫は、このような知識の箱を幾つも持っていた。彼女は、一説では綱宗に心を許さなかった為に、〈吊るし切り〉にされたという。この話は、どこまでが真実か否かはともかく、歌舞伎・狂言などになったが、ここでストーリーを述べたいのではない。〈忘れる〉というのは誰にでもあることで、人類が誕生してから常にあった。〈病的に忘れる〉脳の病気であるアルツハイマー病は、種々の理由で長生きできなかった初期の人類には、いや、つい百年くらい前までの社会には、まれだったのかもしれない。しかしながら、長生きする老人の増えた現代社会では、ヨーロッパ大陸の統計によると、この病気に、六十五歳以上の約一割が、八十五歳以上では半数が罹っている。[2] 日本では二〇一二年の統計では、六十五歳以上の年齢の人は三〇〇〇万人を超えるが、そのうち五五〇万人が罹っており、二十年前の六倍に達するという。[3] 一九七二年に発表された有吉佐和子の『恍惚の人』は、いち早く介護の問題を論じた作品であった。現在、分子レベルでこの病気の解明が進み、いよいよ真実に向かって収束するかに見えるが、実は、発症の原因の理解が間違っている可能性があり、それゆえ巷《ちまた》で言われている〈アミロイド仮説〉とは違った形で収束するかもしれない。[2] 一方、最新の研究では、ある条件下においては〈学習し記憶する〉ことが容易であることがわかった。意外な条件である。

　脳下垂体は、筆者が学生であった四十年ほど昔は、内分泌腺の〈王様〉と言われており、ホルモンにかかわる現象の中心で、脳から神経支配を受けていると考えられていた。この小体は、英語では pituitary gland であるが、これは〈唾〉を意味するラテン語に由来し、十七世紀までは脳が分泌する排泄物を貯めておき、時に応じて鼻に分泌する器官であると信じられてきた。しかし機能の解明が進むのは十九世紀以降である。さらに一九五〇〜六〇年代は、脳下垂体は実は脳からの神経支配ではなく、脳が分泌するホルモンによって調節されていることがわかってきた時代で、そのホルモンの正体を追究する米国の二人の研究者に日本人研究者もからんで、『ノーベル賞の決闘』[4]が行われた時代でもあった。特に人間臭い研究者の物語の一端を述べる。

その脳下垂体の支配下にある内分泌腺の一つである甲状腺は、その名前が戦闘の時の〈盾〉と関係がある腺であり、機能は夜になると首の神経を圧迫して脳へ行く血液量を減少させることによって安らかな眠りを誘うと考えられた時代があった[5]。一方、甲状腺腫という病気では、甲状腺の腫れによって本当に気管を圧迫して呼吸困難を引き起こし、窒息死の可能性すらあった。本来、甲状腺は極めて血流量が多く、腺腫を除くにはまず絶望的な数の血管の結紮《けっさつ》をしなければならなかった。しかしながら、スイスの外科医で、現代でも手術の際に用いられるコッヘル鉗子《かんし》に名を残し、ノーベル医学・生理学賞も受賞しているコッヘル（Emil Kocher：1841〜1917）は、それを乗り越えて全ての病根組織を含めた甲状腺を取り去ることに成功した。それにもかかわらず、手術を受けた者は後で重大な後遺症に悩むことになる。何が悪かったのであろうか？　甲状腺は、脳下垂体の支配を受けない、もう一つ別な機能をもっている。その解明は副甲状腺の機能とからんで研究者の誤解の連続であった。

一方、一部は脳下垂体の支配下にある副腎から高峰譲吉（一八五四〜一九二二）が、ホルモンという概念が提出される数年も前に、世界で最も早くホルモンの純化に成功し、副腎髄質の活性因子にアドレナリンと命名した。しかしながら、米国では未だにそれを認めずエピネフリンと呼んでいる。全くの錯誤であるが、それを説明する。

筋肉は、副甲状腺等のホルモンが重要な役割を果たしている組織である。近代外科学の開祖として知られる英国のジョン・ハンター（John Hunter：1728〜1793）は、解剖用の死体を手に入れる必要に駆られて墓泥棒までしたために『ジキル博士とハイド氏』のモデルとなった人物である。ただし、これは最近出版されたウェンディ・ムーアの『解剖医ジョン・ハンターの数奇な生涯』で取り上げられているキャプションで、英国の伝奇作家スティーヴンスン（Robert Stevenson）のこの小説では、元々のモデルは十八世紀のエジンバラの市議会議員（昼）と泥棒（夜）を十八年間続けたウイリアム・ブロディ（William Brodie）である。夏目漱石（一八六七～一九一六）はこの作家の小説を好み、大学で教科書［例えば"Island Nights' Entertainments"（1893）］に使ったことでも知られる。(6) ハンターの手記に「一七五八年九月。我々は、聖ジョージ（聖ジョージ病院附属の墓場の名前：筆者注）の地中から標本向けの偉丈夫を得た」とある。(7) 筋肉が発達した男は皮膚を剝ぐだけで筋肉の名称がわかり、学生に明快に説明でき、利用価値が高いのである。オリンピックのアスリート達の筋肉は張りと躍動性に富み均整がとれ美しく見える。この筋肉の収縮の仕組みについては、ハンガリーの誇る生化学者（後に米国に帰化）で自国特産のパプリカを使ってビタミンCの発見でノーベル医学・生理学賞を受賞したセント - ジェルジ（Albert Szent-Györgyi：1893~1986）が今度は農家で飼育したウサギの筋肉を使って始めた研究から真実に迫ることになる。

筋肉を被っている皮膚は、顔の表情に見られるように筋肉と一体である。しかしながら、日本人にとって〈皮膚〉という言い方は、いかにも固い感じがする。通常は〈肌〉であって、〈お手入れ〉の対象であり、女性にとって若さのシンボルかもしれない。文豪、谷崎潤一郎は『刺青《しせい》』において、〈無垢な娘の肌〉に彫られた背中一面の女郎蜘蛛《じょろうぐも》の刺青《いれずみ》が、その女性の表面にある美しさの意識のもう一つ下にある、〈男を肥やしにしてしまう女〉の意識をあらわにしてしまう力を持っていることを物語としている。皮膚の機能は、これまで触覚や痛覚、温度感覚などであった。最新の科学技術を用いて調べた結果は、音に対しても聴覚機能を持つこと、さらに光に対する受容機能までも持ち、その役割を従来の説明とはまったく異なるものへと変えてしまった。皮膚感覚が本当に〈意識〉さえも作り出していることを説明する。(8) 一方、皮膚の最も目立つ所にあって古来より男性を魅せてきた、女性の乳房《ちぶさ》は、脇の下にあって人によっては臭いの原因になる汗腺の一種のアポクリン腺が変化した組織であることは間違いない、と書くと男性も女性も幻滅するであろうか。

そもそもこれらの種々の器官や組織を作り出し、また脳において感情や心を生みだす最初のスタートである受胎とはどういう現象であるか、古代ではまったく理解されず、アリストテレスが珍妙としか言いようがない説を立て、混乱させてしまっている。また胎盤の真の役割が解明されたのは、二十世紀初頭であり、胎児はいったいどうやって生きているかは未知の領域であった。胎盤は英語で placenta であるが、それはギリシャ語の plakoenta に由来し、意味は平たいケーキである。これは形の類似からで、日本では、胎児を守り育ててくれた重要な組織として、古代においては専用の容器に入れられ、埋葬する習慣があった。一方、胎盤はホルモンを分泌して妊娠を継続させる内分泌腺でもあることを説明する。

本編でも、内容は、場合によっては本線から脱線する。筆者の授業を受けた学生は、むしろ脱線を喜んだふうがある。また、小説や物語の片鱗に触れることがあるが、同時に最新の生物学・医学の知見も網羅するのは『人体探求の歴史』と同じである。

脳と人体探求　目次

第3章　脳の内分泌機能と脳下垂体

第4章　甲状腺

第5章　副甲状腺

第10章　受胎と胎盤

第1章　脳

■脳という漢字は赤ちゃんの頭を意味する

脳は〈のう〉と発音するが、これは呉《ご》の国の時代（紀元二二二〜二八〇年頃）の発音（呉音）の〈なう〉に由来する。また韓国語でもその発音は、〈ノエ〉である。旧字の腦は、偏《へん》の月が本来は象形文字の肉という字で、体の一部であることを意味していたが、肉の旧字体が、月という字の横棒の二本が右の縦線にくっ付かないという違いだけであったため、現代の新字体では月と同じになってしまった。したがって、これを肉月《にくづき》という。旁《つくり》は、上が髪の毛を表し、その下は一歳半くらいまでの乳幼児の頭蓋骨《とうがいこつ》を指す。頭蓋骨は、前頭骨、頭頂骨、後頭骨などより形成されているが、一歳半までの時期は、これらの骨は発達段階にあり、結合はまだ不完全で、左右の前頭骨と大きな左右の頭頂骨の間で、前頭部中央に〈大泉門《だいせんもん》〉といわれる隙間がある（図1）。乳幼児の頭の髪の毛はわずかなので旧字体の旁の頭蓋骨を表す箱の上には点が一つだけついており、実際の乳幼児のその部分は心臓の鼓動と共に動くように見える。すなわち、脳という漢字は柔らかい頭を意味する漢字から実際の脳を想起させるようになっている。この時期にその部位をなでたりしても、脳は丈夫な脳膜によって守られているので問題はない。しかし、脳は大人でも子どもでも脳脊髄液中にいわば浮いた状態にあるため、新生児は首が座るまでふらつきに弱く首の辺りをしっかりと持って抱かねばならない。

一方、『古事記』において泉門とは〈黄泉《よみ》の国〉の入り口を指しているが、これは新生児の頭部と関係

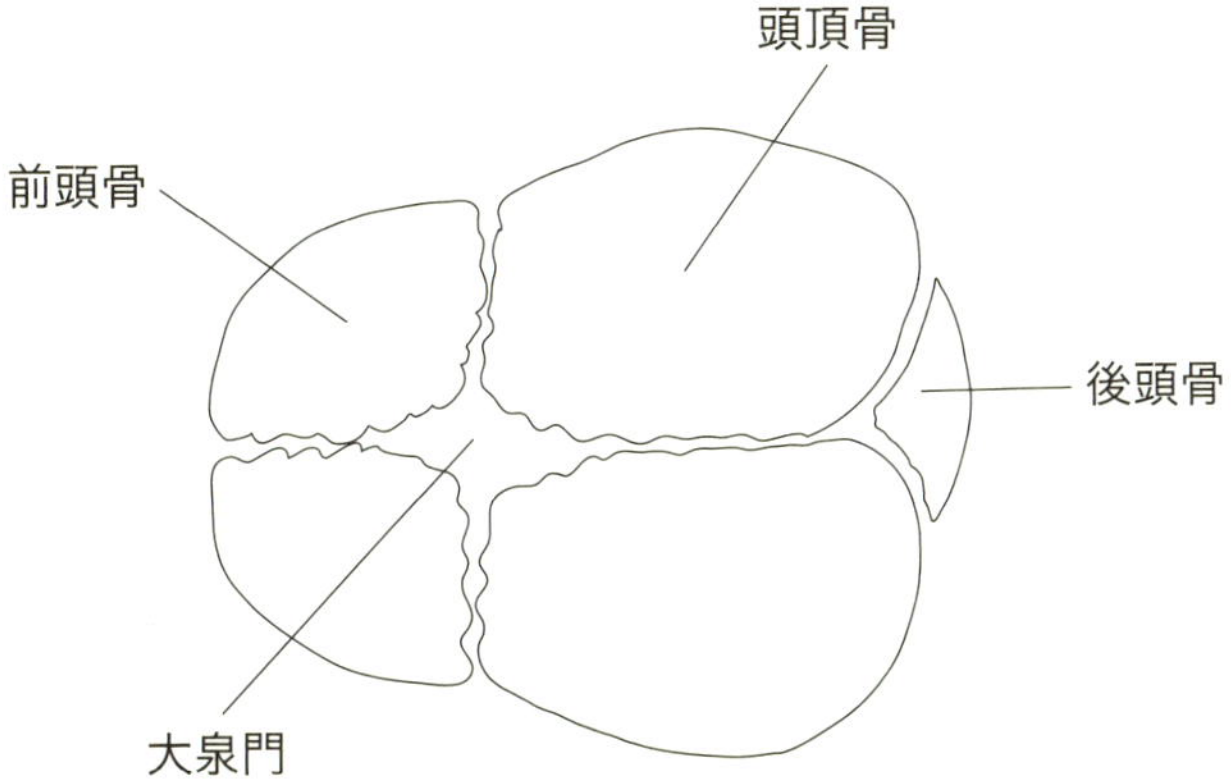

図1　新生児の頭蓋骨
発達段階で、結合が不完全。

がない。こちらは中国の五行《ごぎょう》思想において黄色は土を意味するので、地下の泉から転じて地下の国、一説では〈夢の国〉の意味だという。脳で使われるこの言葉は、解剖用語でありその部分を指すfontanelの訳語でラテン語のfons（泉）に由来する。英語のfountain（泉）も同根である。すなわち、心臓の拍動と共に盛り上がるこの部分を、泉の底の水が噴き出る所とみなしたのであろう。字の形は、脳を想起させるだけで、その機能を意味していない。しかしながら、紀元前七百年頃から約二百五十年間の中国の歴史を表した『春秋《しゅんじゅう》左《さ》氏伝《しでん》』の「僖公《きこう》二八年」によると、当時、幾つもの国どうしが争っていた時、「晋《しん》の国王が、楚《そ》の国の王子に脳髄を吸われる夢を見た（楚子己に伏して其の脳を盬《す》う）」とあり、『常用字解』(9)は、北京郊外で発見された数十万年前の頭蓋骨後部には小さな穴が開いており、当時は脳を食べていたかもしれないという説を紹介している。何かしらの効果を期待して脳を食べていたのか、あるいは骨髄として食糧の一つであったのかはわからない。その一方、脳に明確な意味づけをして、アフリカのリベリアの一部族では、最近まで、優れた能力を持つ人間の脳を薬とする習慣があったという。そのため、日本のドクターが彼らの前でその力を見せると闇にまぎれて殺され、脳を取られるので注意が必要であった。[10] 食人に類する習慣は、世界の各地にあり、人類の初期には恐らく普通であったかもしれない。

■大和《やまと》言葉では脳を〈なずき〉と言った

一方、古代の日本語では脳を何と呼んでいたかというと、源　順《みなもとのしたごう》（九一一～九八三）が編集した『和名類聚抄《わみょうるいじゅしょう》』によると、〈なずき〉とあり、「頭中の髄なり」と説かれている。ただし、髄という漢字に、それほど機能的な意味を期待はできない。手足の骨の骨髄と同じ意味かもしれないからである。時代がもう少し下がった鎌倉時代に書かれた、『平家物語』の巻八の「名虎《なとら》」に、平家が都を落ち延びて行く間に、天皇が崩御されたため、その血を引く二人の皇太子のどちらを正統とするかを〈競馬《くらべうま》と相撲〉で決めることになったとある。競馬では決着しなかったため、相撲で決することになった。そこでそれぞれが代表を出し、名虎という六十人力の大男と、容貌は優れていたが小男の能雄《よしお》の対決となった。能雄が負けそうになった時、密教の高僧が自分の頭を「独鈷《とっこ》（鉄あるいは銅でできた短い棒状の仏具で両端が尖っている）をもってなずきを突き砕き……」、とあり、自分で頭蓋骨を割り、そこから脳の一部を取り出して乳《ち》木《ぎ》（護摩を焚《た》くための木）とともに焚いたところ、祈禱が効いて見事、能雄が勝ったという。この中で脳は霊力を担っている部分であるという認識と、脳の一部を取り出してもさらに祈禱を続けることができるという荒唐無稽な認識が混在する。

〈なずき〉という言葉は、日本に文字が無かった頃から使われていたもので、この言葉は、当時は普遍的に通じる言葉であった。現在は、秋田県横手地方の方言に〈あたま〉の意味から少しずれて、〈ひたい〉を意味する〈なずき〉が残っている。ところで〈六十人力〉とは何となく半端な気がするが、ここでこだわってみる。平家物語の流れを組む『源平盛衰記《げんぺいじょうすいき》』においても〈六十人力〉の内田三郎という人物が登場し、こちらは木曾義仲《よしなか》に仕えていた絶世の美女であるが大力の強者《つわもの》である巴御前《ともえごぜん》に一騎討ちで討ち取られている。なぜ六十なのかを調べると、時代が少し前の、平安時代末に書かれた『今昔物語集』の巻二五の五に、「平維茂《たいらのこれもち》、藤原諸任《もろとう》を罰《う》ちたる語《かたり》」の中に「騎馬の兵七十人、徒歩の兵三十人」という文章がある。この物語は土地争いに端を発する軍記物で、逆転に次ぐ逆転の面白い話であるが、当時、戦闘で重要な役割を果たしたのは歩兵ではなく、騎馬の射手の人数であったという。鎌倉時代末期から南北朝時代中期までを記した軍記物『太平記』の巻十には、「弓矢の道」という言葉が出てくるが、これは「武士道」という精神の前身に当たる。したがって、当時は弓矢を持った騎馬の兵隊が武士で、このくらいの人数が一つの単位としてまとめられていたのであろう。そうすると六〇とか七〇というのは、当時は半端な数ではなく、一人で一つの単位の軍隊を相手にできる豪勇という意味なのかもしれない。

■エジプトのミイラと脳

英語のbrainは、bregamaが元で、研究社の『英語語源小辞典（第5刷）』（一九八一）では、the top of the headとあり、ギリシャ語の頭の前の部分を指す言葉に由来する。すなわち、その機能に言及した言葉ではない。ただし、興味深いのは、現代の英語では、知的活動の中心としての頭を指す場合は、複数形を使うと辞書にある。例えば、「頭を働かす」は、"use one's brains" であり、「彼は頭が良い」は "He has good brains." である。これは脳の中に複数の機能の存在を認識した言い方かもしれない。日本語に脳の複数形は無いのでこのようなフレーズは暗記して覚える以外はなく、頭を悩ましてしまう。“I rack my brains.”

古代エジプトでは、いわゆるミイラ（ポルトガル語のmirraに由来し、元来の意味はある木の樹脂で薬の名称）を作る時には専門の職人が行ったが、脳にまったく重要性を見出していなかった。初期には脳の存在すら気が付いておらず、頭の中は、何の処理もされていなかったが、時代を経ると鼻の穴から鉤《かぎ》状の細長い棒を使って脳を掻き出している。古代ギリシャの歴史家ヘロドトス（Herodotos：BC485〜420）は、その理由として、彼らは〈心〉が心臓と肝臓にあると考えていたからだとしている。

一方、米国の考古物貿易商であったエドウィン・スミス（Edwin Smith）が一八六二年に、エジプトのルクソールという街の古物商から四・六八メートルもある巻物を購入したが、そのまま公表しなかった。理由は不明である。彼の死後、娘がニューヨークのHistorical Societyにそれを寄贈し、シカゴ大学のオリエント研究所に解読が依頼された。その結果、これには、脳膜や脳の皺が記載されており、さらに膀胱や腸の機能的な麻痺は頭部の損傷と関係があると書かれていることがわかった。このパピルスは紀元前一七〇〇年頃に書かれたもので、それより以前の知識について、ピラミッド時代に活躍した神官・科学者・医師であったイムホテプ（Imhotep：BC2780〜2200）が最初にしたためたものを、時代を経た後二人の医師がまとめたものである。これにより、古代エジプトでは専門の医師は脳の機能的な側面をある程度理解していたものと思われる。このパピルスに脳という言葉は六回出てくるが、脊髄や神経という言葉は無く、現代の〈脳〉という言葉と同義ではないとされている。[11] その後、紀元前六〇〇年頃のアッシリアの王宮の壁に描かれた、脊髄に矢を射こまれたライオンの彫像は後肢を引きずっており、人々は脊髄と体の関係を具体的に理解していた可能性がある。

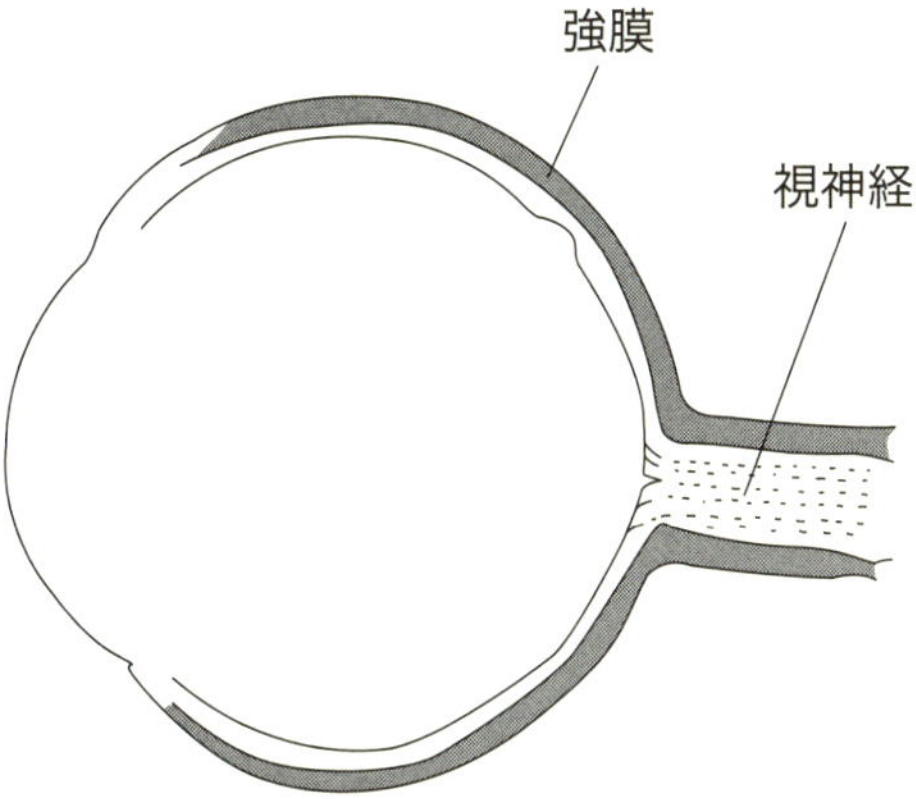

図2　視神経

古代では、中空と思われていたが、視神経の軸索の集まり。強膜は、脳硬膜の続きである。

■ギリシャ時代のクシャミ

古代ギリシャにおいて、アルクメオン（Alcmaeon：BC550～500?）は、感性や知性は脳にあると説いた。その理由として脳震盪《のうしんとう》を起こすと感覚障害が出る、視神経が脳につながっている、発生過程で脳が最初に形成されるなどを挙げている。ただし、視神経の役割は現代と同義ではなく、プネウマ（霊気）が脳に行くための導管と考えられていたふしがある（図2）。脳が最初に作られるというのも当然、裸眼でニワトリの発生などを見た時の印象であろう。また眠りは血液が一時的に脳から引いた時の現象で、死は血液が永久に脳に戻らなくなった状態と考えた。

それより時代がやや下ったプラトン（Platon：BC427～347）は、心の座は脳にあると説いた。ただし、理由ははなはだ観念的で、脳の形は球形に近く、球形こそ理想の形であるが故とした。ヒトの胴体は、横隔膜で上下に仕切られ、霊魂のうち男性的で勇気に富む要素は上半身に、下級な要素は下腹部に宿ると説いた。臆病者は女性に生まれ変わり、学問を修めない者は四足獣に生まれ変わり、軽々しく単純だと鳥に、無知だと魚に生まれ変わるというのが彼の見解である。[12] 現代では〈草食系男子〉などの言葉があるが、プラトンなら何と考えるであろう。

その弟子であるアリストテレス（Aristotle：BC384～322）は、心の座は脳ではなく、心臓にあると言っている。感情によって心臓の動きが変わるし、解剖すると心臓の中に霊魂（実際は解剖した時に入った空気）が入っていると説明している。彼は種々の動物を解剖し、分類し、独自の体系を作っている。無血動物（現代の無脊椎動物の大部分）は、血液が無いのだから脳はない。有血動物（現代の脊椎動物）は、高等な動物ほど脳が発達する。それだけ心臓が熱を生むので、冷却器官である脳が大きくなる必要がある、というのが彼の理論である。ところで、クシャミは、人類共通の突発的な生理現象であるが、突発的な故、人間の意のままにならず、古代より神聖視されていた。アリストテレスの時代でも同様であり、頭が神聖なものと考えていた人々の間では、頭の生命霊の混乱と考えられ、クシャミの後「ゼウスよ、助けたまえ！」と言う習慣があった。これは現代まで続いており、少なくとも筆者が働いていた米国の一九八〇年前後には、クシャミの後、周囲の誰かが必ず“God bless you!”（神の祝福あれ！）と言う習慣があった。これにクシャミの本人は、“Thank you.”と返す。アリストテレスは、師のプラトンに倣って、体を頭部と胸部と下腹部に分けている。おならは下腹部から出る息で、あくびやゲップは胸部から出る息、そしてクシャミは頭部から出る息で、息の中では最も神聖であると説いている。なぜならば頭の熱の調節がクシャミになって出るからであると説明している。[13] アリストテレスは、〈海綿は動物である〉や〈クジラは哺乳類である〉など現代でも正しい、基礎的で重大な発見をしているにもかかわらず、所々、まったくの見当違いをしている。

日本でも〈クシャミ〉という言葉自体が、〈おまじない〉の言葉の〈くさめ〉から変化したものである。

クシャミの度に魂が抜けて出てしまうと考えたらしく〈クシャミをすると命が終わるという天竺《てんじく》〈インド〉からの伝説があったという〉、それを防ぐために〈くさめ、くさめ〉と二回唱えた。くさめの語源は幾つかあるが、江戸時代の一八三〇年に喜多村節信《ときのぶ》が出版した『嬉遊笑覧』という、風俗を十二に分類した雑学書にその説明がある。それによると、クシャミをした時に、下賎の者は「くそをくらへといえり」とある。さかのぼって「糞食《くそは》め！」という言葉が語源であるらしいが、かなり下品である。下品な言葉は、強く伝わるので、まじないに力があった。一方、次の解説は、上品である。夏目漱石の『吾輩は猫である』の猫の飼い主は、中学校の英語教師で姓名を「珍野苦沙弥」という。筆者は最近まで、苦沙弥とはクシャミの当て字だと思っていた。何しろ漱石は我流の当て字の多い作家として知られているのだから。ところが作家で歴史学者の、漱石の〈義理の孫〉に当たる半藤一利氏によると、〈沙弥〉とは仏教用語で、自分で勝手に僧侶を名乗り、修行も半端、仏の道の悟りも半端な人間を言い、これに〈苦しい〉の苦をつけて苦心惨憺の毎日を送っている僧をイメージして、漱石自身ではないかと推察している。大いに納得である。(6) そう言えば、漱石の俳号は「愚陀仏」である。さらに、余談であるが、大学予備門で漱石はボート部に籍をおき、牛肉をもりもり食べてボートばかり漕いで勉学とはほど遠い生活で、「なんぞ憂えん席序下算の便」（自分の場合は、学業の成績を下から数えると早くてわかりやすい）などとうそぶき、おまけに虫垂炎から腹膜炎を併発し、進級試験を受けられず落第している。それにもかかわらず、落第の弁を「己《おれ》のは名誉の負傷だ」としている。若い時から〈漱石〉だったのである。そう思って千円札の漱石を見ると、心なしか肩幅が広く、確かにボートを漕いでいたように思えてくる。また半藤氏のこの著書の中では、漱石の兄が日清戦争に際して漱石の籍を、徴兵から外されていた北海道へ送っていたことを示す丸谷才一氏の随筆を紹介し、丸谷氏が、漱石と同じ年代の若者が死んでいったにもかかわらず、〈送籍《そうせき》〉

をしたことが後年の神経衰弱と胃潰瘍のもとになったと考察しているのを非常に興味深いとしている。

■脳重量と知能の関係

日本人の成人男性の平均脳重量は一三六七グラムで、成人女性の平均は一二一四グラムである。妊娠十カ月の生まれる直前の胎児の脳重量は男子平均四〇〇グラム、女子平均三七〇グラムである。(14) 男女で重さに差があるが、神経細胞の数には差が無いことがわかっている。これは、女性の脳は皺が多く、表面積を大きくしているからで、したがって知能にも差はまったく無い。ただし、思考回路に男女では違いがあるかもしれない。すなわち、神経の接続の仕方に差があるかもしれないが、いまだ明確な根拠はない。ちなみに胎児の平均体重は三一〇〇グラムなので、男女とも胎児では脳が体重の一割以上を占め、大きな頭はヒトにおける難産という宿業《しゅくごう》を象徴している。ところで夏目漱石（四十九歳で没）の脳重量は、一四二五グラムで、アインシュタイン（Albert Einstein：1879〜1955）の脳重量は一二三〇グラム（七十六歳であったので老化に伴う正常な萎縮があったのかもしれない）なので、ここでも脳重量と知能が関係ない事は明らかである。ましてや第9章の皮膚の項で説明するネアンデルタール人の脳重量は、化石の頭蓋骨から約一五〇〇グラムと推測されている。(15)

実は、アインシュタインは、生前、「自分の脳が脳研究の役に立つのであれば、使ってもらってもかまわない」ともらしていた。そこで腹部大動脈瘤の破裂により亡くなった時、彼の脳は二四〇個のブロックに分けられ、それぞれに番号が振り当てられて、脳の研究者に配られたことになっていたが、一部、行方不明である。しかしながら、このブロックの一つを用いて研究した結果が、科学雑誌に発表されている。(16) それによると神経細胞の数（分子）に対する神経膠細胞《こうさいぼう》の数［神経細胞を種々の面から支える細胞（分母)」の比は、成人の男性一一人の平均よりも統計学的に有意に小さい、すなわち、アインシュタインの脳は普通の人よりも一つの神経細胞を多数の神経膠細胞が支えていた、ということであった。ただし、この結果は、「生まれつき多かったので天才になった」とも「脳を常に使って活性化させていたためである」とも結論付けられ、どちらとも言えない。ちなみに、他の研究者が作ったアインシュタインの脳の顕微鏡標本の一枚が、新潟大学脳研究所に保存されていることはあまり知られていない。少なくともこの標本では、一般人との差は見られないという。(17) そもそも〈頭が良い〉というのは、神経細胞の数ではなく、後述する神経細胞どうしのシナプスを介してのつながり方が重要であろう。確かに老いると物忘れをしたり、学習効果が出にくくなるが、それでも学習を続けると、使われ続ける軸索《じくさく》(後述)は強化され、神経膠細胞が巻きついて太くなり次第に反応が早くなる。老いても頭を使い続けるべきである。

アインシュタインという人は、難解な理論を考えていただけでなく、若い頃はイケメンで、女性関係は信じられないくらい、華やかであったためか、女性関係のトラブルが続出し、暴言を吐いたりすることもあり、「上半身は考えたり計画したりするが、僕らの運命を決めるのは下半身!」とも言っている。(18) そもそも離婚の慰謝料をノーベル賞の賞金で賄おうとしている。彼の結婚観は「結婚は偶然の出来事から長続きするものを作り出そうとする、成功できない企てである」として、まるでビアスの『悪魔の辞典』風である。天才とて人の子で、我々とあまり変わらないどころか、おかしいのではないか? ただし、彼の名誉のために言うと、もちろん、すばらしい語録も多数残している。例えば、"Anyone who has never made mistake has never tried anything new."(失敗したことが無い人間は、決して新しいことに挑戦できない!)。さらに、原子爆弾の日本への投下には反対し、実際に落とされたことを知った時は、ドイツ語で"O weh!(オ・ベー:ああ悲しい!)"と言ったという逸話が残っている(彼はドイツ語を母国語として育ったため）。彼は、自分がノーベル賞を受賞したのを知ったのは、日本へ講演旅行に行く途中の船上であった。日本において当時、社会に影響力をもっていた出版社である〈改造社〉より講演を依頼され、一九二二年十月八日にヨーロッパでの講演を終え、フランスのマルセイユから日本郵船所属の北野丸に乗船して日本へ向かっていたのである。後に彼は、日本の事は、小泉八雲の著書によって知ったと語っている。しかしながら、乗船している時に彼は食中毒で急性大腸炎を起こし、死にかけていた。同じ船に九州帝国大学医学部教授の三宅速《はやり》がおり、こちらは、国際外科学会に出席した後、欧米視察旅行から帰る途中であった。三宅が治療した結果、事なきを得た。アインシュタインは感謝し、三宅が岡山に居た時に空襲を受けて死亡した際には、追悼文をしたため、彼に送っている。したがって、徳島県の菩提寺にある三宅の墓には、アインシュタインの追悼文とサインが彫られている。[19] 義理には篤かったのである。なお、謹厳実直居士であった夏目漱石の体は、東京大学において解剖され、脳は鏡子夫人の発案で医学部に現在でも保存されている。

一方、一九八〇年代に衝撃的な論文がサイエンス誌に発表された。[20] それは将来のアインシュタインを探そうとする試みらしかったが、手順としては以下のように行われた。小学校の算数のテスト上位三パーセントの男女を選び、彼らが中学校一年生になった時に、大学生に対するのと同じ数理的推論テストを行ったのである。一〇〇万人以上のデータが集まった。平均点以上の男女比は二：一で男子が多く、〈優〉に相当する点数で比べると四：一で男子が多く、さらに〈秀〉に相当する点数で比べると一三：一で断然、男子の数が多かった。これは、女子は理数系が苦手であることを証明するのだろうか。確かに数学のノーベル賞と言われる、フィールズ賞の受賞者はすべて男性である。ところが、二〇〇五年に同じようなテストをすると、〈秀〉の子の比は四：一に縮まっている。

さらに東北大学教授の大隅典子氏によると、二〇〇二～二〇〇三年にかけて行われた数学の国際調査では、米国男子の平均点は五〇七点、女子は五〇二点でほとんど差がない。同じテストを受けた日本の男子の平均点は五七一点、女子は五六九点でやはりほとんど差がない。ここで注目していただきたいのは、日本の女子の点数は米国男子の点数よりはるかに高いことである。この結果は、人間の集団によって数学の能力に差があるはずがないので、明らかに社会的背景が影響しており、女性は理数系が苦手であるというバイアスが、本人にさえかかっているためであると説明されている[21]。米国ハーバード大学学長であったサマーズ（Lawrence Summers）氏は、二〇〇六年に、「女性が科学で優秀な成績を上げられないのは素質の差である」という趣旨の発言をし、辞職に追い込まれている。恐らく女性は、現実には妊娠・出産、また授乳などの生物学的負担が男性よりも大きいなどの理由で、科学に挑戦する機会が少なくなっているだけで、これからアインシュタイン級の女性研究者が続々と出てくるであろうことを期待したい。

■脳の構造

脳は発生学的には、神経管という一本の管が原型で、その先端が複雑に膨らんだのが脳で残りが脊髄である。すなわち神経管の左右への膨らみが大脳で、その下に膨らんだのが小脳である（図3）。小脳に接する脊髄を脳幹と呼び、これは上から間脳（視床と視床下部より成る）、中脳（快楽の中枢がある）、橋《きょう》（大脳皮質からの運動刺激を小脳へ伝える）、延髄（心拍調節、血管運動調節、呼吸の中枢など生命の維持に必須な神経核が存在する）の四つの部分からなる[22]（図4）。

頭蓋骨のすぐ下にある膜は、脳硬膜（dura mater：解剖学用語のラテン語で直訳すると「硬い母」）であるが、mater は、material（材料）や matrix（母体）という言葉と関連があるので、その意味であろ

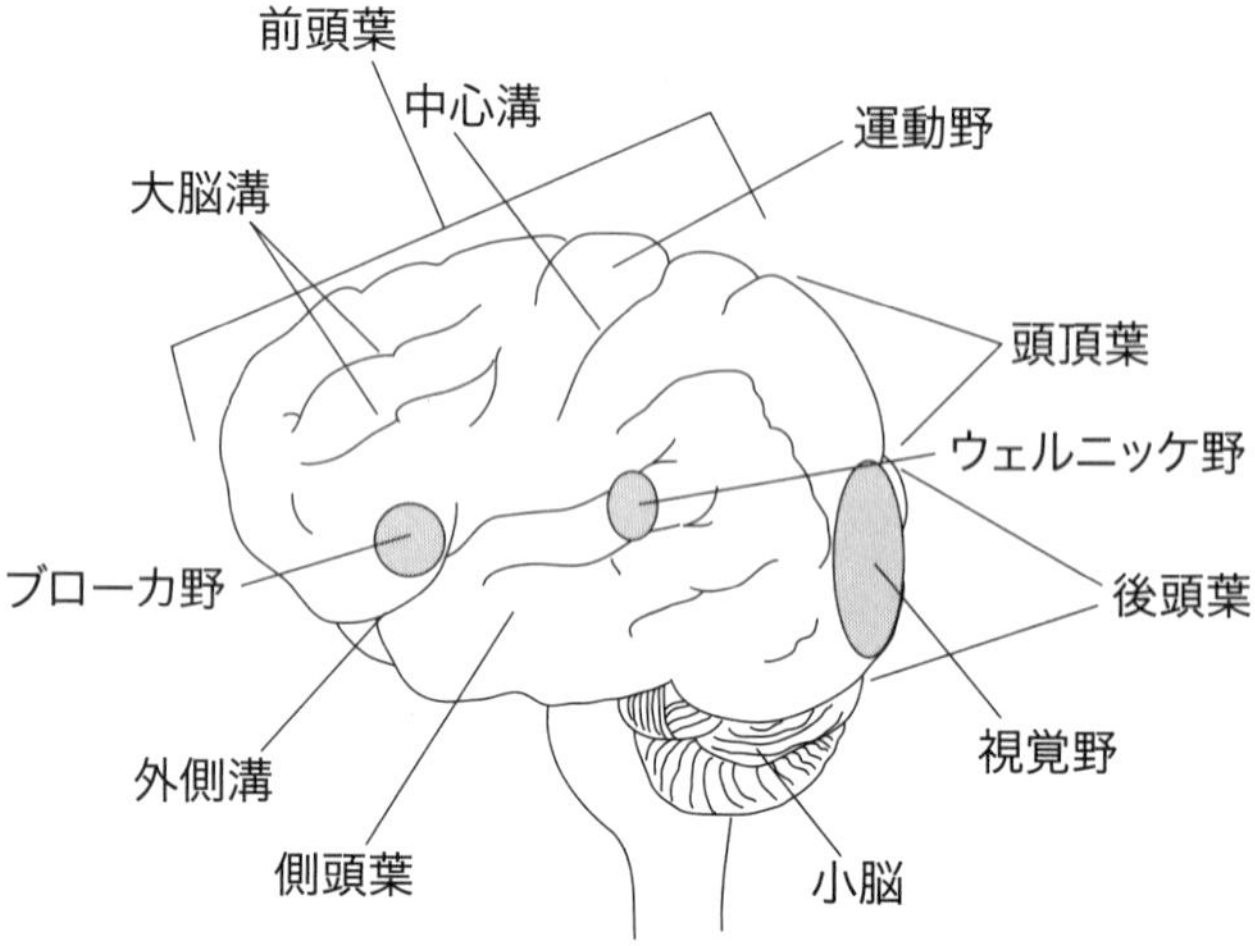

図３　大脳外側面
神経管が左右に膨らんだのが大脳。

う。表面をピッタリと被うのは、脳軟膜（pia mater：pia はラテン語でやさしい）で、その間にあってクモの巣状に立体的に張り巡らされているのが、クモ膜（arachnoid mater：arachnoid はクモのような）である（図5）[23]。杉田玄白（一七三三〜一八一七）の『解体新書』では「クモ糸膜」とある[24]。ここにある隙間をクモ膜下腔といい、脳脊髄液が満たされている。ここには血管が無数に存在し、脳出血でよくクモ膜下腔出血という言葉を聞くが、ここの血管からの出血である。この時、脊髄から脊髄液を採取してみると血液が混じっている。出血した血液が脳を圧迫して生命の危険がある。これら三枚の脳膜は脳だけを包んでいるのではなく、連続して脊髄も包んでいる。こちらは脊髄膜と呼び、両方を合わせて髄膜と呼ぶ。

　大脳は、皮質と髄質より成り、皮質は神経細胞が集合している場所であり、髄質はそれらの神経細胞から出る有髄の軸索が存在している部位である。ただし、髄質の中にも幾つもの神経細胞の集団があり、それらは神経核と呼ばれている。脳の表面にある皮質は系統

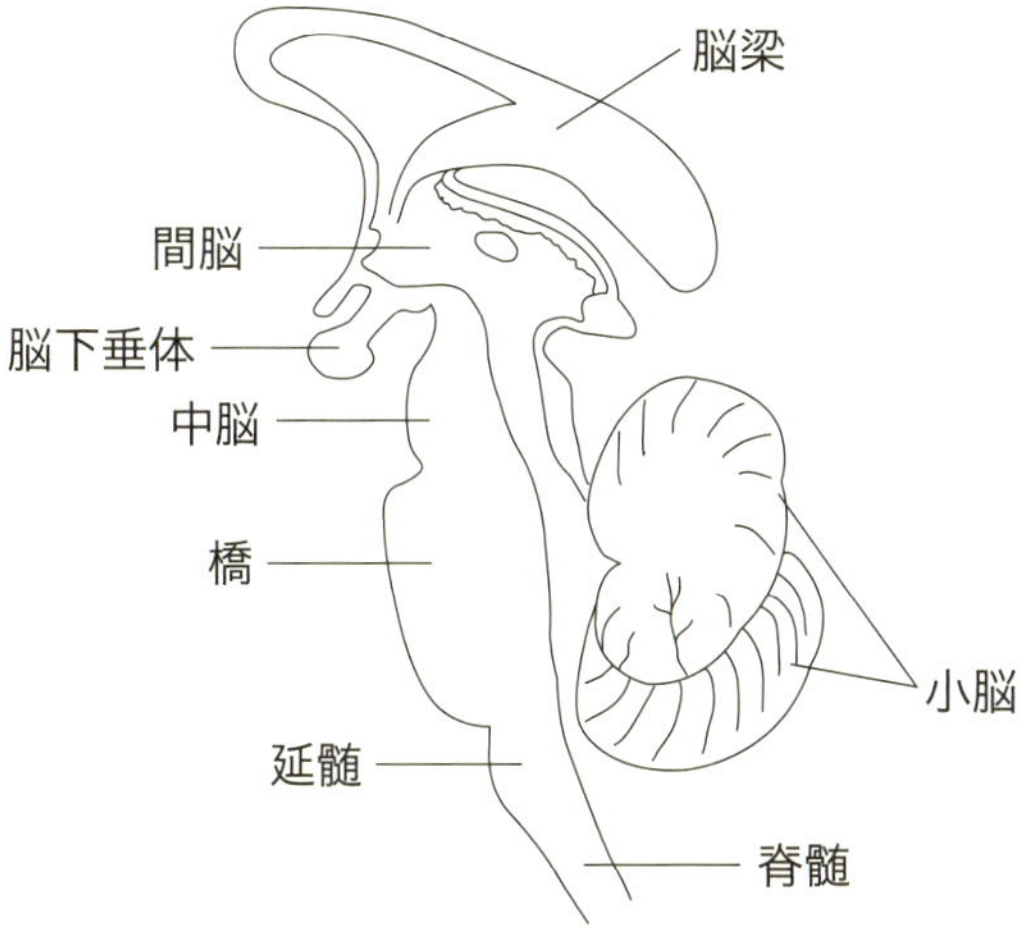

図4　脳幹
間脳、中脳、橋、延髄の4つからなる。

発生的に新しいので、新皮質と呼び皺を伸ばした時の表面積は、新聞紙一ページ分に相当し[24]（爬虫類には新皮質がわずかしか存在しない）、前頭葉、頭頂葉、側頭葉、後頭葉に区分できる（図3）。運動は前頭葉に、触覚は頭頂葉に、聴覚は側頭葉に、視覚は後頭葉に局在している。これらの働きに限定されない部分を連合野と呼び、前頭葉にも頭頂葉にもまた側頭葉にも存在する。これらは大脳皮質の六〇～七〇パーセントを占める。特に前頭連合野は、ヒトで発達しており、考える、決断する、選択する、推理する、新しいことを考えるなど、知性と創造の源である。

大脳皮質の奥にある部分は系統発生的に古く（爬虫類にも存在する）、大脳辺縁系と言い、感情、本能、記憶の中枢である（図6）。記憶は、その中の海馬と呼ばれる部分に一旦、押し込まれる。ここで話は突然変わるが、〈てんかん〉は多くの場合、この海馬を起点とする、神経の異常により起こる発作である。したがって、ひどいてんかん発作を繰り返し起こしていたH.M.氏は、一九五七年に、外科医のスコヴィル

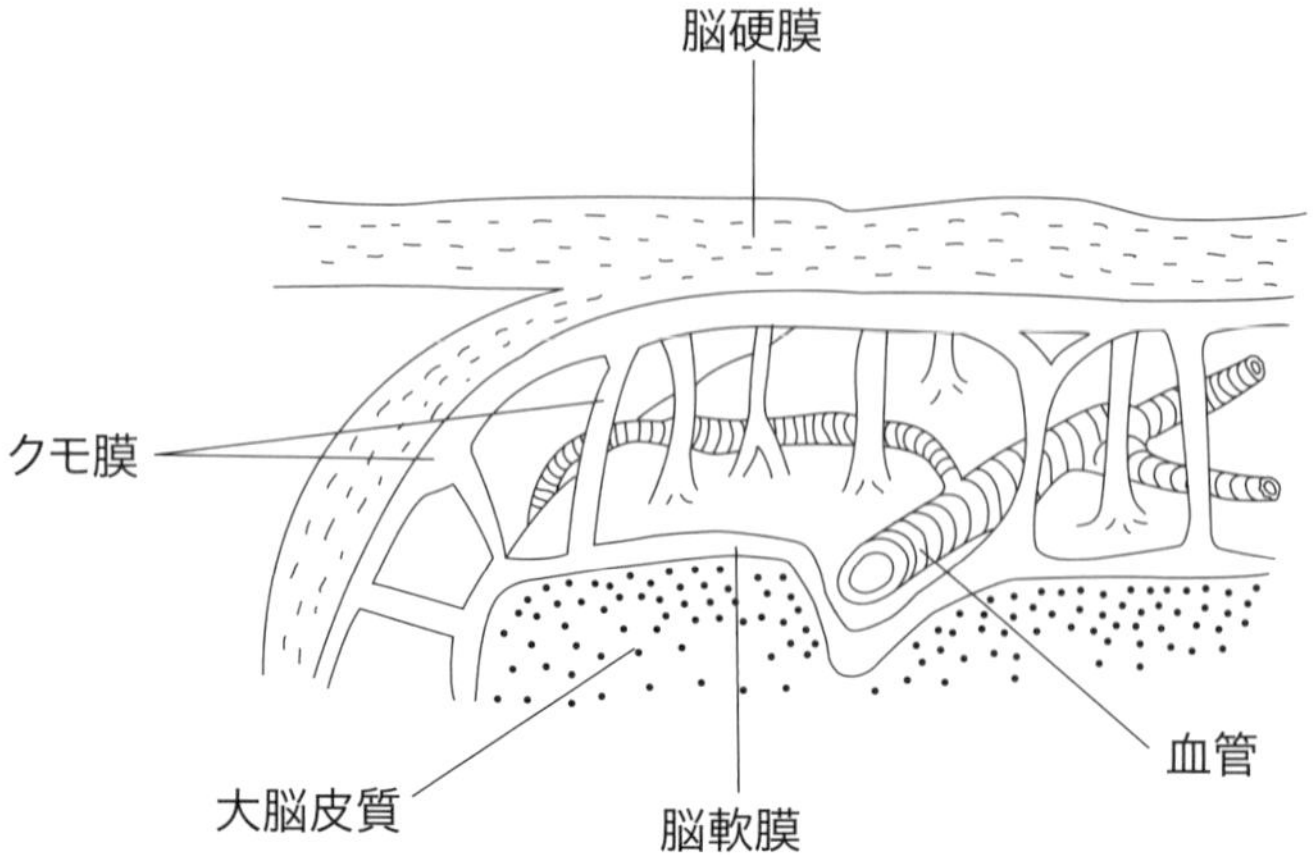

図5　三種類の脳膜
脳硬膜と脳軟膜の間に張り巡らされているのがクモ膜。

（Scoville）博士によって海馬の除去手術を受けた。幸い、てんかんの発作の頻度は激減したが、短期記憶を失ってしまった。[25] すなわち、新たに何かを覚えることが、まったくできなくなった。食事を取ったか否か、トイレの場所はどこか、スコヴィル博士の顔すら忘れてしまう始末であった。彼を詳しく調べると、二年前までの記憶が無くなっていた。なぜ二年なのかは、恐らく海馬の記憶の容量と関係があるのだろうと推測されている。海馬は記憶の集配局で、ヒトでは二〜三年分の出来事を記憶しておき、長期に記憶したい場合は、情報を皮質にある長期記憶の部位へ送り、そうでない場合は忘れてしまう。サルの海馬では一カ月分、ラットで二週間分の容量があるとされる。これを契機として、海馬に関する研究が進んだ。海馬とは妙な用語であるが、ギリシャ神話において海の神ポセイドンの乗り物として登場する、頭と胴はウマで尾はイルカという怪獣ヒポキャンパス（hippocampus：hippo- 馬 + campus 曲げる〈尾がとぐろをまいているので〉）に由来し[23]、日本語ではオランダ語の Zeepaar（タツノ

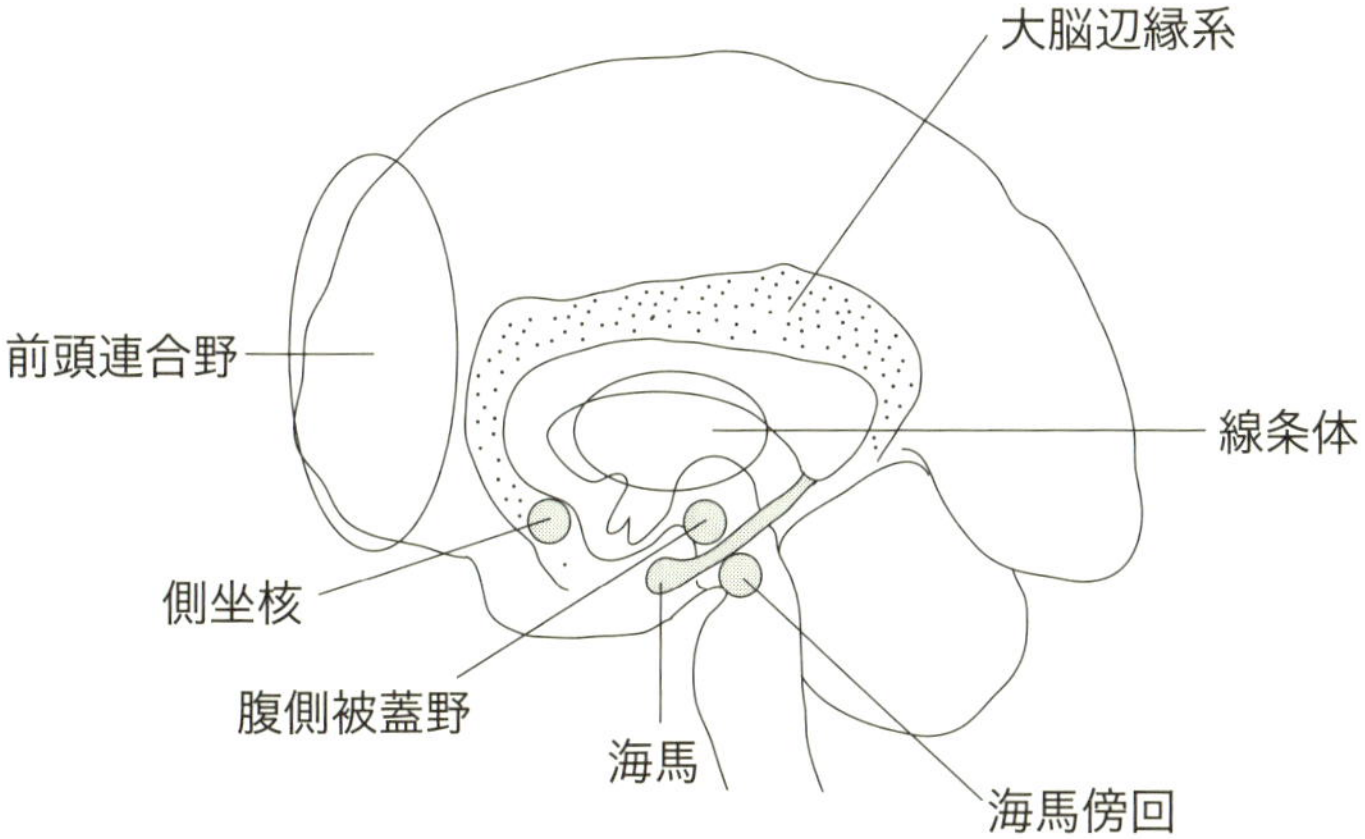

図6　大脳辺縁系
この図は左断面を示すが、大脳辺縁系、線条体、側坐核、腹側被蓋野、海馬は脳において左右相称的に配置している。

オトシゴ）を訳して海馬とした。十六世紀から使われ出した用語であり、どこがタツノオトシゴと形態が似ているのかはっきりしない。ともかく、ここで短期記憶と長期記憶に分けられ、長期記憶の場合は新皮質の側頭葉に送られる（空腹だと記憶力がアップの項を参照）。

ハンガリー出身で第二次世界大戦時に、収容所に入れられていたアルトマン（Joseph Altman）は、米国に帰化後、海馬では神経幹細胞が存在し、新しい神経細胞を生みだす力を持っていることをオートラジオグラフィーという手法（放射能を持つ分子を細胞に取り込ませ、粒子線を乾板に焼き付けて、存在部位を特定する手法）を用いて、生後八カ月の成熟したラットにおいて証明した。これは、ＤＮＡの構成要素の一つであるチミジンに放射性を持たせ、ＤＮＡに取り込ませたのち観察すると、分裂している（新生した）細胞にのみ反応が見られたのである[26]。細胞を壊してしまうと記憶に障害が起こることから、新たに生まれた神経細胞に記憶が残されるらしい。したがって、神経幹細胞の分裂を上手に制御できれば、成人でも記憶の改善に役立つと考えられ、研究が進められている。ただし、この発見は、一度分化した神経細胞は二度と分裂しないという固定観念のため、ながらく無視されてきたのだという。それでも二〇一二年に、我が国からアルトマン博士に国際生物学賞が贈られたのは喜ばしい。

最近、米国マサチューセッツ工科大学の利根川進教授の研究室から、マウスを用いて海馬傍回（図6）の内側の内嗅皮質と呼ばれる部位に特定の細胞群（これらは海から島が半円状に飛び出したように見えるので island cells と名付けられた）があり、これが異なった記憶を別々の記憶として海馬へ送っていることが発表された[27]。この研究により、心的外傷後ストレス障害（posttraumatic stress disorder：ＰＴＳＤ）の人は、事件を、直接関係ない風景や音などと関係づけてしまっているために、何かのきっかけで体験した出来事や情景が当時の感情と身体感覚を伴ってリアルに再現されてしまい、しかも何回も繰り返されるため、様々な障害を起こしてしまうのだということがわかった。したがって、著者らは、island cells の研究は将来、この病気の治療に役立つかもしれないとしている。

一方、脳幹の背面に当たる部分は被蓋野《ひがいや》と呼ばれ、その左右を腹側被蓋野（図6）という。この部分も古い脳に相当し、ここの神経細胞は軸索を前頭連合野などへ伸ばし、そこでドーパミン（dopamine：dioxyphenylalanie + amine）を放出する。ドーパミンは快楽の感情を作り出す。後述する第8章において「しし食った報《むく》い」の原因を作り出す部位である。人は恋愛を崇高なものと位置付ける癖があるが、この部位が支配している。ビアス『悪魔の辞典』によれば、「恋愛とは一時的な精神異常で、結婚すれば治る」と辛辣《しんらつ》である。しかしながら、よく調べると、この部分には逆に前頭連合野からの神経軸索が来ており、何かを達成したり、嬉しいことがあった時は、神経伝達物質（後述）の興奮伝達物質であるグルタミン酸が放出され、腹側被蓋野を興奮させドーパミンを放出させる。これは通常の生活を営む上で必須な報酬系である。すなわち、喜ばしいことがあるとまず前頭連合野から腹側被蓋野へドーパミンを出せという指令が来て、ドーパミンが脳の幾つかの部位に放出されるのである。一方、ちょっとしたことでそう喜んでばかりもいられないので、腹側被蓋野のやや上方前方に側坐核（図6）という細胞集団が左右一対ある。ここからは腹側被蓋野に興奮を抑制するＧＡＢＡ（後述するが、ギャバと発音する）が送られる。ただし、側坐核にも腹側被蓋野の神経が来ており、ここにもドーパミンが放出されると、抑制するのを止める。したがって、快感は弱められない。オリンピックの東京招致が決まった時の日本人メンバーの喜び方は、ドーパミンが大放出された状態であるといえば納得がいくかもしれない。さらに、ドーパミンによって得られた快感の経験は海馬に記憶として蓄えられ、この次に同じ経験をすると、より早くドーパミンが放出される。このように快感系は、ネットワークとして上手に調節されている分には、人間の意志力を高め、それが能力の向上につながり、結果としてさらに上を目指す極めて重要な仕組みなのである[28]。

■筋萎縮性脊索硬化症

この病気（Amyotropic Lateral Sclerosis：ＡＬＳ）はフランスのシャルコー（Jean Charcot：1825～1893）が研究の対象にして有名だったために、シャルコー病とも言われる。あるいはニューヨーク・ヤンキースの強打者ルー・ゲーリッグがこの病気に罹ったことから、Lou Gehrig's disease とも言われる。現代では、英国の著名な理論物理学者のホーキング博士（Stephen Hawking）の病気というと分かり易いかもしれない。シャルコーと同時代の科学者にパスツール（Louis Pasteur）がいるが、シャルコーは臨床家に徹した研究者であった[29]。

病名に筋委縮と付いているが、原因は脳の運動野にある神経細胞が選択的に障害されるために起こる病気で、筋委縮は結果である。したがって、種々の部位の筋肉が、脳からの指令が来なくなるために衰えていく。筆者が学生の頃に、指導教員の後輩で同じく研究の道を歩んでおられた方が、この病気に罹った。当時は病名すら確定していなかったのではなかろうか。手指の使いにくさや肘から先の力が弱くなり、声帯の筋肉が衰え会話しづらい、食物を飲み込みにくいなどの初期症状に始まり、やがて歩くことができなくなり、呼吸筋が衰えるために、呼吸も不自由になる。病態の進行が速い場合が多く、その方も亡くなられた。しかし、ホーキング博士のように、人工呼吸器をつけ、コンピューターを経由して会話ができ、何よりも思考回路はまったく障害を受けないので、高度な知的作業は可能である。もしかすると進行の速度が個人によりゆっくり進む場合もあるので、その人に適した対処が必要である。原因は確定していないが、現在、運動野にある神経細胞の老化に関わる幾つかの遺伝子の異常が見つかっており、厚生労働省が「神経変性疾患に関する調査研究」班を立ち上げ、様々な臨床治験と遺伝子のデータを集積すべく大規模な調査研究を行っている。現在、日本には約九〇〇〇人の患者がいると推定されているが、この調査に協力を申し出ている人は二〇一四年一月現在、九〇〇〇人あまりで、さらに協力者を増やしたいとしている。この病気は、国が指定している難病であり、次の四つの条件を満たすと治療費は国費で賄われる。すなわち、発症者が成人であること、病態が進行性であること、運動の神経細胞に異常な兆候が認められること（実際はより細かく調べられる）、他のどの病気でもないこと、である。通常は遺伝しない。進行を遅らせる薬が開発されており、また筋肉のリハビリテーションが進行を遅らせる上で重要である。

■リンゴを手に取って食べるには

リンゴを見ると、その像が視覚野に映像として映し出される。その情報は前頭葉に送られリンゴと判断され、前頭連合野でそれを手に取るかどうかを考え、食べると決めると前頭葉の運動野（図3）に知らされ、運動に関する神経細胞が興奮して脊髄に命令が下りる。脊髄にある、手を動かす神経細胞が興奮して、手の筋肉を収縮させリンゴを手に取る。ただし、どこまで腕を伸ばすとか、どの方向へとか、どの位の力でつかめなどは、小脳が細かく指令を出している。普段、何気なく行う行動も実は複雑な過程を経るのである。運動野の神経細胞から出る神経繊維は、脳幹のところで左右交差して下りて行く。右の手を使う時は左の運動野が興奮する。そのため、左の脳に出血を起こすと右半身に麻痺が起こることがある。ここで肝心なのは、たとえこうなってもあきらめないことである。脳は我々が思っている以上に、可塑性が高く、死んだ神経細胞はもはや回復しないが、新たな神経回路を構築して右手足を動かすことが可能な場合がある。リハビリは大変であるが、手足を動かすと、動いているという信号が脳へ送られ、脳でどうすれば動くかという記憶が増強され、年単位という時間が必要かもしれないが、やがて脳から「動かせ！」という指令が来て徐々に動かせるようになる。

二〇一四年三月十五日の、読売新聞「心に残る医療」体験記コンクール入賞作品に、中高生の部で最優秀賞をとった「新しい回路」がある。脳梗塞を起こした〈おばあちゃん〉は、医者から「半年を過ぎても麻痺が改善しなかったら治る見込みが無い」と言われた。それにもかかわらず、おばあちゃんは、誕生日のプレゼントに何が良いかを聞かれ、「歩けるようになりたいから靴がいい」と答えるのである。そしてある日、突然、左足がちょっとだけ動くようになり、とうとうおばあちゃんの脳の中に「新しい回路」ができたとある。おばちゃんの「靴がほしい」という〈前向きな気持ち〉と〈周囲の励まし〉は、多分、どんな病気にも有効な薬であろう。

最近、指で物をつまむような指先を細かく動かす運動に、脊髄が重要な働きをしていることが報告された。これまでは、大脳皮質がこのような運動を取り仕切り、脊髄はその命令の通過点にすぎないと考えられていた。しかし、まだ大脳皮質が成熟していない赤ちゃんでも反射的に指で物をつかむことができるので、どこかがその機能を補佐しているのではないかと考えられ、脊髄にその機能が見出された。大脳皮質から様々な命令が脊髄に来ると、それに呼応して運動を開始させて、運動を維持するなどの指令を統合する細胞があったのである。この細胞の機能がより詳細に解明されると、脊髄損傷患者の運動機能の回復に役立つのではないかと期待されている[30]。

■「ムッシュ・タン」

脳に大脳と小脳があることは、かなり以前からわかっていた。小脳の重さは約一三〇グラムで、大脳の一〇分の一である。それらの機能を大まかではあるが、最初に解明したのはフランスの生理学者フルーランス（Marie Flourens : 1794〜1867）である。彼は脊椎動物、特にハトやウサギ、イヌを実験動物として用いて、大脳を切除すると、また小脳を切除するとどうなるかを、動物を生かしたまま観察することに成功した。その結果、大脳を切除された動物では反射作用は残るが、〈判断〉ができなくなり、思考が消失してしまったと考えた。知的能力が失われたのである。これにより、彼は科学的に、心は心臓ではなく脳にあることを証明したことになる。一方、小脳を切除すると、運動と平衡能力が失われた。さらに脳幹を切除すると動物はすぐに死んだ。呼吸、循環、体温の維持など生命の基本的な営みの根幹がここにあるとわかった。

臓器移植を伴う脳死判定は、かなり慎重に行われるが、主としてこの部位の機能の消失、例えば自発呼吸の消失などを基準としている。さらにフルーランスは、ハトにアルコールを飲ませると小脳切除と同様の症状を現すことを発見した。ひどく酔っぱらった人が、まっすぐに歩けなくなることから、アルコールは小脳へ働いて運動機能の失調をもたらすと結論した。これははなはだ人間臭い実験で、フルーランスは、もしかしたら〈酔っぱらい〉を苦々しく思っていた一方、なぜ歩けなくなるのか？　と不思議に思っていたのかもしれない。ただし、大脳はどこも同一の機能を持つという結論からは出なかった。大脳について新たな見解が得られるのは一八二〇年代前半である[12]。

我々が小学校へ上がり、国語の時間にノートに字を書く。ノートには字を書くためにマス目が切られている。なぜだろう。実は小脳の成熟は、ちょうど小学校へ上がる直前に起こり、字をきちんと同じ大きさに書くためには小脳の訓練が必要なのである。一度自転車に乗ることができるようになるとしばらく乗らなくともすぐに乗ることができる。小脳は、訓練したことを忘れない[24]。

ドイツ生まれのフランスの解剖学者のガル（Franz Gall：1758～1828）は、脳の一部は繊維のシステム〈現代の神経軸索系〉からできているなど、重要な発見をしたが、一方で精神を二七の諸性質に分け、それを脳の皺に割り振り、その外にある頭蓋骨の形に対応させた。例えば、後頭部が飛び出していると好色であり、側頭部が膨れていると殺人傾向がある、頭頂部がとんがっていると頑固である、言葉の記憶と言語機能は眼の奥の中枢部にあるので、記憶に優れている人は出目になる（自分のこと）と主張した。いわゆる〈骨相学〉として庶民には大いに持てはやされたが、事実ではないので、今日では否定されている。

その後、ほぼ五十年経って、大脳は部位によって機能が異なることがわかってくる。パリのビセートル病院にルイ・ルボルニュ（Louis Lebrgne）という、話すことができなくなった三十歳の男が入院してきた。彼はその病院で二十一年間生きていたが、三十七歳の時に右手が麻痺し、やがて右の肢も麻痺した。

それでも彼は動く左手でジェスチャーをしながら、「タン、タン」と二回この発音を繰り返し、何とか意志の疎通を図っていた。そのため、周囲の人々からは「ムッシュ・タン」と呼ばれていた。しかしながら、四十四歳から視野狭窄《きょうさく》が始まり、精神機能も衰えだしたので、ベッドからは出なくなっていた。そのような生活の下、彼は壊疽《えそ》に罹り外科手術を受けたあと、一八六一年にブローカ（Pierre Broca：1824～1880）の勤める病棟に廻されてきた。そのような状態でも彼は、今、何時かをブローカに指し示すことができ、どれくらい長い間、病院にいるかも理解させることができた。精神は何とか正常だったのである。しかし、その六日後に彼は死亡した。ブローカが解剖すると、脳の左半球前頭葉後下部に損傷があることを発見した。彼はその後二年間に一二例以上の同様な所見を見出し、ここは〈自分から発話する場合の言語処理の部位〉であるとして、脳は局所的に異なる働きをしていると発表した。この部位は現在ブローカ野《や》（Broca's area）と呼ばれ（図3）、この部位による〈失語〉をブローカ失語という。[31]「タン」氏は、三十歳の時に話す能力を失ったので、恐らくブローカ野に脳出血を起こし、その損傷部位が次第に広がったと推察される。

一方、ドイツの神経学者・精神科医であるウェルニッケ（Carl Wernicke：1848～1905）は、一八七三年に、脳梗塞を起こした後、流暢に話すことはできるが、話す内容は意味不明の患者に出会った。これは「タン」氏の失語とは明らかに異なっており、死後、解剖すると脳の左側ではあるが、ブローカ野とは別な部位が損傷を受けており、ここを現代ではウェルニッケ野（Wernicke's area）という（図3）。この部位は〈発話の内容を理解する部位〉であった。この患者は、見た内容は理解しているが、それを正しい内容の文章として会話することができないのである。[32]ウェルニッケ野は、「女性がおしゃべり」な理由と関係があるとされる部位である。左半球に脳出血や脳梗塞を起こし、失語症となった男性と女性の回復の程度を比べると、女性の方が速い。これは何か理由があるのだろうということで、以下の実験が行われた。核磁気共鳴映像法（magnetic resonance imaging：ＭＲＩ）を用いて、男女に詩を聞いてもらっている間のウェルニッケ野の興奮を比べたのである。その結果、男性は確かにウェルニッケ野が興奮していたが、女性では、それに加えて右半球の対称部位も興奮していたのである。また、女性のウェルニッケ野の神経細胞密度が高いこともわかっている。したがって、女性においてウェルニッケ野が男性より優位であると判定されている。[33]男性は生き残るために、体力を向上させたが、女性はコミュニケーション能力を向上させたのかもしれない。

前述の病気の記述は、典型的な例を挙げており、脳出血や脳梗塞など個人により損傷の程度や部位に差があるので、失語の症状は一様ではない。また正常に話すことはできるが、書かれている文字を理解できない〈失読〉という脳の障害もある。日本人は、漢字とひらがなを脳の別な部位で理解して、話したり書いたりしていることが知られており、[34]いっそう、複雑である。もちろん、失語・失読は、素人の想像でこれらの病気を判断すべきではなく、専門医の診察が必要である。

これらの発見の時代に普仏戦争（プロイセン〈旧ドイツの名称〉対フランスの戦争）があった。戦争は皮肉にも必ずと言って良いくらい科学的発展をもたらすという側面をもっている。医師は、脳が損傷を受けた部位によって兵士のどの筋肉が痙攣するか、という関連性に気が付くのである。その結果、イヌを実験動物に用いて脳の特定の部位に電気刺激を与えると、特定の筋肉のみが痙攣することを見出し、大脳生理学が発展していく。

さらにカナダの脳外科医のペンフィールド（Wilder Penfield：1891～1976）は、てんかんの治療のために、開頭手術を行ったが、その際、大脳皮質自体には痛覚の知覚神経は無いので、頭の表面だけに局所麻酔を施した。続いて脳の中に細い銀製の電極を差し込んで、患者と話をしながら治療を行おうとした。するとある患者において、側頭葉を刺激すると、「ああ、誰かが『オ～・マリ～』の歌を歌っている」と言った。ペンフィールドは、刺激を止めてある程度、時間をおいた後、再び同じ部位を刺激すると、「さっきの歌の続きが聞こえる」という返事を得た。その結果、彼は、側頭葉は、記憶する部位であり、記憶は時間の経過に沿って再生される、逆に言うと、そこには時間の経過に沿って記憶がしまわれている、と結論したのである。(35)

■古代でも頭蓋骨の手術があった

『身体の文化人類学』（吉岡郁夫　雄山閣）によれば、生体の頭蓋骨に穴を開けるのは二つの意味があり、その歴史は先史時代にまで遡るという。その証拠となる頭蓋骨はヨーロッパ、東アジア、南北アメリカ、オセアニアそしてアフリカから見つかっている。これは一地域で開発された手術法が広まったのではなく、広く別々な地域で必要があって開発されたという。頭蓋穿孔《せんこう》の理由の一つは、事故や戦争などで頭蓋骨に陥没を起こした時の手術である。脳膜まで達している場合は出血しているので、血の塊を除去して凹んだ骨を元に戻したという。もう一つは、呪術的な意味合いが強く、頭痛などは頭蓋骨の内部すなわち脳に問題があると考え、頭蓋骨に穴を開け、原因となる悪霊を追い出す手術である。したがって、どちらも現代のような脳に直接手を加える手術ではない。日本でも縄文時代の頭蓋骨に穴があるのが六例発見されているが、事故か意識的な手術かの判断はできないという。

一方、先の言語中枢の発見で知られるフランスのブローカは、内科医、外科医でもあったが人類学者でもあった。彼はダーウィン（Charles Darwin：1809~1882）の「進化論」の早くからの支持者であり、一八五九年の『種の起源』が発表されるや否や、フランスに「人類学会」を設立させ、政府、宗教家等からの〈人類が進化すること〉に対する反発を一手に引き受けている。[36] また彼は、一八六四年に学界で正式に命名されたネアンデルタール人に興味を持っていたことも知られている。一八七三年にフランス南東部の都市リヨンで開催された人類学会で、一人の発表者が石器時代の遺跡から大きな穴が開いた頭蓋骨を発見し、穴は死者が際立って勇気のある人物の場合、〈お守り〉としてその部分が切り取られた痕だと説明した。しかしながらブローカは、その傷が生きている時に付けられたもので、その後、再生した骨部分を示して、これは手術の痕だと論証した。彼は、その後、石器時代に使われたと思われる道具、すなわち石のナイフと黒曜石の切れ端で、生きているイヌの頭蓋骨を開いてみせた。さらに人体の解剖用の献体を用いて、子どもなら四分間でそれが可能なことも示している。[5] これらの事実は、後世に脳の機能がわかるようになれば、頭蓋骨を切り開いて病巣を取り除き、その後人間を生かしておくことができることを暗示している。

■プリオンとヤコブ病

プリオン（prion）という響きの良い科学用語は、proteinaceous infection particle から主要な letter を取り、in の間に o を組み込んで作られた合成語である。〈蛋白質性感染粒子〉を意味する。現在は、仮説に留まっており、蛋白質が感染性を持つことに関しては科学者の間で完全に合意されているわけではない。

十八世紀中頃からヒツジやヤギで、スクレイピー（scrapei ＞ scrape〈ひっかくという意味〉）という病気が知られていた。これはこれらの動物が、皮膚に強いかゆみを覚えて、体を何かにこすり付け毛が擦り切れることから病状が始まり、やがてちょっとした物音などで興奮しやすくなり、筋肉の協調を失い、立っていることができなくなる病気である。動物の同様な病気として近年、動物園で飼育されていたミンクの伝染性脳症、シカの慢性消耗症があり、飼い猫の海綿状脳症がある。そして食肉用として飼育されていたウシの海綿状脳症、すなわち狂牛病がある。これらの動物においては、スクレイピーで死んだヒツジの肉や骨が、蛋白源としてエサの中に含まれていたことが原因で、大量の感染症の個体を生じた。そもそも肉食性ではないヒツジでなぜ感染が起きるのかは、この病気に罹った個体が仔を産んだ時の後産（後述）が、草むらに放置され、その草をエサとして食べたためだと想像されている。

一方、パプア・ニューギニアの高地に住んでいたファオ族だけにクールー（ファオ語で〈震えるという意味〉）という病気が知られていた。彼らの間には、一九五八年まで他の部族との戦争で殺した相手を食べる、あるいは身内の死者の霊を弔う儀式として〈食人〉の習慣があった。ただし、食べる部位は男性が筋肉を食べ、女性と子どもは内臓や脳を食べるという決まりがあり、女性と子どもだけが時として、この病気になった。体の筋肉の不随意的震えと急速に進行する認知症を伴うことがあり、米国のガジュセック（Daniel Gajdusek：1923～2008）は、患者の脳を解剖し、組織の中に空胞の形成を見出し、これは伝染性の中枢神経性の疾患で、〈食人〉と関係があることを報告した。これを読んだ米国の獣医がヒツジのスクレイピーとの類似性を指摘し、やがて他の研究者がヒツジのスクレイピーをチンパンジーに接種させ発症させることに成功した。これは後述するヒトのクロイツフェルト・ヤコブ病との関連を大いに示唆することになる。現在では、マウスに接種し発症させる実験系が確立している。

クールー病の発見に遡ること三十数年前、二十世紀前半にドイツにおいて精神神経科医にクロイツフェルト（Hans Creutzfeldt：1885～1964）がいた。彼は、一九二〇年から翌年にかけて、多発性硬化症に似た症状であるが、神経病理学的所見では、区別可能な症例を報告した。多発性硬化症とは、中枢神経細胞の有髄神経の髄鞘《ずいしょう》（後述）が壊れ、神経軸索がむき出しの状態になるため、他の神経細胞へのシグナル伝達が異常になり、その障害が起きた部位により、種々の症状が現れる。現在、国の難病に指定されている。これは後になってクールー病と似ているとわかった。大脳皮質と脳全体の委縮が起きており、神経細胞が脱落するために、脳が海綿状に変化する。ところが一九二一年に、まったく独立に同じくドイツ人のヤコブ（Alfons Jakob：1884～1931）が、同様な所見を数例まとめて報告した。彼はアルツハイマー（後述）とも一緒に働いたこともあり、神経病理学に関して豊富な知識を持っていた。ヤコブは一九二三年までにこの病気に関する論文を数編書いている。このような状況は、この病名をクロイツフェルト・ヤコブ病と呼ぶべきか、ヤコブ・クロイツフェルト病と呼ぶべきかで騒動が起きた。現在はクロイツフェルト・ヤコブ病と呼ぶ方が多いようである。これはヤコブが一九三一年に四十七歳という若さで、腹膜炎から腸閉塞を併発し亡くなってしまったことと関係があるのかもしれない。さらに、この病気は、近年になって思わぬ人災を引き起こすことにもなる。事故などで脳に損傷を負い、脳外科手術のあと、失った脳硬膜の代わりに傷口をふさぐため、ドイツで生産された、乾燥した〈ヒトの脳硬膜〉が使われたが、その中にこの病気で亡くなった人の脳硬膜が含まれていたのである。

日本では、時の厚生省が一九七三年に安全性を確かめずに輸入を認め、英国や米国でこの乾燥硬膜による発病が発覚してのち、一九九七年になってやっと禁輸の措置をとった。この間、硬膜を移植された患者にこの病気が発症したのである。薬害エイズとまったく同じ経過をたどってしまった。クロイツフェルト・ヤコブ病では、その八割が孤発性、すなわち相互に関係なく散発的に発症し、多くは潜伏期間が非常に長く、発症は平均六十三歳である。近年、問題となったのは、変異型クロイツフェルト・ヤコブ病である。これは狂牛病とこの病気との関連がわかっていない時代に、ウシの脳・脊髄を、味や舌触りが良くなるという理由でハンバーグなどに練り込んだ結果、食べた人が感染し発症してしまった病気である。食物が原因であるからクロイツフェルト・ヤコブ病と異なり、十五歳という若年でも発症する。初期症状は、うつ状態や感情の変動、妄想など精神の病気と診断されることがある。続いて激烈な痛みを伴う感覚障害、歩行障害などが出る。クロイツフェルト・ヤコブ病とは、脳波のパターンが異なる。このような症状は孤発性のクロイツフェルト・ヤコブ病では認められない。

そこで一番問題となるのが、この病気を引き起こす原因因子である。一番早い報告は、一九六〇年代に発表された蛋白質性の感染因子であるという説であるが、この理由は、原因因子を抽出して核酸を壊すほどの量の紫外線を照射しても感染性は保たれ、一方、蛋白質分解酵素によって感染性は消失するという結果に基づく推察である。そこで一九八二年にカリフォルニア大学のプルシナー（Stanley Prusiner）が精製に成功し、彼は前記したようにプリオンと命名した。正常型プリオンは、細胞膜上に存在し二〇九個のアミノ酸よりなるが、その配列は同じであるにもかかわらず、蛋白質として折り畳みが異常なプリオンに変異してしまうことが病気の発症につながる。この蛋白質は酵母からヒトまで広く作られている分子で、保存性が高く、何か重要な働きをしているらしい。ただし、現在、その遺伝子の座はヒトでは第二〇番目の染色体にあることはわかっているが、その役割は明確ではない。生体内の微量金属に銅があるが、この量に依存して抗酸化剤として働く、細胞接着に働く、細胞間のシグナル伝達機構に働く、長期記憶の維持に働く、骨髄における幹細胞の自己複製に働くなどの報告がある。異常な折り畳み方をされたプリオンが、正常なプリオンに接すると、それを異常型に変え、それが次々と伝染して行く。正常型プリオンをノックアウトしたマウスに異常型プリオンを接種してもこの病気は発症しない。したがって、発症には正常型プリオンの存在が必須なのである。プルシナーは一九九七年にノーベル医学・生理学賞を受賞している。厄介なことに異常型プリオンは、熱、酸、紫外線そして蛋白質分解酵素に耐性を持つことである。これは構造が変異しているために、分解酵素が作用できないことに理由がある。さらに変異型であるにもかかわらず、体内において免疫系は、この異常を見落としてしまうために、抗体ができないことである。このことは、血液検査などからの病気の診断が難しいことを意味する。現在は、抗体が工夫され、検査や治療への試みがなされている。その一方、本当に蛋白質が感染性を持つかという疑問は最初から付きまとっている。精製した蛋白質に超微量の核酸が含まれているのではないかという疑いである。それに対しては核酸を分解する酵素で処理してもプリオンの伝染性は変わらないという実験結果を得ているが、本当に壊れたかという疑問がある。変異型プリオンの真の立体構造は不明であり、また、変異型プリオンがどのようにして正常型を異常にするのか、その過程はまだ解明されていない。

プリオンは、まずは消化管を通して体内に取り込まれ、やがてリンパ系を経て末梢神経から逆行的に中枢神経に感染し、脳の扁桃体といわれる部分に蓄積する。リンパ系を経るという知見は、偶然に変異型クロイツフェルト・ヤコブ病の患者がまだ神経症状が出る前に、急性虫垂炎になり、手術で取った虫垂にプリオンの陽性反応が出たことから知られた。プリオンの蓄積には一定の年月が必要で、現在、日本では厚生労働省が、生後三十カ月以下のウシの肉のみを対象に輸入を許可している。ただし、脳、脊髄および回腸遠位部（小腸のうち、盲腸との接続部から二メートルの所まで）は、除去されていなければならない。ウシの尾のテイルスープは問題がない。このような処置が国際的に広まった結果、狂牛病は抑え込まれ、ヒトへの感染も治まった。現在は、厚生労働省の意向で一九八〇年から一九九六年まで英国に一カ月以上、滞在した人は献血を遠慮してもらうことになっている。潜伏期間が長い例もあるからである。現在、この病気を積極的に治療する方法は無く、マウスでは変異型プリオンに対するワクチンの作製に成功しているので、それをヒトでも作製する試みが急がれている。

■白い筋の正体

脳と切り離すことができない〈神経〉という言葉は、杉田玄白の造語であるが、「神気（漢方の心身の力、気力）」の〈神〉と「経脈（漢方で体が必要とする物質の通り道）」の〈経〉を組み合わせた言葉である[24]。最初に神経の実際的な存在に気がついたのは、エジプトのアレクサンドリアにおけるプトレマイオス朝（紀元前三〇〇年から三〇年頃）が、解剖学者に刑死体を与えて体系的な人体解剖を奨励した時であると言われる。ただし、神経の機能はあくまでもプネウマ（霊気や精気の意味）が通る道として中空であると考えられた。脊髄から出る神経は、筋肉の運動と感覚にかかわる管《くだ》とした。英語で神経を意味するnerveは、古代ギリシャ語のネウロン（neuron）に由来し、本来、「すじ」「ひも」という日常語であった。

一九七〇年代の中国において撮影された、心臓の外科手術に針麻酔のみで僧帽弁を修復している映像は、実際は予め局所麻酔剤や鎮静剤が使われており、〈やらせ〉だった可能性が極めて高いと言われている。さらに近年に開発された、実際に針を打っていないのに患者には打ったように見せかける偽針による治療でもプラセボ効果が出て（placebo：ラテン語で、“I shall be pleasing.”、意味は、「私は自分で気持ち良くなる」）、すなわち、その操作だけで良くなったような〈気〉がするので、針治療に疑問を投げかける説もある[37]。なお、経脈とは「神経周膜が包んでいる末梢神経の中を流れる脳脊髄液の流れである」という説もある[38]。この説では、鍼灸医の針は、この神経周膜を刺激して、それが脳脊髄液を介して脳へ伝わり、症状が改善されるという（図7）。しかしこの説は証明されておらず、学界で認められてもいない。しかし、筆者は、理屈はともかく効果はやはりあるのではないか、現在、その仕組がわかっていないだけであるという気がしてならない。さもなければ古代より連綿として受け継がれては来ないであろう。良くなったか否かは、本人の心の問題で、それを数値化し統計学的手法のみで判断するのはやや擦り合わせが悪いような気

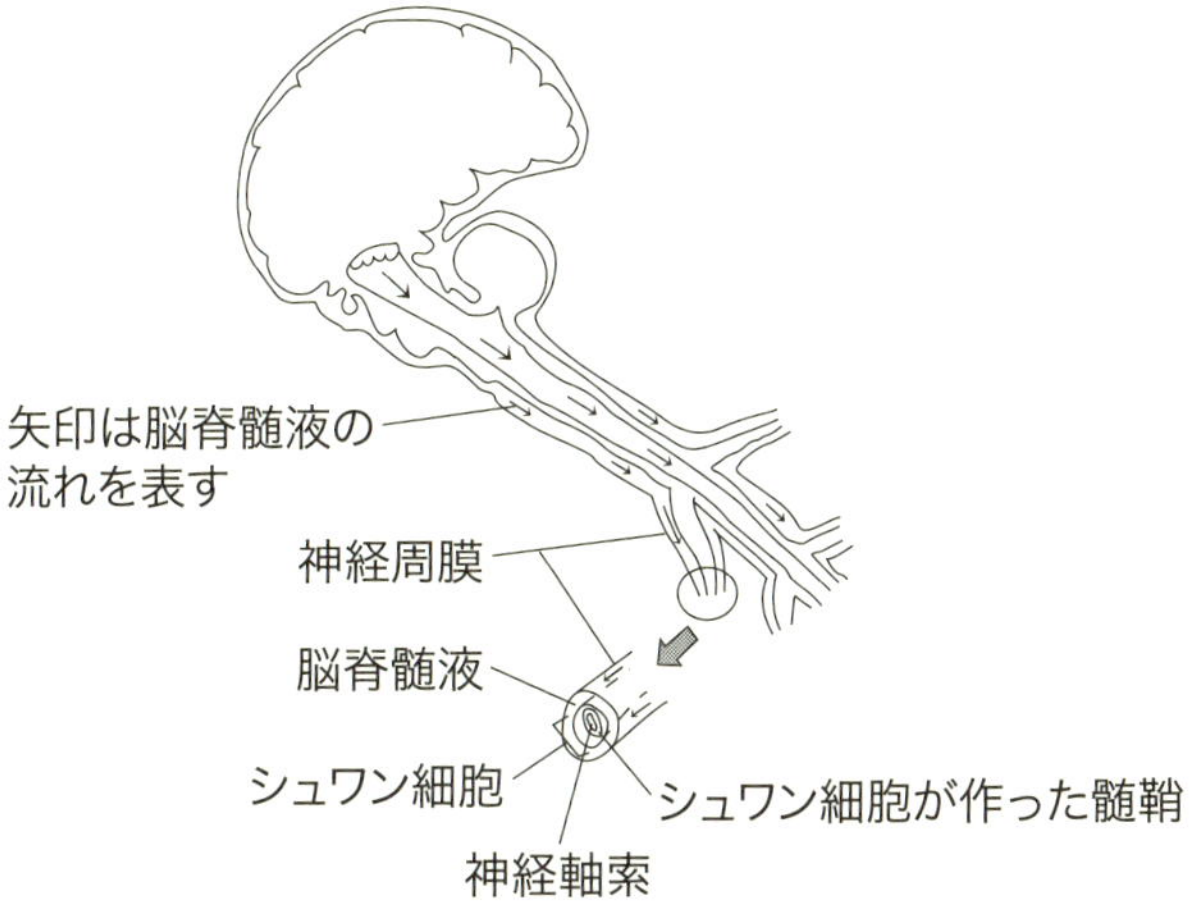

図7　経脈？
末梢神経は脳脊髄液で満たされている。

がする。

結局、洋の東西を問わず、命名された当時の神経の働きについての理解はあいまいで、これは〈白いすじ〉にしか見えないことが原因であり、その解明に至るまでには、顕微鏡と組織学が発達し、神経生理学が確立する必要があった。図8に神経細胞の模式図を示す。

■イカの神経系の発見

英国のヤング（John Young：1907〜1997）は、一九三二年に、イタリアのナポリ臨海実験所アントン・ドールン（Stazione Zoologica Anton Dohrn）においてイカ、タコなどの頭足類の神経の退化と再生を研究し、そこでイカの色素胞は脳の神経によって直接支配を受けていることを見出し発表した[39]。この研究では裸眼でも見えるほど大きな星状細胞節と、そこから放射状に出ている巨大な神経軸索を利用している（図9）。彼は、それまで血管と思われていた巨大軸索をピンセットでつまんだ時に、外套膜（イカの胴体の筋肉）が収縮するのを見逃さず、次いで、より末端をつまんで

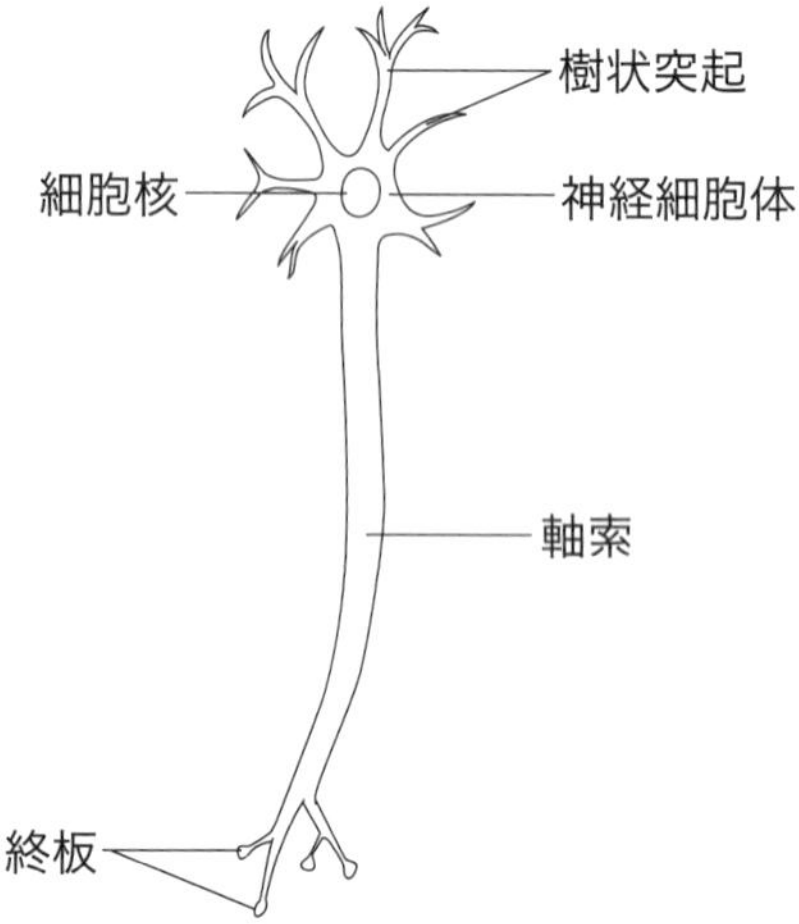

図8　神経細胞

おいて同様に同じ部分をつまんでも今度は収縮しないことから、これは神経が途中でブロックされた結果であり、血管と思われていたのは神経であると正しく判断したのである。しかもこの巨大軸索は無髄神経（後述）で、単一の軸索を探り当てることが可能である。イカは外套膜を素早く収縮させ水を噴射して敵から逃げるためにこの巨大軸索を発達させたと考えられている。

ヤングの論文を読んだ、同じく英国のホジキン（Alan Hodgkin：1914〜1998）は、それまで神経の研究に使っていたカエルの坐骨神経（太い糸状で、実際は多数の神経細胞の軸索の束で有髄神経〈後述〉である）の伝導（conduction）を、イカの巨大な単一軸索を利用して研究し直した。彼はそのために、微小電極を直接、軸索に挿入し、電位の変化を測定するボルテージクランプ法という手法を編み出した。実験は、プリマスにある臨海実験所（Marine Biological Association Laboratory：世界で最も早く設立された臨海実験所の一つ）で、大西洋イカの一種であるアメリカケンサキイカ（*Doryteuthis pealei*）を用いて始め

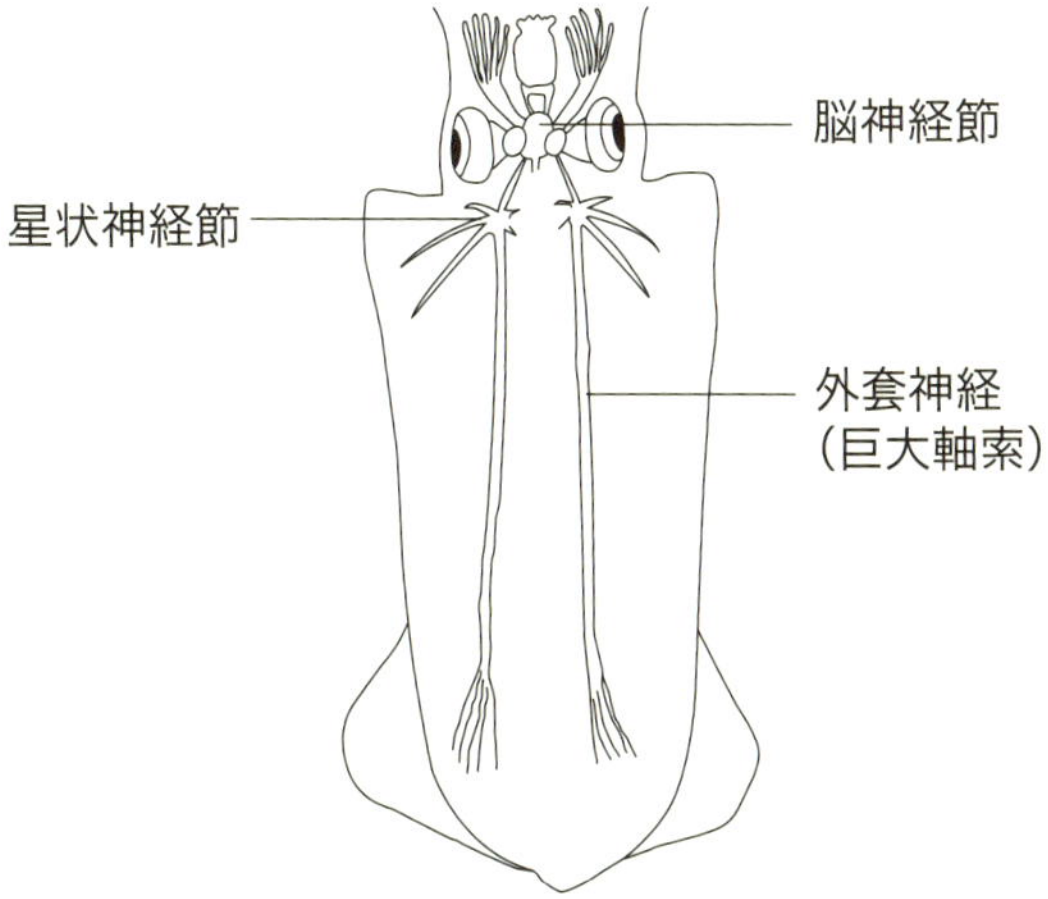

図9　イカの巨大軸索
水を噴射して敵から逃げるため、発達して巨大になった。

られた。また研究には生物物理学が得意なハクスリー（Andrew Huxley：1917~2012）も参加して、一九三九年にはNature誌（一四四巻 七一〇ページ）に、活動電位を記した論文を発表した。すなわち、神経軸索の内側はマイナスに、外側はプラスに帯電しており、これを〈静止電位〉というが、刺激が来るとその部分のプラス・マイナスが逆転し、それが次々と伝わっていくという理論である（図10）。通常、神経細胞軸索の内側は、マイナス七〇ミリボルトに帯電しており、逆転するとプラス三〇～四〇ミリボルトになる。すなわち、一〇〇ミリボルトの変化を〈活動電位〉と称する。ただし、このような電位の変化を〈脱分極〉というが、後述するシナプスにおいて神経の興奮が抑制される場合には、静止電位が強化され、より細胞の内外で電位差が大きくなる変化を〈過分極〉という。ホジキンらは、一九五五年に、放射性同位元素Na^{24}とK^{42}を用いて、なぜマイナスがプラスになるのかを、これらのイオンの軸索への出入りを測定して証明している。二人は一九六三年のノーベル医学・生理学賞を受賞し

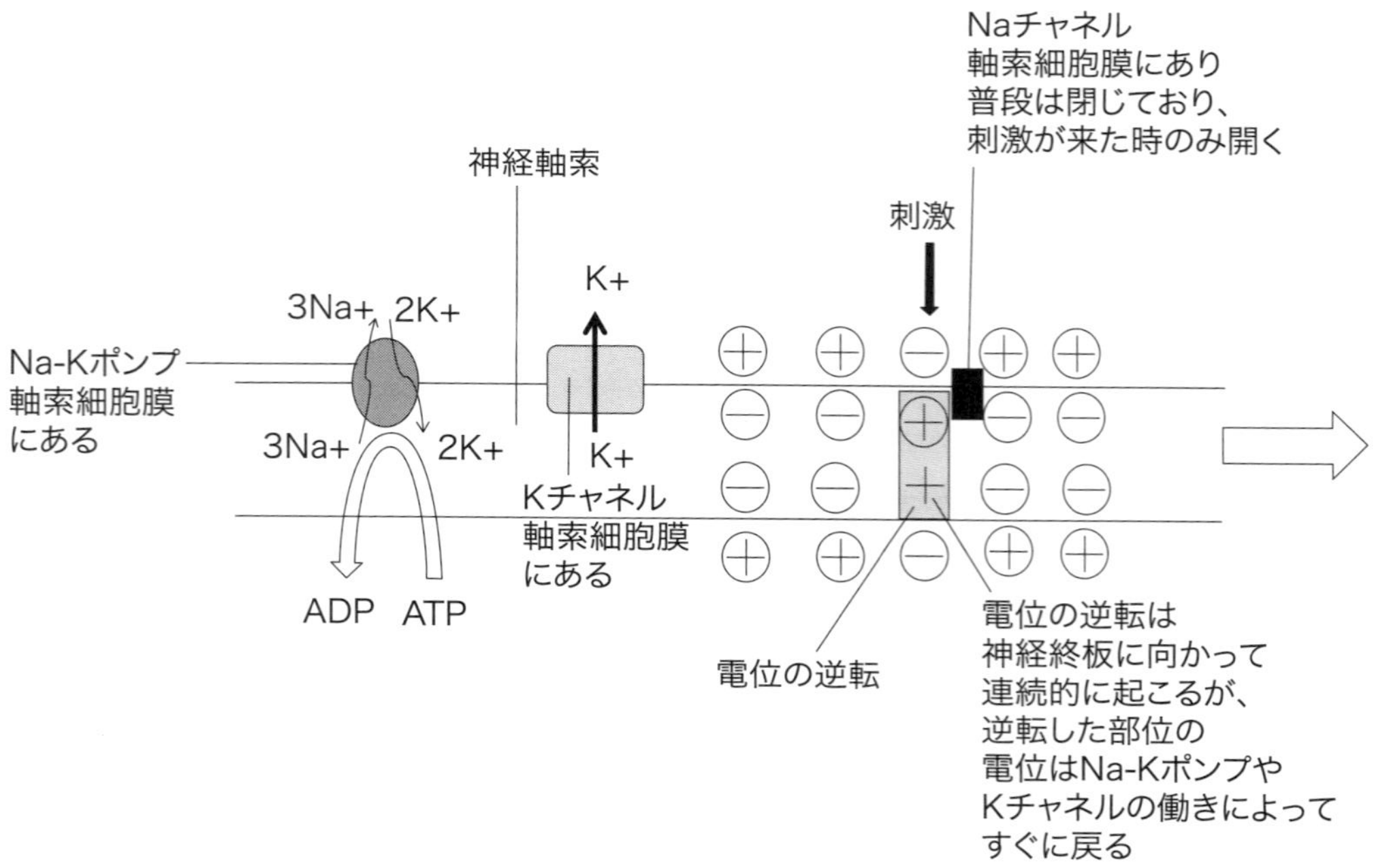
Naチャネル
軸索細胞膜にあり
普段は閉じており、
刺激が来た時のみ開く
神経軸索
刺激
K+
3Na+
2K+
Na-Kポンプ
軸索細胞膜
にある
3Na+
2K+
K+
Kチャネル
軸索細胞膜
にある
ADP
ATP
電位の逆転
電位の逆転は
神経終板に向かって
連続的に起こるが、
逆転した部位の
電位はNa-Kポンプや
Kチャネルの働きによって
すぐに戻る

図10　神経の伝導とその仕組み

電位の変化は軸索のすべての表面と、その内側において起こる。

ている。

■カニと麻酔

活動電位は、前記したような経緯で理解されたが、静止電位が生じる詳細な仕組みが解明されたのは一見、神経と関係ない分野での発見によるものであった。デンマークのスコウ（Jens Skou：1918～）は、薬学部出身で局所麻酔の研究をしていた。なぜ麻酔が掛かるのかを、彼は麻酔薬が神経細胞膜の脂質層に溶け込むことから始まると推察していた。この時、細胞膜にあるナトリウムチャネルが開き（当時、ナトリウムイオンを通す通路が仮想されており、蛋白質でできていると考えられていたのが実在し、活動電位の伝達の際、開いて外部からのナトリウムイオンの流入の通路となる）、ナトリウムが細胞内に流入し、神経の興奮の状態を変えるので麻酔が掛かると考えた。さらに、この作用のメカニズムを詳しく調べるために前述したイカの神経軸索を利用しようとしたが、生きたイカが入手できず、やむなくカニの神経を用いた。彼の大学がある街では大型のカニ（多分、ヨーロッパイチョウガニの仲間）が大量に消費されていたからである。カニは幾つかの神経節から成る集中型の神経系を持つので、体外へ取り出し易く実験に有利だったのである。カニの神経の細胞膜に存在するある蛋白質は、外液のナトリウムとカリウムが一定の比になった時に最も活性が高まり、イオンの交換に働くことを見出した。

一方、別な研究者は、赤血球の膜に存在するある蛋白質は、三個のナトリウムイオンを細胞内から汲み出すと同時に二個のカリウムイオンを細胞内に汲み入れることを彼に告げた。スコウは、この蛋白質こそ局所麻酔に関係すると認識したのである。この蛋白質が働くためのエネルギーは、アデノシン三リン酸（adenosine tri-phosphate：ＡＴＰ）からリン酸が一個はずれた時に出て来ることを突き止め、一九五七年にBiochimica et Biophysica Acta（通常ＢＢＡと略す）誌に「The influence of some cations on an adenoshine triphosphatase from peripheral nerves」（末梢神経の数種の陽イオンに及ぼすアデノシン三リン酸ホスファターゼの影響）という論文を発表する。すなわち、アデノシン三リン酸ホスファターゼという、リン酸をはずす酵素（この蛋白質）が働くと、陽イオンであるナトリウムイオン三個が出て行って同じく陽イオンであるカリウムイオン二個が入ってくるので、細胞質においては差し引き陽イオン一個分がマイナスになる。その結果、細胞内は常にマイナスに荷電しているという、すべての細胞に普遍的な静止電位の理由付けは、この蛋白質（酵素）の働きであることを示したのである（図10）。なお実際には、細胞膜にはカリウムイオンだけを内側から外側へ通すカリウムチャネルがあり、これも静止電位の維持に貢献している。スコウは、一九九七年度のノーベル化学賞を受賞する。ナトリウム－カリウムポンプは、神経ばかりでなく、生きている細胞の維持に必須であり、人がごろ寝をしていても必ずお腹がすくのは、これが常に働いているため、エネルギーを消費するからである。

■神経は混線するか

一つの神経軸索が他の神経軸索と何かの理由で交わってしまうと、活動電位は途中で混線してしまうことになる。ただし、軸索は神経膠細胞などの支持細胞により完全にむき出しの状態ではないので、通常はそのようなことは起きないが、髄鞘などを形成して完全に保護されているわけではない神経軸索を持つ神経もあり、これを無髄神経という（図11）。ヒトの体にも無髄神経はあり、皮膚痛覚の伝導などに働く。速度は遅く、一秒間に一メートル内外である。ただし、一メートルもの厚さの皮膚はないので、生活に支障はない。

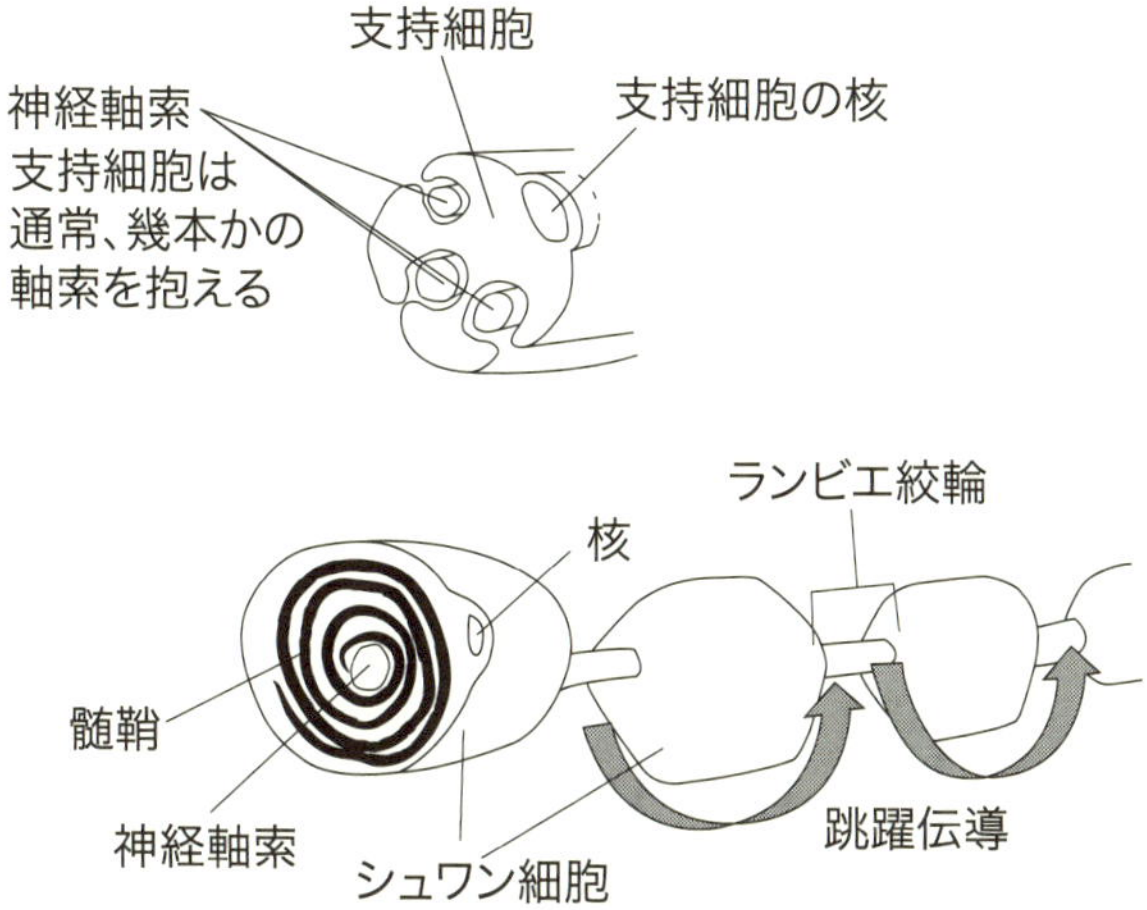

図11　無髄神経（上）と有髄神経（下）
無髄神経は皮膚痛覚などの伝導に働く。

一方、脊椎動物において神経の長い軸索には、シュワン細胞（Schwann cell：ドイツの生理学者の名）という細胞が一ミリメートルおき位に完全に巻き付いており、髄鞘という。これは、ミエリン（myelin：ギリシャ語で髄の意味）鞘ともいう。したがって、神経の興奮が他に漏れたり、他の神経の軸索と混線したりしないようになっている。シュワン細胞どうしの間にある隙間を、ランビエ絞輪《こうりん》（フランスの病理学者Louis Ranvier：1835~1922）というが、ここだけ軸索の細胞膜が細胞外液にむき出しになっている。実は、脊椎動物の神経における活動電位は、この部分を飛び石的に伝わって行く。したがって、運動神経などは一秒間に一〇〇メートルの速さで瞬時に伝わる。これを〈跳躍伝導〉という（図11）。

ランビエの研究室にはノルウェーから来たナンセン（Fridtjof Nansen：1861~1930）がおり、彼はゴルジ染色法（後述）の重要性に気が付き、ゴルジの研究室を訪れ、実際に染色法を学んでいる。彼は、後に北極探検家になり、さらに転じて第一次世界大戦後の国際連盟の設立に尽力し、一九二〇年にノーベル平和賞を受賞している。

話が逸れたが、この跳躍伝導の発見者は日本人の田崎一二《たさきいちじ》（一九一〇〜二〇〇九）である。一九三八年に発見したが、当時は第二次世界大戦がはじまる直前で、世界にこの発見を発信することは非常に困難であった。田崎は一九五一年に渡米し、やがて米国に帰化して米国国立衛生研究所（National Institutes of Health：ＮＩＨ）の研究員として活躍する。彼が亡くなった時、ＮＩＨから追悼の文章が出ているが、よほど研究の虫であったらしく、一週間のうち七日を研究に当てたと書いてある。また、跳躍伝導の発見は、発見の翌年の一九三九年の American Journal of Physiology 誌に掲載されている。どうやって敵国の専門誌に論文を載せたのであろうか。追悼文には、最初はこの論文がドイツ語で書かれており、シベリア鉄道を経て、さらにドイツ海軍のＵボートに積まれてフランクフルトへ着いた、とある。その後、どうやって米国へ渡ったかは残念ながら書かれていない。この論文を見ると三月七日に受け付けられ、九月一日に印刷されていることがわかる。謝辞に H. Davis という研究者の名が真っ先に書かれており、彼はこの分野の研究者で、田崎の世話をしたと推測できる。

随分とうがった見方をすると、英語で書かれた論文は、途中で誰かに見られた時に、敵性言語で書かれているため、捨てられる可能性があったのかもしれない。田崎は渡米後、自分が書いた論文がきちんとジャーナルに載っているのを見て感激した、と伝わっている。米国は重要な発見は、敵国の研究者であろうとなかろうと関係なく掲載するという、素晴らしい精神を見せることがあると一般には言われている。しかし過去には、米国とは限らないが、論文審査員であるレフェリーが同じ研究をしていたりすると、審査がそのレフェリーで停まったり（その間にその論文の手法を使って同じ研究をもっと進め、自分の名で論文を書いてしまう）、重箱の隅をつつくような、しかも難問を押し付けたりすることがあった。現在は、そういうことが無く、跳躍伝導のようにすばやく、論文の掲載の判定までの時間は著しく改善されている、と期待したい。

■神経細胞は網状型か独立型か

神経細胞だけを特異的に染める技術の確立は、神経細胞がどのような形状をしているか、また神経細胞どうしがどのように連絡し合うかを解明するのに必須であった。特に脳と脊髄の研究には絶対に必要であったが、当時の染色法では、神経細胞の、現在、知られている軸索や樹状突起といわれる構造は、細かすぎて染色不可能であった（図8）。

そのような時に、イタリアの病理学者のゴルジ（Camillo Golgi：1843～1926）は三十歳の時に、「la reazione nera（black reaction）法（現在ではゴルジ染色法）」といわれる方法を発明した。これは銀が細胞膜に貼りつくので、神経細胞が細胞本体はもとより、軸索や樹状突起までも黒く鮮明に見える。一八七三年に、イタリアのロンバルディア州の医学新聞的な地方雑誌にその方法を発表した。しかし、発表が専門誌ではなかったため、[40]最初は他の科学者の注意を引かず、国際的に認められたのは二年後になってしまった。ただし、この染色法は、すべての神経細胞を染めるのではなく、適当な数をランダムに染めるので（この理由は現在でも不明であるが、恐らく神経細胞内での何らかの発現要素が存在する時期かそうでない時期かの細胞周期によって染色性が左右されるのかもしれない）、脳全体が黒く染まって訳が分からないということにはならない。一八七五年にゴルジはイヌの嗅球《きゅうきゅう》を自分が開発した方法で染色し、実に美しいスケッチとともにイタリア語でイタリアの専門誌に二部に分けて発表した。さらに、一八八二～一八八五年に、イタリアでは全国誌の『実験精神医学・法医学雑誌』にそれまでの研究を体系的にまとめて八編の連載論文として投稿した。このうち最後の八編目がゴルジ染色法で、これは英語に翻訳された。これにより、この方法の重要性が神経学者の間で話題になった。現在、この方法は改良されて神経細胞膜に金が沈着するような方法もある。筆者もこの改良法を使っていたことがあり、鮮明に神経細胞は染まるのであるが、金は高価であるので学生が一生懸命になればなるほど、私の研究費が減るので困ったことがある。

ゴルジの業績を、四つ挙げることができる。一つ目は、ゴルジ染色法の発明である。二つ目は細胞内小器官であるゴルジ装置の発見である。三つ目は四日熱マラリアという病気の原因が寄生性の原生動物によるもので、これは三日熱マラリアとは異なる原虫であるという発見である。この四日熱マラリアの発熱周期は、原虫のライフサイクルと関係があることにも言及している。四つ目は、ゴルジ染色法を用いた、〈神経細胞どうしは網目状につながっている〉という「網状説」の主張である（図12）。残念ながら、この最後の主張だけが間違っていた。ただし、彼はスペイン人のカハール（Santiago Ramón y Cajal：1852～1934〈Ramón は父方の名、y は英語の and、Cajal は母方の名であるが通常はカハールと呼ぶ〉）と一九〇六年にノーベル医学・生理学賞を受賞している。

カハールはゴルジが発明したゴルジ法を用いて、〈神経細胞どうしは互いに独立した存在である〉とする「神経細胞独立説」を掲げ、真っ向から彼の説を否定した。カハールは神経細胞だけが他の細胞とは異なり連続している、というゴルジの説を納得できなかったのである。受賞時には、後述する「ノーベル賞の決闘」と言われるシャリーとギャマンの授賞式の時と同じく、二人はまったく目を合わせず、一切、話をしなかったと伝えられている。ゴルジは謙虚な人柄で無口であったといわれるが、内心は、自分の発明した方法を使って自分の主張を否定するカハールに腹を立てていたことは想像に難くない。皮肉なことに、カハールは二十二歳で軍医としてキューバに派遣された時に、マラリア（三日熱か四日熱かは不明）

に罹患してほうほうの体《てい》で帰っている。実際に二人はノーベル賞の授賞式まで会ったことは無かったが、カハールは何かの機会に「ゴルジ先生の染色法はすばらしい！」とまず褒めて、次に、「ただし、この染色法を用いての私の見解は、先生と異なっており……」と言うべきであったと思うが、これは日本人的発想であろうか。前述したようにノルウェーのナンセンは自ら習いに行っているのである。ノーベル賞の受賞は、「神経系の構造研究に対する表彰（in recognition of their work on the structure of the nervous system）」というざっくりとした理由で、二人を同等に評価したものであった。これは当時、どちらが正しいのかノーベル財団側も判断ができなかったからであろう。ゴルジ装置（ホルモンや消化液など分泌物を濃縮して袋詰めにする細胞内小器官）の存在でさえ、当時の多くの研究者に正しく受け入れられたか否か疑わしい。顕微鏡標本を作る時に組織を切り出し、それが変性しないようになるべく生きたままの状態にすることを〈固定する〉というが、その後、染色をするまでの過程でできたアーティファクト（artifact：人工産物）であるという意見もあったのである。当時の顕微鏡でとらえるには細胞内小器官（ミトコンドリア、小胞体、中心体など）は小さすぎるのである。

一九三八年に電子顕微鏡が発売され、それが普及し、神経細胞の末端の構造や微小器官の形態の理解は飛躍的に進むことになる。

■シナプスとは何か

結局、学界は、神経細胞だけが融合しているとするゴルジの網状説を不自然であるとして、神経細胞独立説を支持するようになる。一八九一年にはドイツの解剖学者ワルダイエル（Heinrich Waldeyer-Hartz：1836～1923）が独立した神経単位（細胞体＋樹状突起＋軸索＋終板）をニューロン（neuron）と

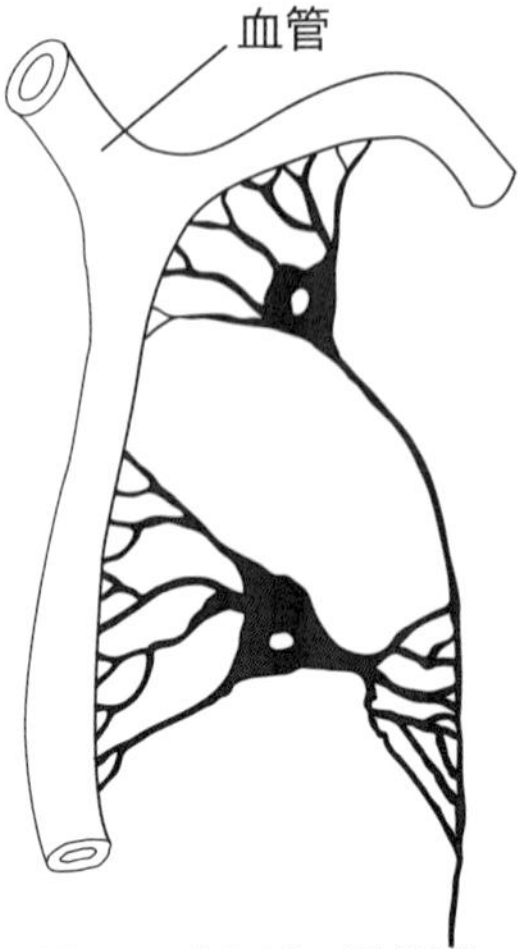

図12　ゴルジの網状説
神経細胞は、軸索で融合して網状になっている。

呼ぶことを提唱する。カハールは、神経細胞どうしは独立しており、一八八九年に小脳皮質の染色結果から「神経細胞の興奮は他の神経細胞へ一定の方向性を持って伝わる」と発表したが、どうやって次の細胞に伝わるかは述べていない。詳細は、現代になって解明されたのであるが、その概念を提唱したのはカハールの主張を正しいと考えた、英国の生理学者シェリントン（Charles Scott Scherrington：1857～1952）である。彼は一八九七年に、神経細胞の軸索末端が他の神経細胞に接合する部分を「シナプス（synapse）」と呼ぶことを提唱している。これは、ギリシャ語の〈相手から伝わって来た信号をつかまえる〉という意味に由来する。ゴルジやカハールの時代の顕微鏡ではこの部分は見えるはずがなく、それでも神経の〈生理学的連続性〉という証拠から、ゴルジは形態学的に神経細胞が末端でつながっている網状説を主張し、カハールは神経細胞独立説を主張し何かが介在して連続性が保たれるとしたのである。したがって実際は概念の戦いなので二人ともどのようにつながっているかを受賞講演で詳しく述べたりしていない。ただし、ゴルジは連続していると仮定した想像図を描いている（図12）。カハールは、シナプスという言葉も使っていない。実際に神経支配を受けているカエルの筋肉において、シナプス部分、すなわち神経末端と筋肉細胞の間には五〇〜一〇〇ナノメートルの隙間があると証明されたのは、一九六〇年のことである。

■シナプスの構造

一つの神経細胞の軸索末端では仮に有髄神経であっても髄鞘（神経細胞の軸索の周囲に、絶縁性のリン脂質でできた神経膠細胞の細胞質が幾重にも巻きついたもの）は無くなり、軸索はいくつかに分岐して終末部を形成する（図13）。この時、電位の変化を伝える側の細胞膜を前シナプス膜といい、ここから信号を受け取る側の神経細胞あるいは筋肉細胞などの細胞膜の部分を、後シナプス膜という。前シナプス細胞の終末部分には、シナプス小胞という神経伝達物質が詰まった小胞が多数あり、活動電位が終末部まで伝わってくると、前シナプス膜にあるカルシウムチャネルが開いてカルシウムイオンが外液から終末内部に流入する。ただし、カルシウム濃度が上昇するのは極めて局所的であり、前シナプス細胞全体からするとわずかである。流入したカルシウムイオンはシナプス小胞が細胞膜に接着し、内容物をシナプス間隙に放出するように働く。その後、すぐにカルシウムポンプが働いてカルシウムイオンを排出し、その部分のカルシウム濃度は元に戻る。

放出された伝達物質は、その種類に応じて後シナプス膜に存在する特定の受容体と結合する。受容体は、伝達物質が結合することによって、形を変えナトリウムイオンを流入させる通路となり、再び活動電位を自分の細胞膜に起こさせる。すなわち、電気シグナルは一旦、化学シグナルに変わり、次いで再び活

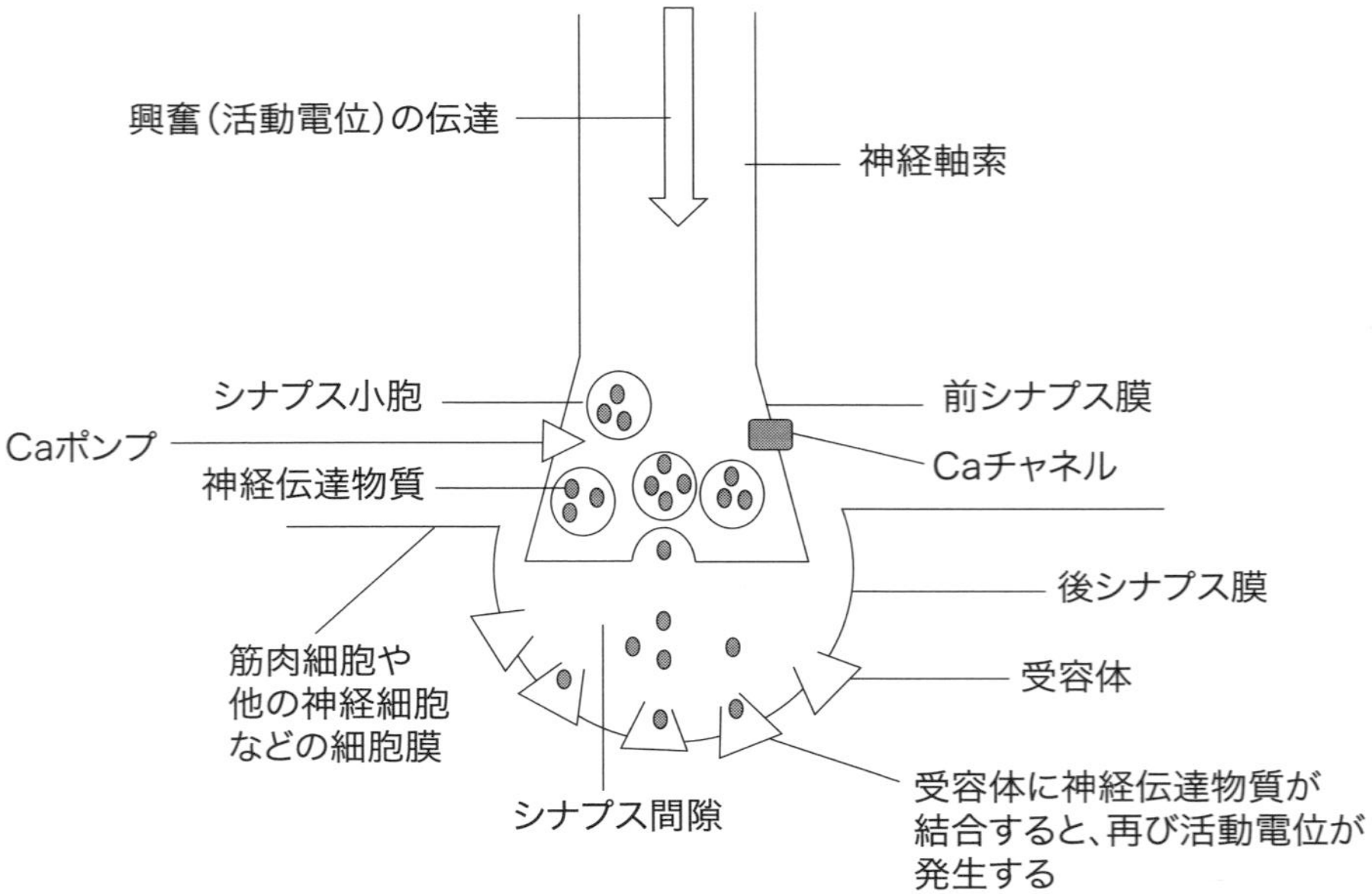

図13　シナプスの構造
情報の伝達に必要な時間は0.1〜0.2ミリ秒。

動電位のシグナルになる。ただし、伝達物質はいつまでも受容体と結合しているわけではなく、すぐに遊離し分解され、部品として前シナプス細胞あるいはシナプス周辺にあり神経細胞をサポートしている神経膠細胞に吸収され再利用されるか、分解されない物質でもそのままの形で前シナプス膜あるいは神経膠細胞から吸収され再利用される。伝達物質が入っていた小胞も吸収され再利用される。一つの細胞から次の細胞への、情報の伝達に必要な時間は、〇・一〜〇・二ミリ秒に過ぎない。

■神経末端から出る物質

シナプスの存在が電子顕微鏡によって明らかにされる前は、神経が連続していないなら、神経の信号はどのようにして次の神経細胞、あるいは筋肉などに伝達（transmission）されるかは不明で、信号についても電気的信号なのか化学的信号なのかはわからなかった。

そこへ現れたのがドイツ生まれでオーストリアに住み、後にナチスからの迫害を受けて米国に帰化するレーヴィ（Otto Loewi：1873〜1961）であった。彼は夢の中で実験を思いつき、それを書きとめたが、翌朝、あまりにも乱れた字であったため解読不能であった。しかし、その日、再び同じ夢を見て、今度はしっかり思い出したという伝説を持つ。一九二一年に発表された論文で、その実験とは、二個体のカエルの心臓を用いて、まず一個体目は、生理食塩水の中で心臓に分布する副交感神経（これを心臓迷走神経ともいう）の最初の基点を、電気で刺激した。すると心臓の拍動のリズムは明らかにゆっくりとなった。そこで一個体目の心臓を取り出し、同じ液に二個体目の心臓を入れると、電気刺激をしなくても拍動はゆっくりとなった。すなわち、この結果は、一個体目の心臓への電気刺激によって副交感神経の末端から化学物質が放出され、二個体目の心臓に作用したことを示している。彼は、この物質に Vagusstoff（Vagus 迷走＋Stoff 要素を意味するドイツ語）と名付けたが、後にこれは一九一四年にすでに発見されていたアセチルコリンであると判明した。ただし、現在では骨格筋にシナプスしている神経から放出されるアセチルコリンは興奮をもたらし筋肉を収縮させるように働くため、心臓での働きとは反対であることもわかっている。

一方、交感神経からは心臓の拍動を早める作用をもつ因子（ノルアドレナリン）が出ることがわかるのであるが、その発見は一九四六年、父と子で別々に二人ともノーベル賞を受賞したオイラー（Ulf von Euler：1905〜1983）による。この二つの物質を代表として神経末端から分泌される分子は「神経伝達物質（神経修飾因子）」と呼ばれている。これには神経にさらに強い信号となるグルタミン酸や、逆に興奮の抑制に働くγ（ガンマ）－アミノ酪酸（通常ＧＡＢＡと綴る）、前述した快楽を覚えさせるドーパミン（dopamine）などがある。

結局、神経の伝達は、単に興奮が同じ強さのシグナルで次の神経細胞に伝わるのではなく、強めるべきか弱めるべきかの判断が神経末端で決められることになる。大脳の一つの神経細胞には、筋肉のように収縮するか否かという単純な反応ではなく、他の神経細胞の末端が少なくとも数千から数万個ほどシナプスしているので、その細胞が興奮するか抑制されるかは、シナプスの刺激の総和として判断される。最近では脳の中の血流の活発な部分や興奮している神経細胞だけを画像で観察する方法が発達してきたが、大脳皮質には一立方ミリメートル当たり二万〜一〇万個の神経細胞が存在し[23]、それらがお互いに前記したようにシナプスしているのである。ここが〈心〉とは何かを解明するときに難しいところである。

うつ病は、神経伝達物質の一つであるセロトニン（serotonin）の濃度が脳内で低下することによって引き起こされる病気である。普段、セロトニンは、ヒトが起きている時に種々の活動に適度な緊張感を与えるように働いている。これまでのうつ病の薬は、セロトニンの脳内における濃度を上げる作用を持つが、遅効性で効果が現れるまで数週間かかり、時として副作用の方が強くなるという弱点があった。ただし、病気の早期に専門医に掛かると経過は良くなる。

最近、まったく違う観点から、創薬につながる研究が発表された。一つは、分子モーターの研究である。種々の細胞では、その特徴に応じて様々な分子をつくり、それを細胞質中に張りめぐらされている微小管（直径二五ナノメートル）をレールのように使って、特定の部位あるいは全体へと運んでいる。その運び屋が分子モーターと言われるもので、その中のキネシンファミリーモーター蛋白質の一種にKIF13Aがある。実際にATPを使って歩くように進む。歩幅は八ナノメートルで歩く速さは秒速〇・三～三マイクロメートルである。これがセロトニンの受容体を結合させて神経細胞の表面まで運んでおり、結果として表面にセロトニンの受容体を増やし、不安を抑制させることがわかった。ただし、残念ながら、まだマウスでの段階の研究である。[41]二つ目は、合成麻薬に指定されているケタミン（ketamine）を低濃度で使う方法である。ケタミンは、ヒトにおいては、麻酔剤や鎮痛剤として使われてきた。あるいは動物に麻酔をする時に麻酔銃に仕込まれる薬品といえば、わかりやすいかもしれない。サルを使った実験では、ケタミンがセロトニンの受容体と結合し、速効的に〈やる気〉を起こさせ、しかも持続性があった。[42]ただし、量を間違えると幻覚など精神的に異常を引き起こすため、ケタミンの分子の形を少し変えるなど創薬にもうひと工夫必要である。

■空腹だと記憶力がアップ

高齢化社会の現在、アルツハイマー病や老化による記憶障害が生活の質を落としてしまうことにつながるが、記憶障害を改善する方法はまだ見つかっていない。しかしながら、最近、日本人が行ったショウジョウバエを用いた実験から、将来、記憶力を向上させる薬が作られる可能性が出てきた。

記憶には短期記憶と長期記憶の二種類がある。短期記憶とは、列車や飛行機の座席番号の記憶などで、乗り物から降りるとすぐに忘れてしまうが、何も問題はない。問題は長期記憶で、ショウジョウバエからヒトまで共通な機構がある。記憶は、短期記憶も長期記憶も一旦、大脳辺縁系の中にある〈海馬〉という場所に入力される。ここで短期か長期かに分けられ、長期記憶として残したい場合は、大脳皮質の側頭葉へ出力されて神経細胞の中で記憶のための蛋白質が作られる。アルツハイマー病は、海馬が病変するため、短期記憶が成立せず、朝食を食べたか否かも忘れてしまうが、病気になる前に蓄えた長期記憶は確かであるという特徴がある。

長期記憶を成立させる時は、cAMP response element binding protein（CREB）という蛋白質が、神経細胞の核の中の染色体に存在する長期記憶の形成に必要な遺伝子に結合してその情報を読み出し、新たな蛋白質を形成してこれが細胞内に残るという過程をとる。

ショウジョウバエで記憶のメカニズムを調べるために、ハエにある匂いを嗅がせると同時に電気ショックを与えるとハエにこの匂いを嫌悪する記憶が成立する。これには十五分間隔で何度も学習させる必要がある。一方、その匂いと砂糖水を同時に与えると、ハエはその匂いが好きになる。しかもこの場合は記憶は一回の実験で成立する。この違いは何かを考えていた研究者は、砂糖水の実験の場合は、砂糖水を効率的に飲んでもらうために、空腹にさせてから実験を行っていたことに気が付いた。そこだけが電気ショックのハエと実験条件が違っていたのである。したがって、空腹状態の時の記憶の環境とそうでない時の記憶の環境に何か違いがあるはずだという推論に至った。

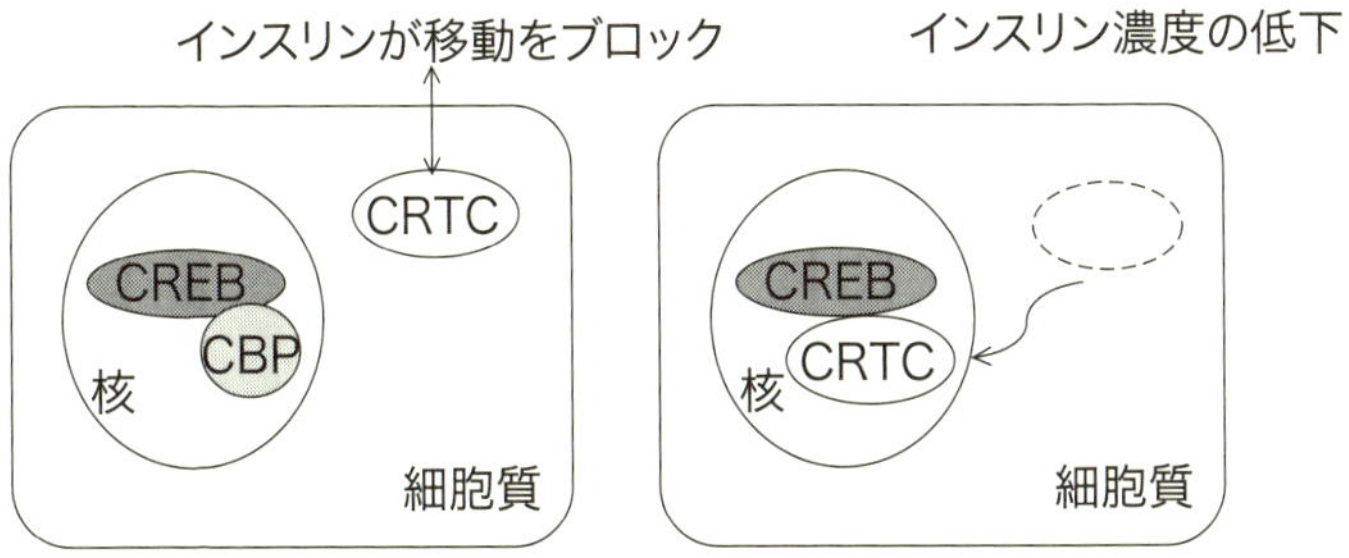

A　満腹時の記憶中枢神経細胞
CRTCは記憶に関与しない。
何回もの学習が必要

B　空腹時の記憶中枢神経細胞
CBPは記憶に関与せず、CRTCが
直接、関与する。1回の学習でよい

図14　ショウジョウバエにおける満腹時と
空腹時の長期記憶の仕組みの違い
空腹時の学習が効果的。

これまでの研究で、CREBが働くためには、それを補助するCREB-binding protein（CBP）とcAMP-regulated transcriptional co-activator（CRTC）という二つの蛋白質が必要であるとわかっている。ただし、今回の研究でこの二つの蛋白質は、働く環境が異なることがわかった。

満腹時の長期記憶は、CREBとCBPが結合することによって成立する（図14A）。この結合を促すには、何回もの学習が必要である。ところが、空腹時はCREBとCRTCが結合することによって、一回の学習で長期記憶が成立する（図14B）。通常、CRTCは核内ではなく細胞質に存在するが、満腹時は血中のインスリン濃度が高く、これがCRTCの核内への移動を抑制している。一方、空腹時は、インスリン濃度が低いためCRTCの核内への移動がスムーズに行われる。このことが学習回数の差となって表れていた。さらに遺伝的にインスリンの分泌量が低いショウジョウバエを使って学習させると満腹時でも一回の学習で長期記憶が成立することがわかった。したがって、将来的にインスリンとCRTCとの関係を調節する薬ができると記憶の強化や改善につながると期待される。[43] ヒトでも学習は空腹時にするのが効果的であろう。

なお、最近、カフェインが眠気を覚ますだけでなく、記憶を高める効果があることを米国のジョン・ホプキンス大学のチームが発表した。二〇〇ミリグラムの摂取でより記憶は正確になるという。その量はレギュラーコーヒー一五〇立法センチメートル二杯分で煎茶だと六杯分に当たる。[44]

記憶障害を題材にした映画は、意外と多い。日本映画『博士の愛した数式』は交通事故で記憶が八十分しか持続しない元数学者という設定で、原作は日本の小説である。韓国映画『私の頭の中の消しゴム』の原作は日本のテレビドラマである。ヒロインは若年性アルツハイマー病という設定になっている。『50回目のファースト・キス（原題 50 First Dates）』は米国の映画で、ヒロインは交通事故で記憶が一日分しか続かないので、翌朝は前日の記憶が無く、彼女に一目ぼれした水族館の獣医が毎日、「好きだよ！」と告白する物語である。映画『明日の記憶』は、働き盛りの男性が若年性アルツハイマー病になるが、それを家族で支え合うという小説が原作である。最近、放映された『抱きしめたい―真実の物語―』は、ヒロインが交通事故に遭い、左半身不随と記憶障害に陥るが、健気に生きて結婚する。さらに出産するが、運命とは如何せん……、実際にあった物語をテーマにしている。

memory（記憶）という英語は、ラテン語の形容詞 memor（記憶している）から派生した名詞であるが、『シップリー英語語源辞典』（大修館書店）には wisdom（知恵）とは recollection（記憶）であるとある。recollect とは、人が努力して事・物・人を思い出す技《わざ》であるので、これができなくなるというのは、しだいに知恵が消えていってしまうことになる。自分や身近にいる人がそうなったらどうしよう、と気がもめてならないが、医学の発達を切に願うしかない。

【コラム1】

ボツリヌス菌

ボツリヌスとは妙な名称であるが、十九世紀から使われ出した言葉で、ラテン語のbotulusに由来し、この単語の意味はソーセージ（腸詰）である。この菌の発見は一八九六年である。菌自体は酸素が無い状態を好む嫌気性で、酸素があると芽胞という状態で休眠に入る。発見当時、芽胞のいるブタの腸を用いてソーセージを作り、芽胞から菌が繁殖しそれを食べた人の多数が亡くなった。この菌は通常は土壌中にいる。この菌が産生する毒素は非常に強く、五〇〇グラムあれば全人類を殺せるほどである。このため生物兵器としての使用が懸念されている。ただし、毒素は蛋白質なので、沸騰したお湯で一～二分加熱すると変性して毒性は消える。一方、芽胞は熱に強く六分以上の加熱が必要である。中毒を起こす過程は、腸の消化液でも壊されずに毒素の形のまま体内に侵入し、前シナプス膜が神経伝達物質を再利用しようと、それらの吸収に働く時に一緒に取り込まれ、カルシウムイオンが次の神経伝達物質の放出のために前シナプス膜へとシナプス小胞を動かす時に働く蛋白質を壊してしまう。したがって、神経伝達物質が放出されない。ということは、神経の伝達が筋肉に行かず、四肢の麻痺から始まり重篤な場合は呼吸筋の麻痺へと進む。この間、意識ははっきりとしているというところが怖い。治療はこの毒素に対する抗体を用いる。

ところで、ボツリヌス毒は実は薬にもなり、脳卒中で硬直した筋肉の弛緩に用いられている。対象となる患者は、理屈としては発症後、何年経っていても問題はない。通常、脳卒中患者のリハビリには〈六カ月の壁〉という言葉があるようで、それまでに症状が良くならなければやっても無駄という雰囲気があるらしいが、この治療法はそうではない。ボツリヌス毒素を一〇〇〇分の一に薄めた溶液を、症状が出ている部位の複数個所に注射する。ただし、注射後一時間以内にリハビリを開始し、それを続けなければならない。リハビリを止めると元に戻る。注射は時期を見て二～四回行う。健康保険の三割負担の人は、一回につき六～九万円の治療費を必要とする。また、この方法は脳性麻痺で生まれた子どもにも有効で、早くに始めると、非常に効果的であると聞く。この治療法は、ボツリヌス毒を筋肉に注射し、わざとアセチルコリンの放出を抑制し、強く緊張した筋肉をほぐすのである。ただし、当然、適応があるか否かは専門医に相談しなければならない。最近では、ボツリヌス毒が美容にも使われ、顔の表情筋を弛緩させ、シワをできにくくするとされている。とは言え、十六世紀のフランスの哲学者モンテーニュ（Michel Montaigne：1533～1592）は、"Age imprints more wrinkles in the mind than it does on the face."（歳をとると、顔よりも心に多くの皺《しわ》が刻まれる）と言っている。言いたいことはわかるが、観念的である。むしろ三・一一の震災から立ち上がった人達の顔の皺は美しいのではないか。

よく、一歳未満の幼児に蜂蜜を与えてはいけないと言われている。これは蜂蜜にこの菌の芽胞が含まれている可能性が高いからである。成人では大腸の細菌がすでに細菌叢（この場合は、大腸という環境で生育する一群の細菌の集団）として確立しているので、蜂蜜に含まれる程度の芽胞数では発症しない。幼児では、まだ細菌叢が未熟なのである。

前巻でクラーレ（curare：現地の言葉で〈鳥を殺す〉という意味）を用いて動物を動けなくして生体解剖を行った話をしたが、これはこの毒の総称で色々な材料から作られる。植物性の材料から作られたクラーレはアセチルコリンが二つ結合した形に似ているため、シナプスにおいてアセチルコリンの受容体にアセチルコリンよりも先に結合してしまうのだが、本物ではないので、神経の活動電位が筋肉に伝達されず、筋収縮が起きない。前巻において、切腹をする時、腹筋が刃にからみついて実際は容易ではないと書いた。そこで手術の時に、適量のクラーレを腹筋に注射すると筋肉が弛緩し、開腹が容易になるという。

一方、フグ毒は、ホジキンが神経の細胞膜にナトリウムチャネルを想定していたと前記したが、その通路に結合して外から塞いでしまうため、活動電位に乱れが生じ、例えば呼吸筋に神経の命令が伝わらない。ただし、神経軸索などを壊すわけではないので、すぐに人工呼吸を施し、フグ毒が生理的に壊されて自発呼吸できるようになるのを待つ。その他、サリンや有機リン酸系のマラチオン（最近、複数の冷凍食品にこれが混入された事件があった）など、種々の毒がシナプスを攻撃することがわかっている。一方、サソリ（多くのサソリは人を殺せるほどの毒はないが、刺されると猛烈に痛い）の毒は、神経軸索のナトリウムチャネルに結合し、チャネルを開いて活動電位を作るので、それがシナプスに伝達されて、アセチルコリンが放出されるため、筋肉が痙攣的に収縮し、最悪は死に至る場合もある。

第2章　アルツハイマー病

■茗荷《みょうが》を食べると物忘れをする理由

釈迦の弟子に周梨槃特《しゅりはんどく》という人がいた。十六羅漢の一人で、仏教では聖人にあたるが、弟子の中で最も頭が悪かったとされる。当然、インドの人と思われるが我が国においては、ある話の中で、いつのまにか高野山を開いた弘法大師の弟子ということになってしまった。しかも頭が悪いどころか、すべてを悟ってしまうのである。これは、後述する理由で、もしかすると頭が悪い事の裏返しの表現かもしれない。あまりにも悟り過ぎた末に、彼は大師の顔や名前だけでなく、自分の名前すら忘れてしまったのである。仕方ないので、大師は周梨という名前を板に書き、周梨はそれを毎日背負って歩いていた。村の人達は、名を背負って歩く僧を、その様子にちなんで、茗荷様と呼んで敬愛したという。この僧が好んだ山菜に茗荷という名前が付けられた。「茗荷を食べると物忘れする」という俗説の誕生である。(45)茗荷はやがて亡くなり、弘法大師の墓の近くに葬られるのであるが、墓の周囲にはこの茗荷がたくさん生えたと伝えられている。この話は、周梨が修行の途中でアルツハイマー病に罹り、大師が哀れに思い、彼を可愛がり、徘徊に対しては名札を付けてあげたと考えると妙に話が合う。

現代でも徘徊する人達に、名札をつけて迷子になるのを防いでいる。この話では、村の皆から愛されたことになっているが、現代の社会では、昔の村を徘徊するのとは、危険の度合いがまったく異なる。介護に当たる人は、大変な苦労を背負うことになる。最近、名札など身元を証明するものを何も持っていなかったために七年も家族と別れて暮らさねばならなかった事例が報告された。九州の大牟田市では、地域ぐるみで徘徊しているかもしれないと疑いのある老人には積極的に声を掛けるという運動が、訓練までして行われている。この運動は、「大牟田方式」として全国に広がりつつあるが、大都市だと個人の情報をどこまで公開して良いかという問題があり、工夫が必要である。

■アルツハイマー病の歴史

ドイツの医師で神経病理学者のアルツハイマー（Alois Alzheimer：1864〜1915）は、フランクフルト精神療養所に勤務していた一九〇一年十一月に、五十一歳だが短期記憶に障害と妄想（居もしない女性を勝手に妄想して夫を嫉妬する、家の中を違う場所と思い込んで行動する、何かをどうしても必要な物と思い込み捜すために引き出しから物を出す、逆に盗まれると思い込み物を隠す、知らない男が家に入ってくると思い込むなど）を持つ女性の患者に出会った。その後、一年四カ月の間経過を観察していたが、彼は一九〇三年三月にここを辞して、ハイデルベルグ大学の精神医学教授のクレペリン（Emil Kraepelin：1856〜1926）の研究室へ転出している。しかし、クレペリンがミュンヘン大学の医学部精神科へ転出したため、彼も一緒に移ったが、研究に専念するため無給の医師として働く道を選んだ。なぜそのような事ができたのかは、彼の結婚に理由がある。相手は銀行頭取の妻だった人で、その頭取が梅毒で亡くなって後、彼女と結婚したのである。彼は莫大な財産も受け継いだ。しかし、妻のセシール（Cecile）は一九〇一年に亡くなり、彼は非常に悲しんだ。仲が良かったのであろう、彼は妻と同じ墓に葬られている。

さて、先の患者が一九〇六年に死亡した時、アルツハイマーは、フランクフルト精神療養所所長から患者の脳を提供され、顕微鏡標本を作製して観察した。その結果を第三七回南西ドイツ精神科医集会におい

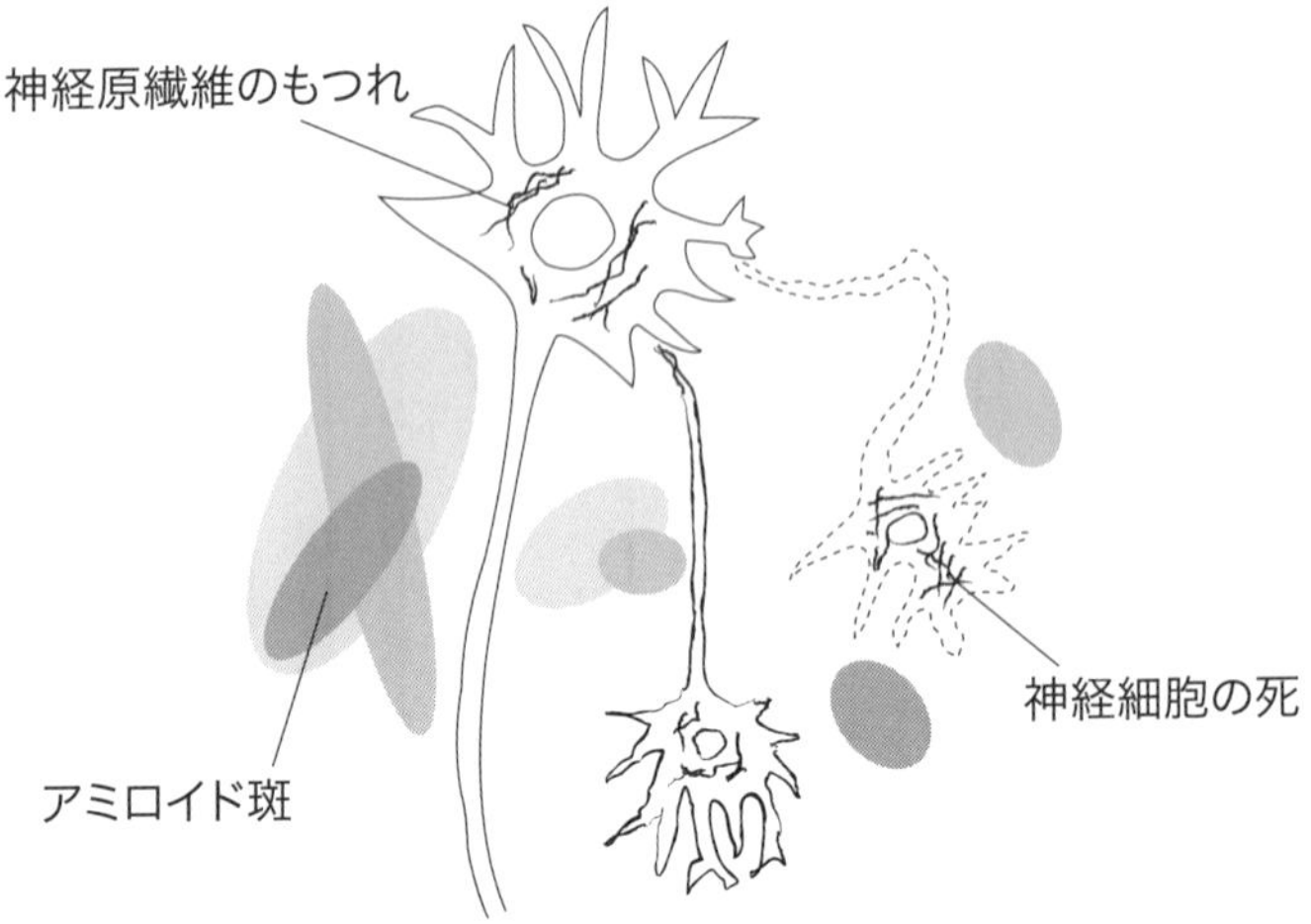

図15　アルツハイマー病の脳神経細胞の模式図
患者の脳は著しく小さくなる。

て発表した。特徴としては、患者の脳は著しく小さくなっていた。通常であれば、一二〇〇～一三〇〇グラムの重さのはずが一〇〇〇グラム程度であった。顕微鏡的所見として、神経原繊維の顕著な変化、神経細胞の脱落、神経膠細胞の繊維の増加、皮膚のシミのような斑点（現在のアミロイド斑に相当）に注目し、翌年一九〇一年には、『Neurologie und Psychiatrie（神経と精神医学）』という専門誌に「特異な老年期疾患症例について」と題する論文を発表した（図15）。クレペリンは、『精神医学』の第八版を出版したが、一九一〇年にその中でこのような症状と組織所見を持つ患者を〈アルツハイマー病〉と呼ぶことを提唱している。

しかしながら、アルツハイマー病は認知症の一種であり、それ以前にも病態として長寿だった人の中には、同様の患者はいたはずである。なぜその時代からそう呼ぶように提唱したのか不思議に思う。そこでその理由を知りたいと思い調べた。その結果、それまでは脳の組織の病変を顕微鏡で実際に見ることができる手法が無かったとわかった。すなわち脳の組織の染色法の発達との関係があったのである。脳の神経細胞を染色する方法は、前述のイタリアの神経解剖学者のゴルジが一八七三年に考案したものがあったが、初期の手法は染色が難しく、上手く染まる場合と染まらない場合があり、神経細胞のどれが染まるかはランダムであった。したがって、常に一定の結果が出る確実な染色法が求められていた。

ここで話は変わるが、森鷗外の短編に『うたかたの記』がある。ドイツのバイエルン王国におけるマリイ・ハンスルと画家を目指す日本人留学生、巨勢《こせ》の悲恋物語で、マリイは美術学校のモデルをしていたが、ある理由があって精神障害者を装っていた。物語は、当時のバイエルン王国のルートウィヒ二世の時代で、現在ではディズニーランドのシンデレラ城のモデルとなったノイシュバンシュタイン城を造った人物として知られている。鷗外の小説では精神を患い、湖で侍医のグッデン（Bernhard von Gudden：1824〜1886）と共に溺死したことになっている。しかし、これは歴史的事実である。物語ではマリイもこの湖で溺死するのであるが、ここではその話の筋を書くのが目的ではない。

グッデンは、ミュンヘン大学の精神科の教授も兼任しており、脳の神経細胞を確実に染めることができる方法を懸賞つきで、亡くなる二年前の一八八四年に募っていた。その時に賞金を得たのが、同大学医学部の学生のニッスル（Franz Nissl：1860〜1919）であった。彼は脳をアルコールで固定し、塩基性アニリン色素で染めると、大脳皮質、海馬、小脳、脊髄や脳幹などの大型の神経細胞の細胞質が青紫にしっかりと染まることを見出した。翌年の一八八五年、彼はこの手法を使った「大脳皮質の神経細胞の病的変化」で医学博士の学位を取得している。このニッスル染色を日本へ伝えたのは、精神科医でもあった歌人の斎藤茂吉である。(23) その当時アルツハイマーは、まだヴェルツブルグ大学の医学部の学生で、卒業は一八八七年、そして翌年の暮れから先のフランクフルト精神療養所に勤務している。一八八九年にニッスルが療養所の副所長としてここに赴任してきたのである。その後、二人は脳組織病理学の研究に没頭することになる。そのような時代に、さらに脳の神経細胞の染色法が発展する。一八八四年に、ワイゲルト（Karl Weigert）の鉄ヘマトキシリン溶液を用いた神経細胞の髄鞘を特異的に染める方法、一九〇三年には前述のカハールとビルショウスキー（Max Bielshowsky）のゴルジ法を改良した染色法の開発などがあった。アルツハイマーは、これらの手法を用いて、いわゆる〈認知症〉という病態を脳神経病理学として、組織の病変という目で解析できる病気にしたのである。こうしてアルツハイマー病という病名が成立することになった。[46] アルツハイマーは絶えず葉巻をくゆらせていて、一九一二年にポーランドのブレスラウ大学の精神科主任に就任するために旅行の途中、心臓発作を起こし、それから三年後に心内膜炎を併発し死亡した。享年五十一歳であった。[29]

■アルツハイマー病の原因仮説

まず認知症にはアルツハイマー病とは原因が異なる、脳血管障害すなわち脳の血管に梗塞が生じたり、脳出血により血液が通わなくなって神経細胞が死んでしまっている人が含まれている。これらの人は脳血管性認知症と言われ、認知症の三割程度を占めているのだが、血管の病気であるのでここでは触れない。これまで提唱されてきた原因について、幾つかの仮説をまず説明をする。

（一）コリン仮説

一九七〇年代に唱えられた説であるが、なぜ認知ができなくなるかについて、正しく説明している。ただし、脳の神経細胞が死ぬ原因について説明しているわけではない。脳の神経細胞には、アセチルコリンを神経伝達物質として使う、コリン作動性神経細胞が存在する。アルツハイマー病になると、このタイプの細胞がなぜか最初に消滅する。この神経細胞は記憶の増強に関係しており、細胞が消滅する結果、脳内のアセチルコリン濃度が低下してしまう。これが記憶の障害の一因となる。

一方、薬理学的研究では、アセチルコリンの分解酵素（アセチルコリンエステラーゼ）の阻害剤が、シナプスにおいて、アセチルコリンの濃度を高めて神経伝達の効率を上げることが報告されている。したがって、この酵素の阻害剤を開発すればアセチルコリンは守られることになる。日本の製薬メーカー、エーザイ株式会社の杉本八郎博士が世界で初めてこのアイディアに基づいて薬を作り、臨床薬として世界に販売している。杉本八郎氏は九人兄弟の八番目で、母親が認知症になり、面会に行った時、母親に「自分には同じ名の息子がいる……」と言われたことにショックを受け、治療薬を開発した。杉本氏は都立化学工業高校を出て、働きながら大学で学位を得た苦労人である。

当時、どの薬品がアセチルコリンエステラーゼの阻害薬となるかは、まったく見当が付かず、ランダムスクリーニング（手当たり次第試してみる方法）から始めねばならなかった。そのため会社は、その開発に当初は冷淡であったらしい。しかしながら、杉本氏とそのチームは、粘り強く研究を重ね、偶然、パーキンソン病の治療の目的で作った分子がその効果を持つことを発見した。やはり努力する者にはセレンディピティーが働くのである。そこで、この分子を核として、より強い効果を持つ分子を作りだした。その薬品名はドネペジル（donepezil）で、商品名を「アリセプト（aricept）」とした。ari- はアルツハイマー病の Arz- を、-cept はアセチルコリンの受容体（receptor）をイメージして付けられた。杉本氏は、薬学界のノーベル賞と言われる、ローマの薬学者の名がつけられたガリアン賞（Claude Galien：AD131～201）を英国から受けている。この賞はフランスの薬学界が一九七〇年に優れた研究に対して贈呈を始め、現在、選考・授与機関は一一カ国に広がっている。この薬は早期ならアセチルコリンの増加によって認知機能に一時的な改善がもたらされるが、残念ながら、あくまで認知機能の低下の進行を遅らせるにすぎない（エーザイのホームページ参照）。しかし、この薬は、記憶の源である海馬の体積の減少を抑制することにより、病態を緩和する面もある。本人や家族からすれば一日でも病状の悪化を遅らせることができるのは、希望の光であろう。二〇〇六年に『日本臨牀』六二巻に載った論文では、当時でも認知症の発症を二年遅らせることができれば医療費、介護費合わせて五〇〇〇億円もの費用が節約できるとある。

（二）アミロイド仮説

アルツハイマー病の患者の脳は強く萎縮している。顕微鏡標本を作製し観察すると、〈老人斑〉と呼ばれる中年以降の人の皮膚に現れるような茶色いシミが多数認められる。特に大脳皮質に多い。この中にはβアミロイドが存在する。アミロイド（amyloid）とはラテン語のデンプンを意味する amylum に由来するのだが、ヨウ素‐デンプン反応に似た反応を示すので、この意味で名が付けられた。現代ではそれは不溶性の繊維状の蛋白質であることがわかっているが、名はそのまま使われている。この中には、分子量四〇〇〇ほどの、四二個のアミノ酸からなる蛋白質が多量に含まれており、これをβアミロイド42（Aβ42）という。この蛋白質の特徴は水に溶けにくく、互いに凝集しあい沈殿してしまうことである。アミロイドの前に付くβとは、蛋白質の構造が、全体として平面的な状態を成している場合をいう。Aβ42を培養している神経細胞に作用させると、この分子は神経細胞に結合し細胞を消滅させてしまう。その過程は明らかではなく、活性酸素を発生させて死に至らしめる可能性が示唆されている。

一方、Aβ42が解析されたのをきっかけに、この分子を含む蛋白質の全体像が明らかになった。これ

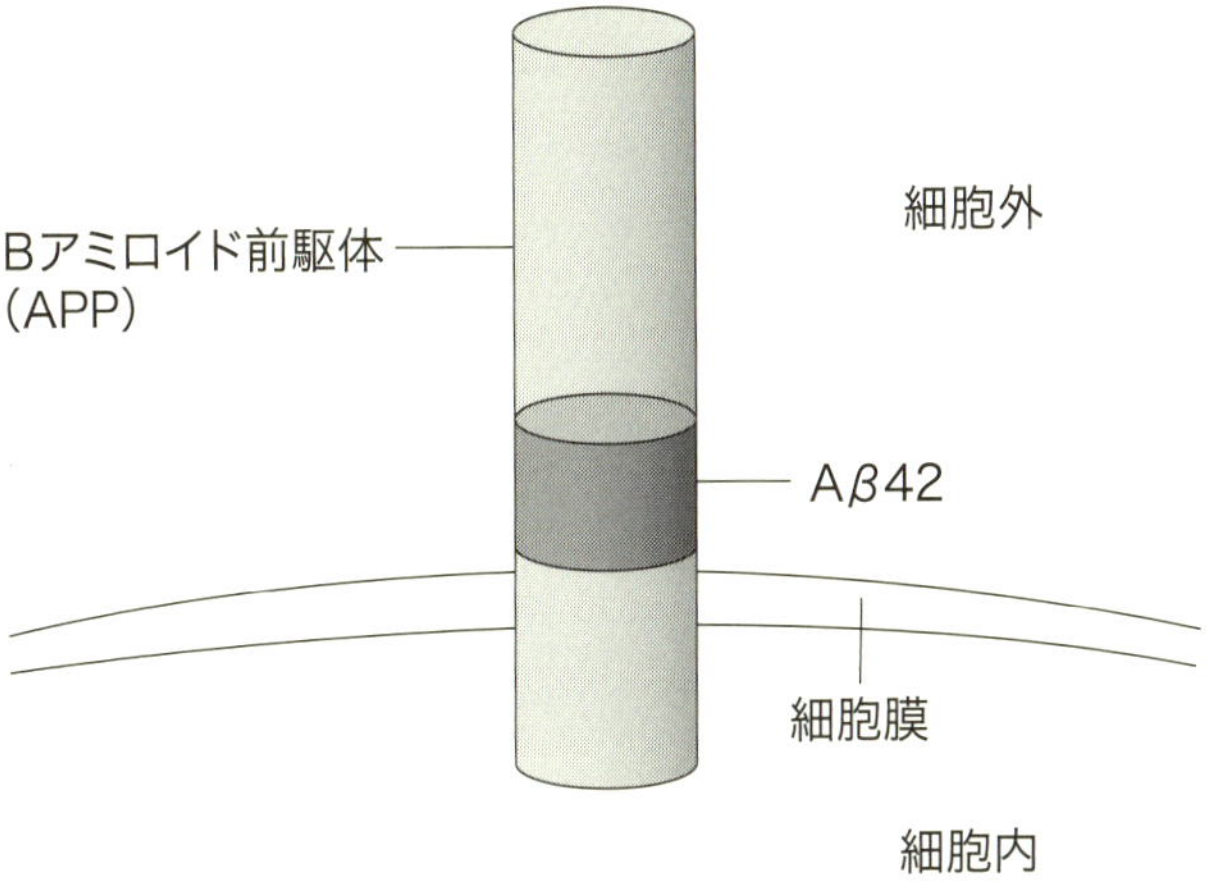

図16 茶色いシミの正体
Aβ42はβアミロイド前駆体に組み込まれている。

は、実際には、その蛋白質の遺伝子をまずクローニングして、それを基にアミノ酸の配列を推定したところ、細胞膜を貫く膜一回貫通型蛋白質とわかった。この蛋白質には、アミロイド前駆体蛋白質（amyloid precursor protein：APP）と名前が付けられた。この蛋白質は、アミノ酸が七〇〇個前後連なった大きな蛋白質で、その配列を調べた結果、この中にAβ42の配列が含まれていたのである（図16）。したがって、APPからこの部分が切り出されて蓄積されたと考えられた。健常者でもこの代謝は起きているが、そのスピードはゆっくりである。APPの蓄積の対策として、まず、マウスにAβ42とその抗原性を高める薬品をワクチンとして投与したところ、そのマウスにおいて老人斑の形成を予防することができた。さらに、すでに老人斑ができている老齢マウスに投与すると老人斑が減少し、認知機能の改善も認められた。しかし、マウスの認知機能の改善には、現在でも懐疑的な研究者も多い。このような結果を受けて、ヒトにおいてもワクチンを用いた治療が試験的に行われた。その

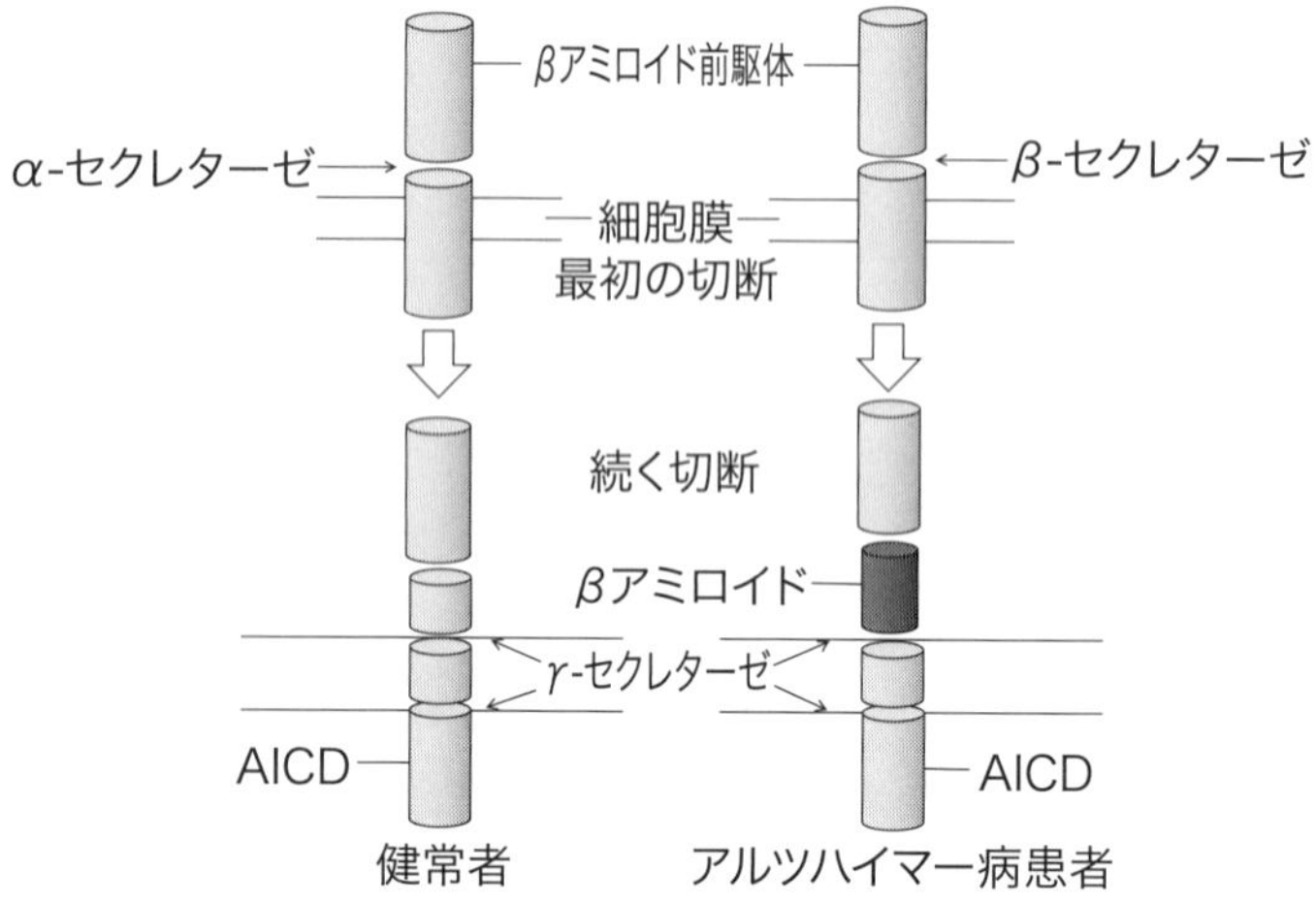

図17　アルツハイマー病の原因仮説
3種のセクレターゼによる産物の違い。

結果は老人斑の除去には効果が認められたが、認知症の改善には効果がないという結論になった。むしろこのワクチンの投与により、脳炎などの副作用が強く出て、治験は中止となってしまった。マウスでは脳炎は出ずヒトでは出てしまったのは、マウスの免疫系がヒトのそれとは異なることが原因であった。その後、脳炎などが起きないようにワクチンを工夫して治験が再開されたが、βアミロイドは消滅しても、認知症の改善は認められないことが明らかになった。結局、現在では、アルツハイマー病のできるだけ初期の患者に、副作用が出ないワクチンやAβ42に対する抗体を開発して投与すれば、認知症の予防につながるかもしれないと考えられている。二〇一四年の初めに、豊橋技術科学大学などが中心となり、半導体イメージセンサーという、一滴の血液を用いる装置によりわずか一〇分でβアミロイドを検出することに成功した。費用も一回の検査で一〇〇円以下である。もし、βアミロイドの蓄積がアルツハイマー病の原因であるなら、朗報である。二〇一五年に実用化を目指しているという。

ＡＰＰは代謝の過程で、α、β、γという三種類のセクレターゼ（secretase：secrete 分離する＋ase 酵素）という酵素によって分解される。健常者ではまずα－セクレターゼが働き、次にγ－セクレターゼが二カ所で働いて、この蛋白質をＡＩＣＤ（後述）と、もう二つの分子に分解する。その二つの分子はシナプスの正常なシグナル伝達と関わっており、水溶性であるため蓄積されない（図17）。その一方、アルツハイマー病の患者では、αではなくβとγの二つのセクレターゼが働く。細胞膜の外側に出ているアミノ基側はβ－セクレターゼが切断し、細胞膜内にある部分、すなわちカルボキシル側はγ－セクレターゼが同じく二カ所で切断するので、ＡＩＣＤ（後述）ともう二つの分解産物ができる。このうち中央の部分が先のβアミロイド（Aβ42）なのである（図17）。健常者でもβ－セクレターゼは働いているが、これは低活性であるため蓄積は極めて緩慢である。アルツハイマー病の患者の中には、このγ－セクレターゼ自体が異常な人がいる。この酵素は、幾つかの分子が集合して機能を発揮するが、その構成要素の中でプレセニリン（presenilin：pre- 前の状態＋senile 老人の＋in 化学分子を表す接尾語）という分子に異常があると、γ－セクレターゼの働きを異常に活性化させてβアミロイドを多量に作り出してしまう。したがって異常なγ－セクレターゼの働きを抑制する薬を作り出すと良いことになるが、現実には、米国のリリー社がこの阻害剤を開発してヒトに試みたところ、副作用が強すぎて研究を中止している。

(三) グルタミン酸仮説

脳の神経細胞の多くは、刺激を伝達するのに興奮性神経伝達物質であるグルタミン酸を用いている。この受容体の一つに、ＮＭＤＡ（*N*-methyl-D- アスパラギン酸）受容体がある。この受容体は、大脳皮質や海馬に高密度に存在し、記憶の長期増強（神経細胞間のシグナルの持続と向上）の中心的な役割を担っている。アルツハイマー病の患者では、原因は定かではないが、この種の神経細胞やＮＭＤＡ受容体が減少しているという。一方、病態が進むと、普通は電気生理学的に不活性の状態を示しているこの受容体の制御系が混乱し、連続した興奮状態となる。これはβアミロイドがこの受容体に結合した結果であり、カルシウムイオンが細胞内に入り、一酸化窒素（NO）を発生させるためであると推測されている。

この分子は元来、正常な神経細胞において、シグナル伝達系に関わっているが、それが増加してしまうことによってシグナル伝達は混乱し、細胞は死んでしまう。これを阻止するには、ＮＭＤＡ受容体を阻害する薬を開発すれば良いことになる。そこで発症後、病態が進んだ患者に向けた薬が、そのようなコンセプトでドイツのメルツファーマシューティカルズ社によって開発され、日本でも二〇一一年六月になってやっと発売されたのがメマリー（一般名はメマンチン、第一三共薬品）である。この薬は、ＮＭＤＡ受容体にグルタミン酸と拮抗的に働き、異常な興奮のみを抑え込む。したがって、シグナルの乱れが小さくなり、記憶や学習障害の発生を抑制する。中度または高度なアルツハイマー病の患者の認知症の進行の抑制に効果があるが、軽度な人には効かない。また、残念ながら、病態の進行そのものを抑え込むことはできないし、元へ戻すこともできない。ただし、興奮、怒りっぽい、攻撃的、徘徊などの周辺症状の軽減効果もある程度、認められるので、周囲の人の負担は軽くなるかもしれない。

(四) タウ仮説

神経細胞は軸索を長く伸ばすために、細胞骨格が発達している。その骨格は微小管という蛋白質でできている。これにタウ（tau）という蛋白質が結合して、微小管の重合を促し細胞骨格を安定させている。アルツハイマー病では、理由は不明であるが（βアミロイドの蓄積が原因という説もある）、タウ蛋白質が異常にリン酸化されるとタウ蛋白質どうしが結合して螺旋状の繊維を形成し、それがもつれて神経原繊維の変化をもたらす（図15）。軸索内での細胞内物質の移送が異常になり、結局、正常な細胞としての営みが不可能になり、細胞死へとつながってしまうことが示唆されている。

タウとは一九七五年にアメリカの研究者が、恐らく〈結びつける〉という意味で付けた名前であろうが、英語の辞書によると原義はギリシャ語のTに当たる文字でcrossという言葉と密接な関係にあり、十字架の交点の意味がある一方、crossには受難という意味もあるのは皮肉である。特にタウの異常は、大脳皮質に加え嗅覚野にも認められるため、アルツハイマー病の初期にすでに嗅覚の異常が現れることがあるので、これを診断に使う方法が試みられている。なお、現在、アルツハイマー病の薬として、タウのリン酸化の阻害剤の研究が進められている。

以上、アルツハイマー病の発症の原因に関する仮説を四つ述べてきたが、不明な点が多いのも事実である。確かに、アルツハイマー病の脳では、βアミロイドが沈着しているが、それは副産物で顕微鏡下において顕著に見えるため、注目されてきたに過ぎないという説も出されている。実際、最近になって最も巷間に流布しているアミロイド仮説に、不都合な事実がいくつも見つかってきた。

（一）認知症を発症していない健常の老人でも、高率でβアミロイドの沈着が認められる。

（二）βアミロイドの沈着の部位と、神経細胞が死んで脱落している部位とが必ずしも一致しない。

（三）遺伝子操作によって、βアミロイドを生みだすAPPを強制的に強く発現するマウスを作っても、アルツハイマー病のβアミロイドに類似したアミロイドの沈着は認められるが、神経細胞死は起こらない。なおマウスの場合、APP、プリセニリン、タウの三つの遺伝子に変異を起こさせると神経細胞が死ぬことがわかっている。

（四）アルツハイマー病の患者ではβアミロイドに対するワクチンを投与すると、確かにβアミロイドの沈着は無くなるが、病態の進行は抑制されず、余命も延びるわけではない。

■シグナリング仮説

これらの事実を踏まえて、信州大学医学部の中山耕造講師らは「シグナリング仮説」を掲げ、アルツハイマー病の発症は、細胞どうしの情報伝達（シグナリング）機構が異常になるという観点から見るべきであると主張している。[47] 中山博士は、大脳皮質における神経幹細胞の分化を研究している。その過程で、γ－セクレターゼの働きの重要性に注目した。

神経幹細胞が分化する時に、細胞の一方の膜にあるシグナル蛋白質の一種デルタ（Delta）が他方の細胞のシグナル蛋白質ノッチ（Notch）に結合すると、γ－セクレターゼが活性化してNotchからNotch Intra Cellular Domain（ＮＩＣＤ）と呼ばれる部分を切り出し、これが核の中に入り、種々の遺伝子の転写を正常に制御することによって、神経幹細胞の未分化な状態を維持する（図18Ａ・Ｂ）。そこで、アルツハイマー病をセクレターゼに注目して、ＡＰＰへの作用をよく調べると、αまたはβで切断された後に、更にγ－セクレターゼで切断され、最終的に細胞膜から細胞質内へ APP Intra Cellular Domain（ＡＩＣＤ）が切り出される。この連続した切断の過程は、Notch の切断過程と極めて似ている。すなわち、ＡＰＰに対するγ－セクレターゼの作用は、Notch シグナリングの相似形なのである（図18Ｃ・Ｄ）。ただし、ＡＩＣＤが核の中に入った後の転写の制御は著しく異常で、これが最終的に神経細胞のアポトーシス（予定された細胞の死）につながるので神経細胞が死んでしまうとする説である。中山博士らは胚性ガ

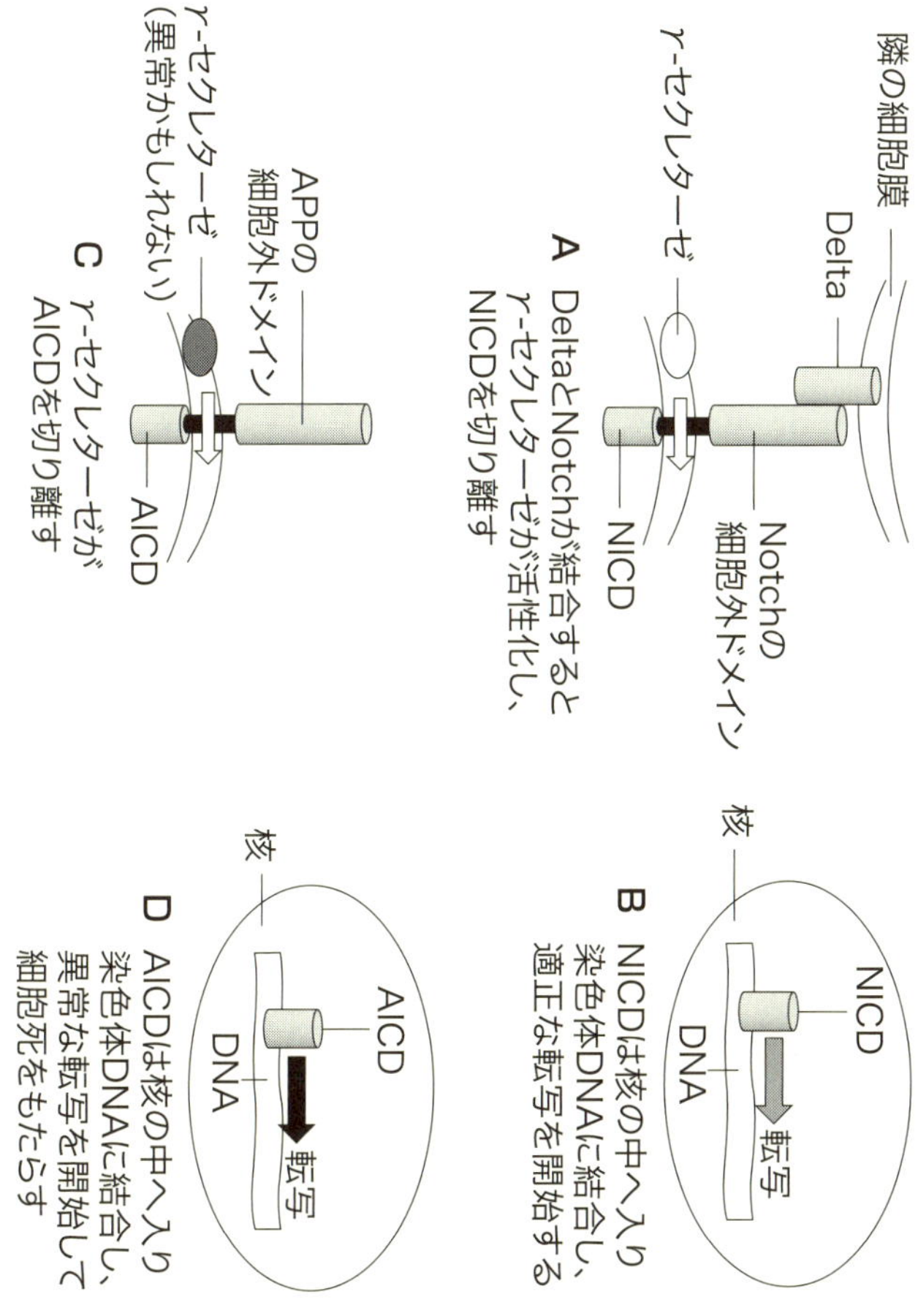
隣の細胞膜
Delta
γ-セクレターゼ
Notchの
細胞外ドメイン
NICD
A DeltaとNotchが結合すると
γ-セクレターゼが活性化し、
NICDを切り離す
核
NICD
DNA
転写
B NICDは核の中へ入り
染色体DNAに結合し、
適正な転写を開始する
APPの
細胞外ドメイン
γ-セクレターゼ
(異常かもしれない)
AICD
C γ-セクレターゼが
AICDを切り離す
核
AICD
DNA
転写
D AICDは核の中へ入り
染色体DNAに結合し、
異常な転写を開始して
細胞死をもたらす

図18 シグナリング仮説
情報伝達系に異常が発生する。

ン細胞P19という系を作り、AICDを過剰に発現させてみた。その結果、培養二日目から異常が起こり、四日目では死んでしまう細胞が観察された。また、遺伝子の発現も大きく影響を受け、神経細胞特異的アポトーシスが起こり、これが細胞死の原因であった。

すなわち、中山博士らは、アルツハイマー病の患者では、APPシグナリングの過程に何らかの原因で異常が起こり、病気が引き起こされるのであって、AICDが働く過程をもっと詳細に研究し、この過程に関与する幾つかの分子に注目して創薬がなされるべきであると主張している。

高齢化社会が進むと、いわゆる〈老老介護〉となり、仕方なく何らかの施設にお世話になることになる。あるいは、子どもが若くても仕事の関係で遠くにおり、簡単に常時、親元に戻ることができない状態もあるに違いない。筆者は、棄老伝説に基づく小説の『楢山節考《ならやまぶしこう》』(深沢七郎　中央公論社)を思い出してしまう。この小説に描かれる集落では働くことができなくなった親は、口減らしのために山に捨てなくてはならないという掟があり、息子はそんなことはしたくないのであるが、母親は自分が居なくなれば新しく生まれてくる赤子一人が助かると考え、それを望むのである。仕方なく捨てに行くが、そんな状況でも母親は息子が帰り道、深い山で迷わないように道すがら、目印になるようにと小枝を折って行く。

この病気を制圧する薬の開発が、急務であるとつくづくと感じる。

第3章　脳の内分泌機能と脳下垂体

■視床下部のペプチド抽出競争

後述する脳下垂体が、内分泌腺の王様と考えられていた一九五〇年代に、英国のハリス（Geofferey Harris：1913〜1971）は、下垂体は脳の神経ではなく、下垂体の上にある視床下部から放出されるホルモン因子によって分泌を促進されるという説を発表した（図19）。これを受けて、それが事実か否か、実際にそれを抽出し純化して一次構造（アミノ酸の配列を決めること）を決定しようという競争が起きた。競争は〈狂騒〉ともいうべきもので、その中心にいたのが、ギャマン（Roger Guillemin：1924〜）とシャリー（Andrew Schally：1926〜）の二人であった[4]。

ギャマンはフランスの田舎町に生まれ、奨学金によって地方の医科大学へ進学した。第二次大戦後、就職先に困った彼はパリへ出た折、当時「ストレス学説」（後述）で有名なカナダのセリエ（Hans Selye：1907〜1982）の講演を聞き、彼に直接、就職を頼んだ。その結果、モントリオールにある彼の研究室で働くことになった。しかし、彼の性格はセリエの完全なる部下になることを許さず、数年経った一九五三年に米国のテキサス州のヒューストンにあるベイラー大学に職を得て移っている。それでも、彼からストレス学説への興味が失われることはなかった。ストレスがかかると脳下垂体から副腎皮質刺激ホルモン（adrenocorticotropic hormone：ＡＣＴＨ）が出ることから、視床下部から下垂体に向けて放出因子（corticotropin releasing factor：ＣＲＦ）が出されるに違いないと考え、研究を進めた結果、

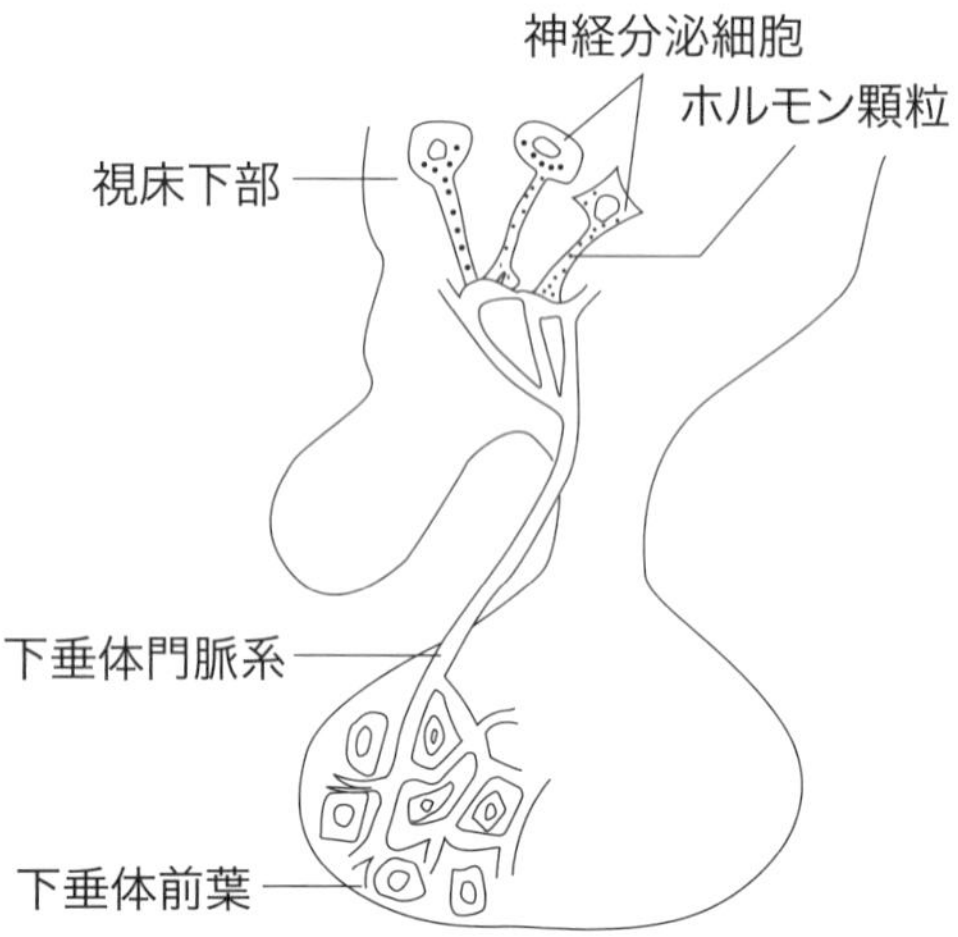

図19 視床下部と下垂体前葉
視床下部のホルモンは下垂体門脈系によって前葉へと運ばれる。

視床下部の抽出物を培養した下垂体の細胞にかけると、ＡＣＴＨが分泌されることを見出し、一九五四年十二月にこれを発表した。ところが、翌年の一九五五年二月にシャリーという研究者のグループが同様の、しかも、より詳細な実験結果を『Canadian Journal of Biochemistry and Physiology』誌に投稿した。ここから二人は互いを意識し始めるのであるが、実は、どちらも七年の歳月をかけ数十万頭の家畜の視床下部を用いても、ＣＲＦの抽出はできなかった。成功したのは一九八一年になってからで、別な研究者によってなされた。

シャリーはポーランド生まれで、高級軍人であった父の影響で軍人になるべく育てられたが、化学が好きでこちらも第二次大戦後、英国に亡命しロンドン大学で勉強した後、学位を取得すべくカナダのモントリオール大学に移って技術職員となった。彼の上司は英国のハリスの説に共鳴しており、彼に実験をやらせて著者に加えた実験報告が先の論文であった。シャリーはやがて、一時的ではあるが、ギャマンと競争するよりは彼と同盟を結び共に研究する方が自分に有利であると判断し、彼に自分を雇うことを提案する手紙を書いた。ギャマンは共同研究ではあるが、雇い主は自分であるという気持ちで、彼にその後の五年間（一九五七～一九六二年）を接したのである。この間にＡＣＴＨ放出ホルモンの研究は上記したように少しも進展せず、二人の感情は行き違い、互いに悪いのは相手であると決めつけるようになった。シャリーはギャマンと別れ再び独立し、ニューオリンズの病院の研究部門に転職した。

　通常、論文の著者欄に名前を書く場合、その実験を主として行った人間がfirst authorとなる。それに続いて貢献した大きさの順に氏名が並ぶが、最後はこの実験を主催した人がanchor authorとして名前を載せる。すなわち、この実験のアイディアは最後に名前が書かれた研究者にある、という意味である。さらに連絡先にこの研究者の名が挙がっていると（corresponding author）、第一著者は実験を行っただけとみなされる。ギャマンは当然、結果を得た場合は、自分がanchor authorと考えていたが、シャリーは、アイディアは彼のかつての所属先で得たもので、ギャマンとは関係ないと考えており、実験は自分が行っているのであるから、この場合first authorの意味は非常に重要だと思っていたに違いない。

　袂《たもと》を分かった二人は、これまでのＣＲＦの研究に見切りを付け、脳下垂体から甲状腺を刺激するホルモンを放出させる因子（thyrotropin releasing factor：ＴＲＦ）を、ギャマンは二五万頭のヒツジの視床下部から、シャリーは一〇〇万頭のブタの視床下部から抽出しようとした。その結果、どちらのグループも、ＴＲＦは、たった三個のアミノ酸からなるペプチドで、その一次構造は、グルタミン酸‐ヒスチジン‐プロリンの配列であるとつきとめた（図20）。ここまでにどちらのグループも更に七年かかっている。しかしながら、それを合成してもＴＲＦとしてはまったく活性がなかった。ほとんどのアミノ酸は構造式で描くと、左にアミノ基（$-NH_2$）（プロリンは例外）、右にカルボキシル基（－COOH）を持ち、それらをＮ

末端とC末端と呼ぶ。TRFが活性を持たなかった理由は、アミノ酸の末端が遊離の状態ではなく、N末端は修飾されてピログルタミン酸に、C末端はアミド化されてプロリンアミドになっていることを気付かずにいたのである（図20）。二つのグループは、紆余曲折の末、ようやくこの事実に気が付いた。この場合、先取権はいつ気づいたかという日ではなく、いつ科学雑誌にそのことの掲載が決定されたか（accept された日）による。通常、論文は科学雑誌へ投稿した時の受付日があって、その論文がその雑誌にふさわしいか否か、科学的に価値があるか否かの審査があって、掲載が決まる。シャリーの論文は一九六九年の九月二十二日に『Biochemical and Biophysical Research Communications』（通常BBRCと略す）に、ギャマンの論文はフランスの『Comptes Rendus（コント・ランジュ）』（雑誌の名前は「報告・レポート集」的な意味）に同年の十月二十九日に受理されている。三十七日の差でシャリーの勝利であった。分野にもよるが、科学雑誌としてもBBRC誌の方が上である。ただし、三十七日という差はギャマンの学界、また総説等における巧妙な語り口で半ばうやむやにされ、外部の研究者からは良くて引き分け、あるいはギャマンの勝利のように見えてしまった。そこで再び、今度は視床下部から放出される生殖腺刺激ホルモン放出因子（現代では、gonadotropin releasing hormone：GnRHという）の抽出合戦へと突入するのである。

再びギャマンは、ヒツジの視床下部を二〇〇万頭分集め、シャリーはブタの視床下部を一六万五〇〇〇頭分集めて抽出・精製に励んだ。シャリーは、悩んだ末に彼のグループにいた有村章《あきら》博士（一九二四〜二〇〇七）に日本人の応援を頼んだ。日本人は真面目で一生懸命で、何より自分の業績の権利を主張しないからである。その結果、まず東京大学薬学部出身の馬場義彦博士が構造分析を分担し、次に同大学出身で、当時は大阪大学蛋白質研究所に居た松尾壽之《ひさゆき》博士も構造分析を担者する、二重の保証をつけてグル

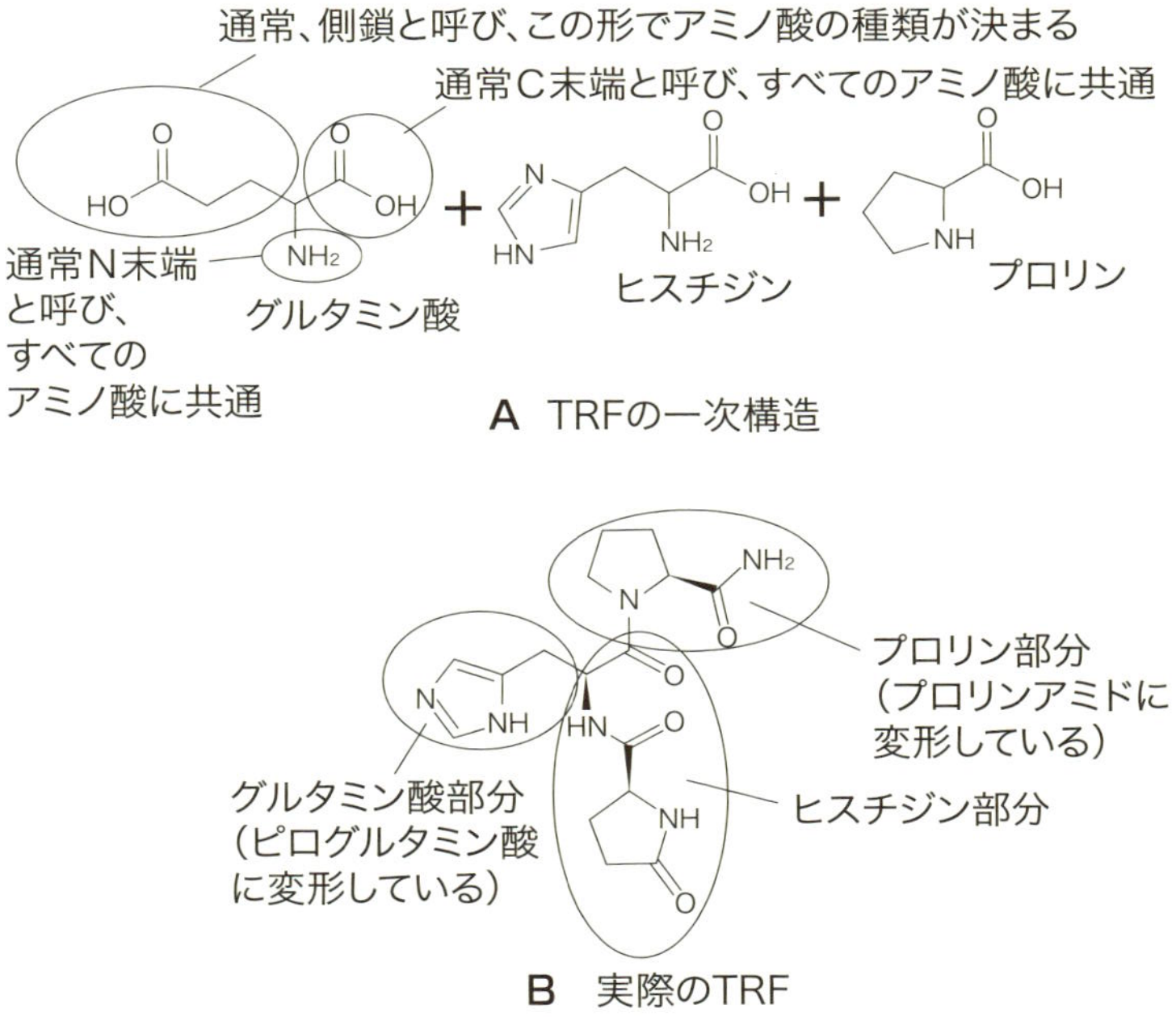
通常、側鎖と呼び、この形でアミノ酸の種類が決まる
通常C末端と呼び、すべてのアミノ酸に共通
通常N末端と呼び、すべてのアミノ酸に共通
グルタミン酸
ヒスチジン
プロリン
A TRFの一次構造
プロリン部分（プロリンアミドに変形している）
グルタミン酸部分（ピログルタミン酸に変形している）
ヒスチジン部分
B 実際のTRF

図20 TRFの一次構造と実際の構造
TRFは脳下垂体から甲状腺を刺激するホルモンを放出させる。

ープに取り込むことに成功した。

松尾博士は、一九七〇年に突然シャリーから手紙が来て、分析してほしいサンプルは、精製したペプチドを二〇〇ミリグラム程度含んだ、凍らせた水溶液〇・五ミリリットルである、とあった。それ以外は、ギャマンの悪口ばかり書いてあったと述懐している。しかも手紙には半年で解明してほしいとあった。当時、松尾博士は、ペプチドのアミノ酸のC末端に放射性のトリチウムを付けて微量のサンプルを分析するという方法を考え出しており、これを使ってみようと思ったそうである。すでに馬場博士によってGnRHはN末端もC末端も修飾されていることは調べられていたし、九個のアミノ酸から成るペプチドであると大体わかっていた。しかし、馬場博士は分析の過程で強酸を使っており、これによってトリプトファンというアミノ酸が壊れることを忘れていた。偶然の一致というべきか、神様のいたずらと言うべきか、ギャマンのグループもまったく同じようにこのことを忘れていたのである。

しかしながら、遅れてグループに加わった松尾博士は、トリプトファンが抜けているのではないかと気がついた。したがって、GnRHは九個のアミノ酸ではなく、十個のアミノ酸からなるペプチドであった。次にやるべきことは、アミノ酸の並ぶ順序の確定である。原理を簡単に述べると、ペプチドを分解する酵素は、その酵素によって特定のアミノ酸の後ろで切る性質を有する。例えば、キモトリプシンという酵素でアミノ酸の配列を処理すると、チロシンというアミノ酸がC末端として検出されるはずである。調べるとこの部位はチロシンだと確定する。次にまた別な酵素で切ってどんなアミノ酸が検出されるかを見る。結果を組み合わせると完全ではないがある程度の配列がわかり、まず五個の部分配列がわかり、続いてもう二個の配列が明らかになった。残り三個のうち一つはピログルタミン酸であり、これは先頭のアミノ酸と推定できた。残りの二個のアミノ酸も質量分析の結果から何というアミノ酸であるかはわかってい

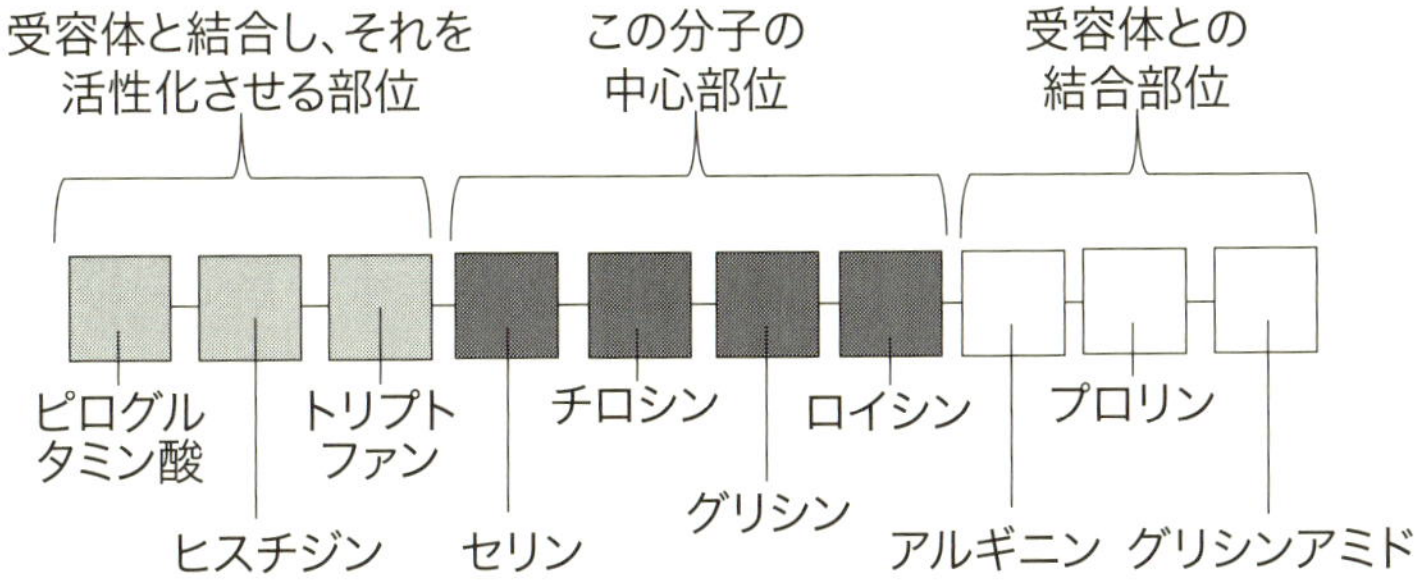

図21　哺乳類のGnRHの一次構造
視床下部から脳下垂体へ分泌される生殖腺刺激ホルモン放出ホルモン。

た。これらをどうつなぐかである。まるでジグソーパズルのようだが、アミノ酸どうしの結合性を調べると配列の可能性は二通りしか考えられなかった[48]。松尾博士のすぐれたアイディアは、これを力ずくで位置を確定するのではなく、その二通りのペプチドを合成してGnRHの活性がどちらにあるかを有村博士に調べてもらった点にある。有村博士は当時、最新の測定法であった放射免疫測定法（radioimmunoassay）を使って、最初の合成ペプチドに活性を見出したのである[49]（図21）。論文の著者の順序は、松尾、馬場、ネイヤー（シャリーの質量分析技師）、有村、そしてシャリーとなった。しかも、学会での発表は、ギャマンが座長の時にシャリーが行った。ギャマンのチームはまだ九個のアミノ酸配列しか解明が進んでいなかったので、シャリーの完全勝利であった。ギャマンらは、この学会の二カ月後にヒツジのGnRHの解明に成功した。結果は、ブタと同じ配列であった。後に、哺乳類はみな同じであるとわかった。

しかし、シャリーは次に取り組んだ成長ホルモン放出因子（growth hormone releasing factor：GRF）で、大きな間違いをしてしまう。彼がGRFであると示したものは、実際はブタのヘモグロビン分子の一部だったのである。ギャマンは、「それ見たことか」と彼を揶揄した。ところが、ギャマンのグループがGRFを追求してみたら、偶然に成長ホルモン放出抑制因子、後にギャマンがソマトスタチン（somatostatin：somato- ギリシャ語で体＋static ギリシャ語で静止＋in 接尾語で化学分子の意）と名付けた成長ホルモンの分泌を抑制する因子を発見してしまった。ギャマン本人は、本当はこの因子の存在に懐疑的であったが、事実となると、彼の業績としてしまう。ともかく一九七七年のノーベル医学・生理学賞は、前巻でも述べた〈放射免疫測定法〉を開発した米国の女性科学者ヤロー（Rosalyn Yalow：1921～2011）に賞金の半分が、ギャマンとシャリーには、残りの半分を二人で分けるように決まった。ギャマンは賞をシャリーと二人で分けると決まった時に、「（シャリーも受賞するとは）気持ちの良い驚き……」と語っている。どこまでもシャリーに対しては上から目線である。シャリーは、「私が成し遂げたことには、誇りと野心が関わり合っている」と述べている。ギャマンは翌年の一九七八年に松尾博士がいる宮崎医科大学を訪れ、「シャリーはたいしたことがないが、松尾がいたから我々は負けた」と言っている。彼はそこで若い研究者に贈る言葉として「研究の中で、また仲間と論議を重ねる中で、研究自体を鼓舞させるものを自分で見つけることが重要である」と語っている⁽50⁾。現在、視床下部から下垂体へは、ソマトスタチンの他に生殖腺刺激ホルモン放出抑制因子などの他の抑制因子も分泌されていることがわかっているので、英国のハリスは、事実の一部のみを考え付いたことになる。

なぜ二人はこのように互いをライバル視したのであろうか。二人とも若い時に就職で苦労し、英語にも苦労したはずで境遇は似かよっている。ギャマンが興奮して早口で話すと、彼のフランス語なまりの英語を聞き取ることは困難であったともいう。二人は〈自由の新天地〉で一旗揚げようと必死になって這い上がり頑張ったのである。「身を立て名を挙げやよ励めよ！」であり、hungry で ambitious だったのである。二人が協力し合っていれば、より早く真実に近づいたのではないかと思われるが、hungry で ambitious であるがゆえに協力者となることができなかったのである。筆者も若い時は、どんな小さな機会をも逃さず自分を売り込んだ記憶があるので、気持ちはわかるような気がする。

ところで、二人に七年もの歳月を無駄にさせるほどの魅力を持つ、セリエの考え方とはどのようなものであったのだろう。前巻において、消毒の必要性を説いたゼンメルワイスの話をした。セリエは彼と同じくハンガリー出身者であるが第一次世界大戦後、国はチェコスロバキア共和国となったため、後にカナダへ移住する。彼の家系は代々医者であり、彼も人生の選択を迷わず、チェコの首都にあるプラハ大学の医学部に進んだ。彼の経歴で変わっているのは、医学博士の学位を取るまでに、フランスの大学、イタリアの大学へも講義を聞きに行き、戻ってきて医学博士の学位を取った後も、理学部の化学科で勉強し、理学博士の学位も取っていることである。興味が多方面にわたり、勉学の衝動に突き動かされたのであろう。

セリエは、臨床の講義を受けた時に、どんな病気でも初期に出る一般的症状（頭痛、関節痛、胃腸がおかしいなど）は、病気の診断にはまったく役に立たないという説明に疑問を覚えたという。カナダに移住してからは、トロント大学にいたインシュリンのバンティング（Frederick Banting：1891～1941　前巻に詳しい）の研究に影響を受け、同じ道に進んだ。実際にバンティングはセリエの研究室を訪ね、彼の考え方を聞き、研究費まで出している。

セリエは卵巣のホルモンを調べるため、ラットに卵巣の抽出物を投与すると、数日のうちに副腎皮質が肥大した。他の臓器の抽出物でも、あるいはホルマリンを注射しても結果は同じであった。さらにまったく異なる種類の刺激、例えば、傷害や酷暑や精神的な圧迫でも初期には同じ反応が生じた。これを彼は体が「今、病気になった」という反応ではないか、と考えた。前述したように、彼は多方面に興味を持ち、柔軟な思考ができたので、このような考えに辿り着いたと思われる。体にこのような反応を起こさせる刺激を、彼は総称的に「ストレス：stress（元々はラテン語に由来し、しっかりと結ぶこと）」と呼んだ。「ストレス学説」の誕生である。これは一九三六年のNature誌に、「A syndrome produced by diverse noxuous agents」（様々な有害因子によって引き起こされる一症状）として発表された。後年、免疫学として確立するが、免疫系が働きだす前に、脳下垂体のＡＣＴＨ－副腎皮質系などが適応的に反応して体を守っているという説である。[51]

■脳内にアヘン

アヘンは、紀元前三〇〇〇年には、すでに使われていたらしく、シャーマンが、宗教儀式において陶酔と恍惚の状態に陥るための薬であったらしい。[52] それが鎮痛と鎮静の医薬として利用されるようになった。英語ではopiumというが、ギリシャ語のopium（ケシの汁：元来は果物のジュース）に由来し、ローマのガレノス（Galēnos：AD129～200）が紀元二世紀にその歴史と効用を書き留めている。ケシの未熟な子房を傷つけると白い乳液が流れ出る。それを精製した成分をモルヒネ（morphine：ギリシャ語のmorpheusに由来し、意味は〈夢の神〉である）と名付けた。米国では南北戦争の負傷兵にアヘンを多用したために、耽溺患者が続出して、社会問題になった。

そもそもアヘンとは、opiumの中国語発音：阿片（アーピエン）を日本語読みしたものである。米国では、耽溺を起こさない強力な鎮痛剤の開発が急がれたが、アヘンからモルヒネが抽出されたのが一八〇四年で、一八七四年にようやくモルヒネに二つのアセチル基（CH_3CO-）を付加したヘロイン（ギリシャ語ヒーロー〈hero〉の女性形：heroine）が開発された。しかし、期待していたのとは反対に耽溺性を消すどころか、最も危険な依存性薬物になった。精神へ影響を及ぼす薬物は脳の神経系に到達することが必要であるが、脳には血液・脳関門というバリアーがあり、モルヒネが摂取した量の二パーセントしか通過しないのに対して、ヘロインは七〇パーセント近くも通過してしまう。現在、ヘロインは「麻薬および向精神薬取締法」などをはじめとする複数の法律によって、製造すら厳罰の対象となる。

アヘンのため中国（清朝）と英国の間で有名なアヘン戦争（Opium War 1839~1842）が起きた。林則徐《りんそくじょ》は、二十七歳で〈科挙〉に合格し、広州総督となりアヘンで巨額の利益を得ようとする英国に毅然として立ち向かった人物である。彼は清廉潔白の氏で、常に国家の事を考え、地方に在っては良政を敷いたという。アヘン戦争の発端は、英国が中国からの茶葉の輸入により国費が膨大な赤字に陥り、そこで英国は綿製品を中国に売り込もうとしたが、中国には高品質な絹織物があり、まったく注目されなかった。そこで英国の東インド会社が考えたのが、インドへ綿製品を売り、インドからアヘンを中国に輸出するという方法であった。当時の国力からして、アヘン戦争とそれに続くアロー戦争（一八五六～一八六〇年、Arrowという船舶を清国が拿捕したことがきっかけで起きた戦争）は、英国の一方的な勝利に終わり、時の中国政府である清朝に香港の割譲やアヘンの輸入の自由化を認めさせた。

このような世界の情勢の中で、徳川幕府と明治政府もアヘンの輸入を厳しく禁止した。米国では、独立戦争の負傷兵に加えて、出稼ぎに来ていた中国人の苦力《くーりー》（coolie：元々はヒンディー語で〈召使〉の意味だが、アヘン戦争後は、最下級の人々が半分奴隷のように米国へ売られ、その人達を指す）がアヘン喫煙の習慣を米国に広げたというのは、皮肉である。また、ベトナム戦争においては、米国の兵隊がストレスから逃れるためにヘロインを使い廃人になる人間が多く出たと言われている。

一方、自然界にある物質がなぜ人間にそのように作用するかが医学上の問題となった。そこで一九七〇年代になって、受容体という概念が出てきた。きっかけは米国の女性の科学者で、若い時に乗馬中に落馬して、骨折しモルヒネを用いた時に疑問に思ったという[28]。

実は〈化学薬剤〉という［魔法の弾丸（特定の病原菌だけに結合して殺してしまう薬）］を考え出したドイツのエールリッヒ（Paul Ehrlich：1854〜1915）がすでに、「結合の無いところに作用は無い」と言っていたのであるが、近代になり分野が違うとなかなか新しい考え方は浸透しなくなっていた。すなわち、モルヒネでもヘロインでも結合する相手がいなければ作用しないはずである。しかし、実際は作用するので、もしかしたら体内でアヘンのように働く分子を作っており、そのための受容体が存在するのでは、という発想の転換があった。すなわち、アヘンの構造のどこかがこの分子に似ているために、受容体に結合してしまうのだろうという理屈である。

そこで放射性同位元素で標識した、モルヒネの拮抗剤であるナロキソン（モルヒネと競争して受容体に結合する分子であるが、鎮痛作用はまったく無く、その性質から現在ではモルヒネ中毒者に対して、モルヒネを受容体から外す治療薬として使われている）という分子がどこに結合するかをラットの脳で調べた結果、線条体（図6）という部位から高い放射活性が得られた[52]。この部位は後述する脳内麻薬を作っている部位であった。現在では、痛みは全身に分布する神経から脳に伝えられて起こる感覚であるので、受容体は末梢神経にも分布していることがわかっている。痛みの抑制には、脳から全身に向かう遠心性の痛覚抑制系の神経を活性化させることが知られている。アヘン様の物質として最終的には、ブタの脳からその分子が精製され、五個のアミノ酸からなるとわかった。それはエンケファリン（enkephalin：en 中＋

kepha 脳＋in 化学分子）と名付けられ、痛みの伝達に関与する神経伝達物質であるとわかった。[53]

例えば、肉体的苦痛が生じて、神経細胞が痛みを伝えるために、興奮性伝達物質を次の神経細胞へ放出する時、エンケファリンを持つ神経細胞が、そこのシナプスへエンケファリンを放出して、興奮伝達物質の放出を抑制するのである。したがって、痛みは次の神経細胞へ減少して伝わる。また、エンケファリンの発見と同時期にウシの脳からも鎮痛抑制ペプチドが発見され、それには脳内のアヘンという意味でエンドルフィン（endorphin）と名付けられた。[54] またギリシャ語で〈力〉を意味する dynamis という言葉を借りた、ダイノルフィン（dynorphin）も見つかった。人体に存在するこれらの鎮痛作用をもつ化学分子は、秒という単位で効果を現すのではなく、分単位の時間が必要である。お母さんが、子どもの痛い所をさすりながら言う「痛いの痛いの飛んでけー！」の時間である。

筆者は若い頃、右足の脛骨《けいこつ》（弁慶の泣き所の骨）と腓骨《ひこつ》（もう一方の細い骨）を同時に二本とも折ったことがあり、その瞬間は猛烈に痛かったが、必死になって時計を見ていた。二分半で頭がボーとなり痛みを感じなくなった。もちろん、触れれば猛烈に痛い。救急車で運ばれた病院では、手術の日が決まっており、三日間、待たされた。三日目の夜、看護婦さんがやってきて「明日は手術なので、今晩はゆっくり眠るために痛み止めを打ちます」と言われた。痛み止めの成分はコデイン（codeine：ギリシャ語で poppy-head ケシの頭の意味）であった。コデインとはアヘンに含まれている一成分で、モルヒネと分子構造も作用も似ているが、効果は弱く比較的耽溺性が低い薬物である。これは、麻薬（？）を試す合法的な機会と思った。この分子を一部加工して低濃度に含む咳止めなどの錠剤があるが、購入には制約はない。ただし、日本では単体のコデインは医師の処方箋が絶対に必要である。投与されると人によっては気分が悪くなることもあるが、私の場合は気持ちが良くなり、眠ることができた。

末期がんの患者には、コデインやモルヒネが投与されることがある。日本人は、痛いのを我慢するのが美徳であるとする風があるが、痛い時は痛いと言うべきである。ただし、モルヒネはあくまでも痛みをとる鎮痛剤であり、これにより痛みがとれてもがんが治るわけではないが、苦痛で顔を歪めて死ぬのは本人も周囲の人もたまらないだろう。しかしながら、末期がんの患者の中には、モルヒネが疼痛の軽減に役に立たない人がいることも事実である。そこで、福岡大学薬学部の研究者のチームが最近、この原因と対策を見出し発表している。痛みは脊髄で作られるケモカインの一種（chemokine：細胞間の情報に関与する蛋白質）ＣＣＬ－１（C-C motif ligand 1）が原因であるので、この蛋白質に対する抗体を作り、これに結合させ、働かせないようにすると神経障害疼痛の発症を抑えられるという。[55]

ところでミミズは赤い血を持つ。ただし、赤血球は無く、赤い色素エリスロクルオリン（erythrocruorin）というヘモグロビンに似た分子が直接体液に溶けている。ミミズを傷つけると、痛いと感じているかのように、体を激しくよじって動く。その時の血中にはエンドルフィンに似た分子が増えていることがわかっている。「一寸の虫にも五分の魂」とはよく言ったものである。

ところで、耽溺性のない鎮静剤や鎮痛剤は無いかというと、米国国立衛生研究所（National Institute of Health：ＮＩＨ）が一九七〇年代に、エクアドル産のミイロヤドクガエル（*Epipedobates tricolor*）の皮膚からアルカロイドの一種を取り出し、マウスに投与すると、麻薬を投与された時の特有の尾の振り方をしたため、注目され研究が始まった。現在、このカエルは絶滅危惧種に指定され、野生の個体の捕獲は禁じられている。ただし、ペットショップで売られているのは人工的に繁殖させたものなので毒は当然無い。この分子はエピバチジン（epibatidine）と名付けられ、詳しく調べられた結果、モルヒネの二〇〇倍もの鎮痛効果があり、しかも耽溺性もないとわかった。分子の名は、このカエルの学名の属名（特に最初

epi-と中ほどの綴り bates）と、構造に二つのアミノ基（diamine）があることから付けられた合成語である。しかしながら、作用を詳しく見ると、神経・筋にも作用する結果、運動失調を起こしたり、痙攣発作や高血圧また低体温症などの副作用もあることがわかった。そこでこの分子について構造の改変が研究され、一九九八年に ABT-594 という分子に辿り着き、サイエンス誌（二七九巻七七ページ）に発表された。これは肺機能の軽度な低下や便秘などの重篤でない副作用はまだあるものの、将来の創薬の有望な種である。また作用機序も研究された。この分子は、痛みの中枢に存在し痛みの伝達を抑制するように働く神経細胞に働きかけ、シナプスにおいてはγ-アミノ酪酸（ＧＡＢＡ）やグリシンを放出させて興奮を抑制するのである。現在も研究は進められている。

アヘンなどを常用していると特有の禁断症状が出る。精神的に不安定になり突然、怒ったり泣いたり、幻覚を見たり、呼吸の抑制、胃の収縮、下痢、不眠など精神的・肉体的・社会的混乱を来す。通常、エンケファリンなどを持つ神経細胞は、常に一定量をシナプスに放出し、刺激の伝達を抑制的に調節している。しかしながら、エンケファリンの代わりになるモルヒネなどが来ると、エンケファリンの受容体はこれと結合し、一時的に鎮静的な気分と気持ち良さが高まるが、エンケファリンを生産する神経細胞はもはやこの分子を作る必要がないと判断し、放出を止めてしまう。そこで、次のモルヒネが入らないと、シナプスにはエンケファリンもなくモルヒネもなく、刺激が直接、何の修飾もなく次の神経細胞へ伝達される結果、神経の異常な興奮を招き、禁断症状が出て、どうしても麻薬がほしくなる。

現代においては、脱法ドラッグなど、麻薬の範疇ではない覚せい剤が次々と法の網をくぐり抜けているが、二〇一三年三月以降、省令が改正され、成分が似ている薬物を包括指定して取り締まりの対象とできるようになった。厚生労働省麻薬取締部、保健所、警察が一体となって対処する。

老子は、中国でもどの時代の人か明確でないが、孔子よりも年長で、〈無為自然〉を唱え、その思想は『老子』となって残っている。その第七三章の終わりに「天網恢々疎《てんもうかいかいそ》にして漏らさず」とある（原著では最後は〈失わず〉）。読者は意味をよく御存知であろう。

■脳下垂体と鼻水

解剖学用語では脳下垂体を hypophysis というが、これは hypo-（下に）＋ physis（生える）という意味のギリシャ語で日本語ではこれを下に垂れさがった小体、すなわち下垂体と訳している。アリストテレスは、脳からの排泄物をこの小体に一旦溜め、これが鼻の中に落ちてきて鼻水となると考えた。したがって英語の pituitary gland の pituita というのはラテン語に由来し、鼻水や唾という意味である。これは解剖学的位置からの想像であって根拠はない。この考えは十七世紀まで受け継がれたが、これ以降は下垂体と鼻腔とは連絡の通路は無く、鼻水は鼻腔から直接分泌されるもので、脳から分泌されるものではないとわかった。

時代は飛んで一八四〇年以降、この小体の機能に関する正しい知識が積み上げられていく。異常な肥満症、性的未成熟症または巨人症の患者においては、この小体に腫瘍が生じていることがあるとわかった。イヌを用いてこの小体を除去するとやがて死んでしまうので、何か重要な働きをしていると理解された。その後、小体を除去された仔イヌが死ぬまでにどのような症状が現れるかが注意深く観察され、除去すると成長が止まり、成熟しないということも報告された。イヌは実験動物としては大型で高価なので、たくさんの個体数を揃えるのは困難であった。そこで安価で大量に飼育できるラットを実験に使う手法が編み出された。十九世紀終わりには、この小体の抽出物には動物の血圧を上げる成分が含まれ、それは小体の後葉（後述）と呼ばれる部分にあるということもわかった。これ以降、続々と近代的知見が蓄積されていく。[56] 筆者が大学の助手であった頃の一九七〇年代後半は、下垂体を除去されたラットが東京で作成され、全国の研究室に航空便にて売られていた。下垂体除去の方法は耳から注射針を入れ鼓膜を破った後、下垂体が入っているトルコ鞍《くら》（中世のトルコ騎馬隊の、後部が高く上がった鞍に喩えた骨に付けられた名[57]で、その骨でできた空間）を壊して中にある下垂体を吸い出すことで作成していた。これは、前述したシャリーの研究室に居た有村章氏の得意技であった。

なお、筆者が学生の頃、脳下垂体は哺乳類において、基本的には三つの部分から成りたち、それらを前《ぜん》葉《よう》、中葉、後葉（神経葉）と呼び、前葉と中葉は口蓋上皮の一部が脳の下へ向かって伸長し、やがてくびれて、ちょうど脳の視床下部より降りてきた後葉と一緒になって脳下垂体が形成されると習った。したがって、前葉と中葉とを腺性下垂体、後葉を神経性下垂体という。つまりまるで起源が違うというのである。しかしながら、現在ではそれら三つの部分のすべての細胞が、神経管（前端はやがて脳に分化する）が形成される直前の神経褶《しんけいしゅう》に存在していた細胞であることがわかっている。したがって、起源は同じなのである（図22Ａ・Ｂ）。突然であるが「瀬をはやみ岩にせかるる滝川のわれても末に逢わんとぞ思う」（詞花和歌集、小倉百人一首）の歌を題材にした古典落語の「崇徳院《すとくいん》」を思い出してしまった。これは第七十五代天皇である崇徳天皇（後に崇徳院）が詠んだ歌で、落語では、茶店で出会った若い男女がお互いに一目惚れし、女性がこの歌の上の部分だけを書いて男性に残して立ち去る。男性は下の句を思い出し、「いつか再び会いましょう」という謎かけであることに気が付く。お互い、恋の病で寝込んでしまうが、周囲の者がこの歌を詠って必死になって捜し歩くという筋である。細胞もお互いにシグナルを出し合って相手を探して、結合することがわかっている。落語でもとうとう相手を見つけるのである。

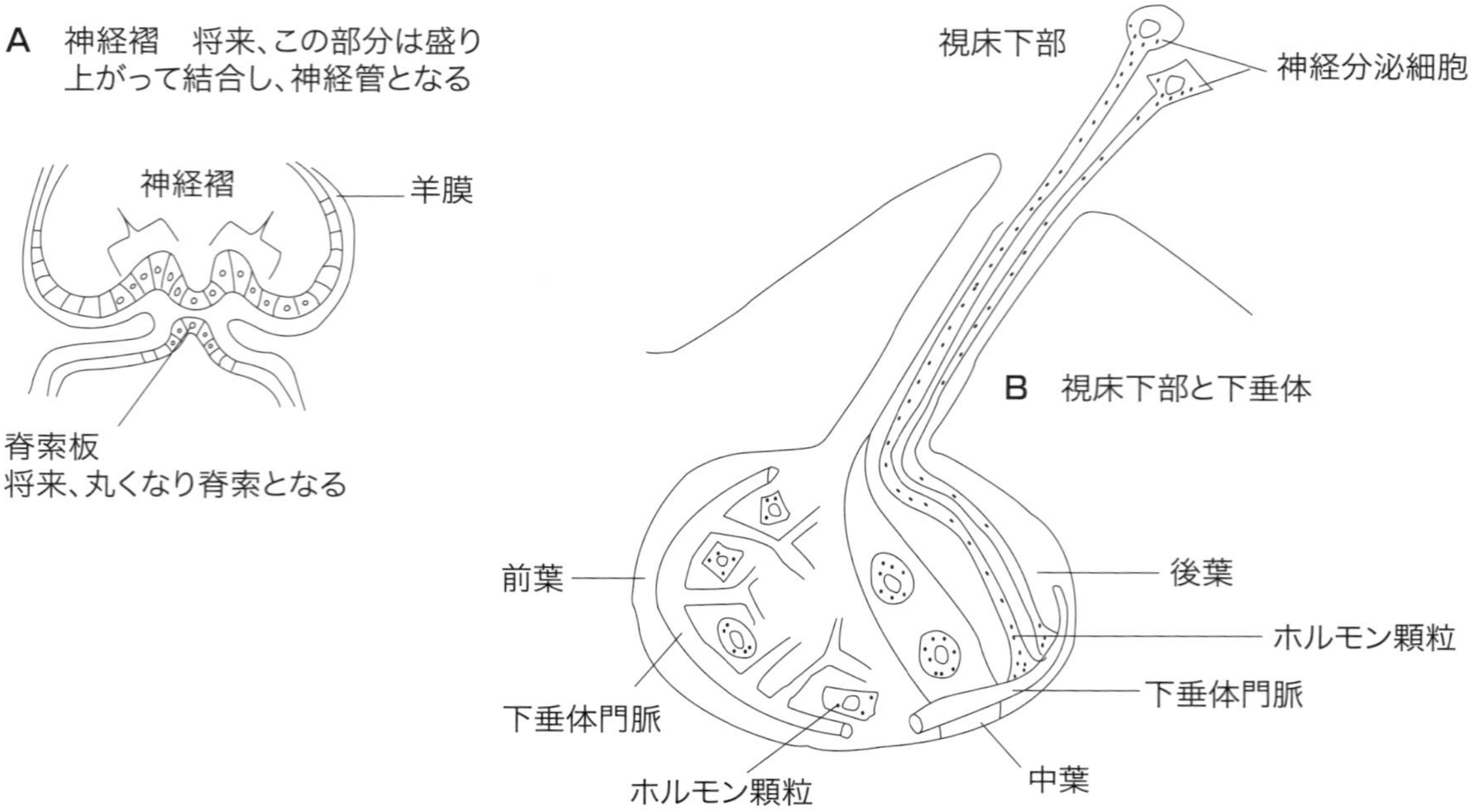

図22　脳下垂体

前葉・中葉・後葉の起源は同じ。

前葉より分泌されるホルモンは、生殖腺刺激ホルモン（gonadotoropic hormone：GTH）、これには黄体形成ホルモン（luteinizing hormone：LH）と濾胞刺激ホルモン（follicle-stimulating hormone：FSH）の二種類がある。さらに成長ホルモン（growth hormone：GH）、甲状腺刺激ホルモン（thyroid-stimulating hormone：TSH）、プロラクチン（prolactin：PL）、副腎皮質刺激ホルモン（adrenocorticotropic hormone：ACTH）、またリポトロピン（lipotropic hormone：LPH）と呼ばれ、脂肪細胞のアデニル酸シクラーゼを活性化しcAMPを介して脂質の分解に働くホルモンも同定されている。このホルモンはACTHと同様に副腎皮質にも働く。

中葉からは黒色素胞刺激ホルモン（melanophore-stimulating hormone：MSH）が分泌される。これら前葉と中葉より分泌されるホルモンはそこにある下垂体門脈系の血管に直接分泌される。後葉からは、子宮収縮ホルモン（oxytocin：OT、ギリシャ語に由来し、oxy- 素早く＋ tocin 分娩）が分泌される。また血圧上昇と抗利尿作用があるホルモン、血圧上昇に注目してヒトの場合はバソプレシン（vasopressin：VP、ラテン語の vaso- 血管＋ press 圧力）という言い方や、抗利尿作用に注目して anti-diuretic hormone：ADHともいうホルモンが分泌される。さらに、黒色素胞凝集ホルモン（melanophore-concentrating hormone：MCH）も分泌される。ただし、黒色素胞に関与するホルモンは、下等脊椎動物で背景の色が変わるとそれに対応して体色を変えるという働きが見られるが、高等脊椎動物における働きは不明である。トリや哺乳類では換羽や毛変わりの際に働くのかもしれない。哺乳類としては例外的に、長い体毛すら無いヒトでは、紫外線を防ぐために黒色素細胞がメラニン顆粒を作り出す。その最初の過程はアミノ酸のチロシンから始まるが、それにはチロシナーゼが必要で、この酵素は、MSHによって活性が上昇することがわかっている。後葉においては、細胞体が視床下部にあり、長い軸索の中をホルモンを末梢まで送り、そこで下垂体門脈系の毛細血管に分泌される。下垂体門脈とは、視床下部と下垂体を結ぶ血管で、両端が毛細血管で終わる血管を門脈という。その最も代表的な例が、肝門脈で、腸と肝臓とを結んでいる。

昔から「寝る子は育つ」と言われているが、これは内分泌学的にも正しく、寝入りばなに深く眠り込むnon-REM（rapid eye movement）睡眠：徐波睡眠が、一〜二時間後には体は眠っているのに眼球が動き脳は起きている状態の、ＲＥＭ睡眠：逆説睡眠に移る。普通はこれを一晩に四〜五回繰り返している。成長ホルモンは、第一回目の深い眠りと第二回目の深い眠りの時に分泌され、蛋白質の合成に働く[24]。成長ホルモンは生後三カ月くらいから分泌し始めることが知られており、子どもの夜更かしは禁物である。さらに、昼間は、明るい環境で遊ばせ太陽の光を浴びるとメラトニン（前巻参照）が分泌されるので、昼夜の区別が明確になる。したがって、赤ちゃんを眠らせる時は、暗い方が良い。また、子どもから大人になる思春期にも大きく成長する。現在の横綱白鵬は、テレビのインタビューに、十五歳の来日時の身長は、一七五センチメートル、体重は六二キログラムであったが、入門してから二カ月の間、稽古は一切させてもらえず、ちゃんこと牛乳の鯨飲馬食を地で行って、しかも昼も夜も眠ることを強要された、と言っていた。その結果、二十八歳の現在では、一九五センチメートル、一五〇キログラムになった。

一方、睡眠不足はどのような結果を招くかが最近、報告された。英国において、二六人の学生を対象に、一週間、毎日六時間以下の睡眠時間しか与えないようにして、血液を採取しその中のＲＮＡを調べた。これはＤＮＡから実際に蛋白質へと発現する遺伝子のみを調べたことになる。次に同じ人間に一週間、毎日十時間睡眠を取らせたあと、血液を採取しＲＮＡを比較した。その結果、七〇〇もの遺伝子の発現において異常な増減が見られ、それらは、体内時計、免疫、ストレスなどに関わる遺伝子であった。このまま寝不足を続けると、肥満を原因とする病気や心臓病を引き起こすと推論された[58]。睡眠不足はじわじわと体を蝕むのである。

■後葉ホルモンと学習

ラットに苦痛を与えると当然、それを避ける回避行動をとる。ところがラットの下垂体の後葉を除去すると、学習したはずの回避行動を忘れてしまう。そこへバソプレシンを投与し、苦痛を与えると学習が成立する。バソプレシンの回避行動の学習の強化は、学習直後に投与すると最も効果的で、学習した後の時間が伸びるほど効果は落ちる。六時間後ではもはや効果が出ない。また遺伝的にバソプレシンを合成できないようにしたラットや、バソプレシンの抗体を投与されバソプレシンの活性を失わせたラットでは、回避行動の学習が非常に悪い。さらに、弱いオスのマウスと活動的なオスのマウスを闘争させ、弱いマウスが負けた直後にバソプレシンを投与しておくと、次に同じ強いマウスに出会った時には、攻撃の姿勢を見せる回数も少なく、すぐに降伏の姿勢をとる。すなわち社会性にも関与している。最近では、音楽の記憶とも関係している可能性が指摘されている[59]。

これらはどう説明したら良いであろうか。バソプレシンは血圧の上昇と利尿に働くホルモンのはずである。理由の一つは、このホルモンの受容体が脳にもあることである。脳における局所的な血流量や血圧を調節することによって、このような効果を現している可能性があり、将来、ヒトの記憶をも増強できれば、高齢化社会にとって朗報となろう。

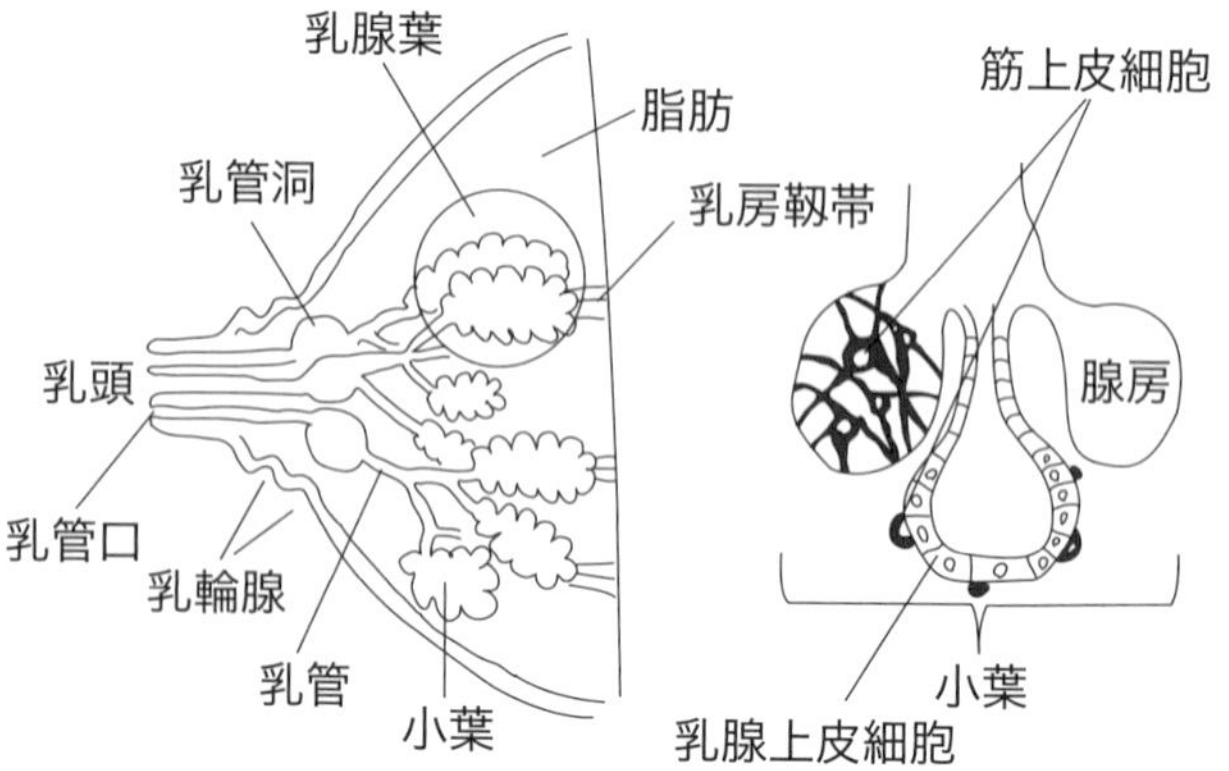

図23　乳房の構造

乳腺は15〜20個の乳腺葉からなる。乳腺上皮細胞は、アポクリン分泌によって腺房へ乳汁を分泌する。筋上皮細胞はアクチン繊維を含み収縮し、乳汁を分泌させる。なお、乳頭の周囲にある疣状の乳輪腺からは、乳頭を守るために皮脂が分泌される。

■オキシトシンと父性

乳腺において、女性ホルモンと成長ホルモンまた副腎皮質ホルモンが働くことによって乳汁を分泌するための組織が発達する。乳頭の近くには、乳管洞がありこれは乳管に続いている。これらがまず発達する。さらに女性ホルモン、妊娠を維持するプロゲステロン、プロラクチン、成長ホルモン、副腎皮質ホルモン、甲状腺ホルモンが関与して腺葉が成長する（図23）。最後に、［コラム2］で述べる仕組みでプロラクチンと副腎皮質ホルモンが働き、乳汁の合成が進む。

オキシトシンは、子宮平滑筋の収縮に働くのだが、オキシトシンの作用はこれだけではない。乳頭には（動き受容器：mechanoreceptor）があり、乳児の吸引刺激によってこの受容器が興奮し、それが中枢神経へ伝えられてオキシトシンが放出され、乳汁の分泌を促す。これは哺乳類共通であって、例えばウシの乳頭を引っ張って刺激を脳へ送ろうとしても、下手ではミルクが出て来ない。また乳頭を局部的に麻酔すると乳汁は分泌されない。乳腺のオキシトシン受容体は、妊娠後、徐々にしかし確実に増加し、分娩時には妊娠前の約八倍になり、授乳期間中、そのレベルが保たれる。オキシトシンは、乳腺小胞を取り囲む筋上皮細胞にある受容体に作用し、それを収縮させる。このため分泌が起こる。しかし、母親にストレスが掛かるとオキシトシンの分泌が抑えられ、乳汁が出にくくなってしまう。お母さんには安心な環境が必要である。

母性という感情も、オキシトシンによってもたらされることが知られている。実はプロラクチンも母性を惹起させるのであるが、それは乳腺において乳汁を作る段階で生じる感情で、オキシトシンの場合は乳首を吸われる時に生じる感情である。しかし男性においてもオキシトシンを産生しているはずであるが、乳汁も作らないし、ましてや授乳などできない。したがって、その作用は何かわからないでいた。しかしながら、最近、八〇組一六〇人の初めて子どもを授かったカップルの血中オキシトシンレベルが、赤ちゃん誕生六週間目と六カ月目に測定された。すると、男性も女性と同じレベルのオキシトシンを持っていることがわかった。オキシトシンレベルが高ければ高いほど、両親とも赤ちゃんを見つめ、抱いたり優しくなでたりする回数が多かった。すなわち、父親も母親と一緒に、大きくなるお腹を見たり、赤ちゃんが生まれることを考えているうちに、オキシトシンが分泌され、父性もこのホルモンによって生み出されていたのである。[60]

■謎の研究者

一九六九年、筆者は卒業論文研究「キンギョにおける脳下垂体の発生」に取り組んでおり、下垂体に関する論文をできるかぎり集めて読んでいた。その中にG. Pickfordという魚の下垂体の大家がいた。Gは何という名前の略か先輩に聞いてもわからず、しばらく正体不明の人であったが、ある時、Graceの略で女性であるとわかった。その時はすでにご高齢で、下垂体の研究者が彼女と一緒に写真を撮りたいと願っても、撮れた写真はどれ一つ彼女が正面を向いておらず、シャッターが押される瞬間に故意に顔をそむける変わった人であるという噂話まで伝わってきた。

ところがその後、大学の助手になりミミズの解剖を学生に教える段になって、文献をあさっているとG. Pickfordという名前に出会った。同じ人物か？ と思って調べると同一人物であるとわかって一層驚いた。詳しく調べたところ、彼女は一九〇二年英国で生まれたが、若き研究者として一九二五〜一九二八年に現在の南アフリカ共和国へ渡り、ミミズの分類をしていたのである。当時は、アパルトヘイト（apartheid：オランダ語的ドイツ語の方言で隔離・分離の意味）政策の真っただ中で、黒人から白人がひどく恨みをかっていた時代で、若い女性が人が行かない土地へ行ってミミズを掘るなどは考えられないのである。しかもミミズの分類を行って、南半球のミミズの類似性から「ウェーゲナーの大陸移動説」を証明しようとしたのである。また彼女は深海性のコウモリダコ（Vampyroteuthis：ラテン語で吸血鬼のイカの意）という、イカとタコの中間にある原始的な頭足類（軟体動物）の生態も研究の対象にしている。現代では本種の吸血鬼のイカという名は生態をまったく反映していないことがわかっているが、まだ不明な点も多い。さらにシーラカンスは血中に尿素を貯め込むことで海水の浸透圧に適応しているとか、海水でも淡水でも適応できるkillifishという小魚は、下垂体から分泌されるプロラクチン（prolactin）というホルモンによって淡水に適応しているという研究を行い、ここでやっと下垂体に辿り着くのである。このホルモンは、哺乳類では、pro-（前へ）＋lactation（ミルクの分泌）の作用を持つことから名付けられたホルモンで、乳腺における作用の基本は魚の淡水への適応にある（コラム2参照）。このような〈進化の概念〉を基礎におく内分泌学を〈比較内分泌学〉という。後半の研究は彼女が一九三一年に米国に帰化してから行ったものである。彼女の研究の幅広さは、生物が如何に自然の中で適応して生きているかに興味があったことを示している。一九八六年に亡くなったが、ダイナミックな人生であった。

彼女の業績を記念してPickford Medalという賞が創設され、比較内分泌学に功績があった研究者に贈られている。筆者はそれが贈られた、当時米国のTexas Tec Universityに在職していたパング博士(Peter Pang)と親交があった。彼は後述する副甲状腺ホルモンの研究者であり、早い時期に「進化の初期では、このホルモンは標的細胞の細胞膜と何らかのコンタクトをして、カルシウムの出入りを制御していたのではないか」と主張していた。彼は香港出身の米国国籍の科学者で、香港に里帰りしていた時に自動車事故で客死した。ただこの場合、客死という言葉が適当か否かわからない。彼はお酒が好きで筆者が朝方、彼に「大丈夫か?」と聞くと彼の答は決まって"Still alive!"(まだ生きている)であった。筆者はクリスマスカードに「酒は百薬の長」と書いて送るのを常としていた。この言葉は『漢書』の「食貨志《しょくかし》」にあるが、兼好法師(鎌倉時代後期から南北朝時代の十三世紀末の人)が著した随筆『徒然草』には「酒は百毒の長」という言葉が書かれており、(61)「よろずの病は酒よりこそ起れ、憂を忘るといえど酔いたる人ぞ過ぎしうさをも思い出でて泣くめる」とある。これはどちらかというと、〈泣き上戸〉を指しているようだが、酒は薬か毒かは、筆者はどちらも正しいと判断しておく。

【コラム2】

魚の淡水への適応と人の乳汁の産生との関係

細胞膜は、ナトリウムやカリウムなど特定の物質しか通さない半透膜である。しかし、水は通す。したがって、淡水に棲んでいる魚は、常に環境水が体内に入り込んでしまう恐れがある。何も対処しないと水ぶくれになるのである。特に、防御されていない薄い膜であるエラから水が入ってくる。皮膚はウロコとその上に表皮があるので皮膚から水は入らない。したがって、淡水魚は絶対に水を飲まず（エサと一緒に入ってしまうのは仕方ないが）、入ってきた水を大量の尿として出すことで対処している。さらに、上述したプロラクチンは、体の幾つかの部位で働く。エラにおいては、環境水からナトリウムを特異的に吸収して、体液の濃度が薄まらないようにする塩類細胞の数を増やす。エラでの水の透過性を低く保ち、かつナトリウムの流出を抑制し、またナトリウム・カリウムポンプの活性を低下させてイオンが出て行かないようにしている。

腸ではナトリウムの吸収を促進し、水の吸収を抑制する。腎臓ではナトリウムの再吸収を促す一方、尿量を増加させる。要するに体が水っぽくならないようにしているのである。

では、これと乳汁の産生と何が関係あるかである。乳腺は乳腺葉という組織が集まったもので、妊娠しないとそれらは発達せず、普段は脂肪がそれらを守っている（図23）。受胎すると乳腺葉の中の乳腺小葉の細胞が濾胞を形成し、ミルクの成分であるカゼイン（casein）や、乳糖と呼ばれる甘味度が低いラクトース（lactose）を周囲の毛細血管より得て、その内側に向かってアポクリン分泌する。カゼインは蛋白質で、アミノ酸の構成の結果マイナスに帯電しており、プラスのイオンであるカルシウムやナトリウムと結合しやすい。牛乳にカルシウムが多いのは、この理由による。

五〜二〇個開いており、細いシャワーとなって赤ちゃんの口の中に入っていく。

ただし、ナトリウムイオンが入ってくると血液の中のクロライドイオンと結合して、NaClすなわち食塩となり、ミルクが塩辛くなるので、副腎皮質のホルモンであるコルチゾル（cortisol）が働いてナトリウムを乳腺小葉から排出する。この時には、乳腺小葉の内部は蛋白質と糖の存在によって浸透圧が高くなっており、周囲の毛細血管から水が供給されミルクが作られている。しかしながら、ナトリウムイオンはプラスに帯電しており、水の分子の実際は、H^+とOH^-という相互に引かれ合う水素結合の状態にあるため、OH^-がナトリウムイオンに引き付けられ、ナトリウムが排出される時に、水分子も一緒に移動してしまう恐れがある。ここでプロラクチンが働き、乳腺小葉の細胞膜における水の透過性を低下させ、水が小胞から出ないようにしている。すなわち、淡水魚におけるプロラクチンの働きがここに見られる。

ところで、乳首からミルクを出す穴（乳管口）は一つではない。眼には見えないが、乳管口は一

【コラム3】

プロラクチンの多様な作用

トリには食道の一部が膨らんだ嗉嚢《そのう》（crop）がある。ここは食物の一時的な貯蔵場所で、消化は行われない。ハトでは雌雄が交互に抱卵をするが、抱卵期の後半すなわちもうすぐ雛《ひな》が孵《かえ》る時期が近くなると、雌雄とも下垂体からプロラクチンが分泌されて、嗉嚢上皮にある嗉嚢腺が発達する。この部分の上皮が増殖して肥厚し、細胞内には脂質の顆粒が充満する。雛が孵るとその上皮は剝離していわゆる嗉嚢ミルク（crop milk）となって、雛に口移しに与えられる。このような状態にある時は、下垂体から生殖腺刺激ホルモンは分泌されない。ハトはこの方式で雛を育てるため、人がハトの雛を育てることは難しい。

トリは抱卵や育雛の時に、胸部腹面が充血し羽毛が抜けて、そこに卵や雛を接触させる。ここを哺育斑というが、女性ホルモンによってまず充血が起こり、プロラクチンが分泌されて羽毛が抜けさらに水腫状に膨れあがる。シギの仲間のある種はオスのみが抱卵する。この時は男性ホルモンとプロラクチンの共同作用で同じことが起こる。

熱帯魚にディスカスという魚がいる（*Symphysodon discus*）。この種は稚魚が生まれると、ウロコを被っている表皮と口腔内上皮にある粘液細胞が増殖発達して、膨れ上がり、これを稚魚が餌として食べる。ティラピアには、口腔内保育をする種がいるが、口腔内の上皮が肥厚して稚魚が傷つかないようにしている。これらの変化もプロラクチンが起こしている。タツノオトシゴはオスが妊娠するというので有名であるが、勿論、卵を産むのはメスである。卵はオスの育児嚢へ取り込まれる。育児嚢の発達は男性ホルモンが必要である。しかしながら、その維持にはプロラクチンが必要で、このホルモンは育児嚢の上皮組織を増殖させ、そこから蛋白質分解酵素を分泌して上皮細胞を分解させ、育児嚢中のアミノ酸濃度を上げ、成長しつつある仔魚に吸収させる。仔魚が成長して育児嚢から出る時の、産みの苦しみを味わうのはオスである。

イモリやサンショウウオは変態して陸上に上がり数年を経ると成熟し、水中にもどり繁殖行動をとる。この時の体は陸上の形態と異なり、水中生活に適したように皮膚は滑らかになり膨れ上がって尾も幅広くなる。これは、プロラクチンのwater-drive作用として知られている。

以上の作用はいずれもプロラクチンの細胞膜の水の透過性の抑制で説明できる。したがって、変態して陸上に上がるオタマジャクシでは、プロラクチンは必要なくなり、変態時に血中濃度は急激に減少する。

第4章　甲状腺

■甲状とは何か

甲状とはthyroidの訳で、元々はギリシャ語で家の入口にあるドア（扉）を指す。thy-（扉）+oid（ようなもの）の意である。例えば、シグモイド（sigmoid）は、siguma（Σ）+oidでシグマの字のような形を表す。私は授業で-oidを〈がんもどき〉の〈もどき〉のようなものだ！　と説明していた（がんもどきは雁《がん》の肉に似せた精進料理だが、名前の由来は諸説ある）。さらにthyro-を遡ると扉の前に戸締りのためにおいた石を意味していたが、古代ギリシャのクレタ島の戦士は、弓矢などから身を守るため、家の扉を外して盾の代わりに戦場へ持って行ったと言われている。それではは不便だということで専用の盾が考案された。その形は、首から足首まで守るように作られたが、上部には前を見るために、深い切り込みが入れられていた。それに似ている器官ということであるが、実際に似ているのは甲状軟骨の方で、その表面下部にこの組織が乗っている（図24）。左右の腺は中央の同じ組織がつないでおり、蝶々の形をしている。健常人では一五〜二〇グラム程度で、女性では妊娠すると、その維持に働くため大きくなる傾向がある。甲状腺（thyroid gland）と名付けたのは、英国の医師ウオルトン（Thomas Wharton）で一六四六年のことである。日本でこの器官の存在が知られたのは、『解体新書』の出版の時で、オランダ語のschildklierを〈大機里爾《だいきりいる》〉と訳している。機里爾とは腺の意味であるが、それを訳せなかったのでそのままオランダ語の発音を漢字に直しただけである。〈腺〉と名が付いているが、この器官の機能は十

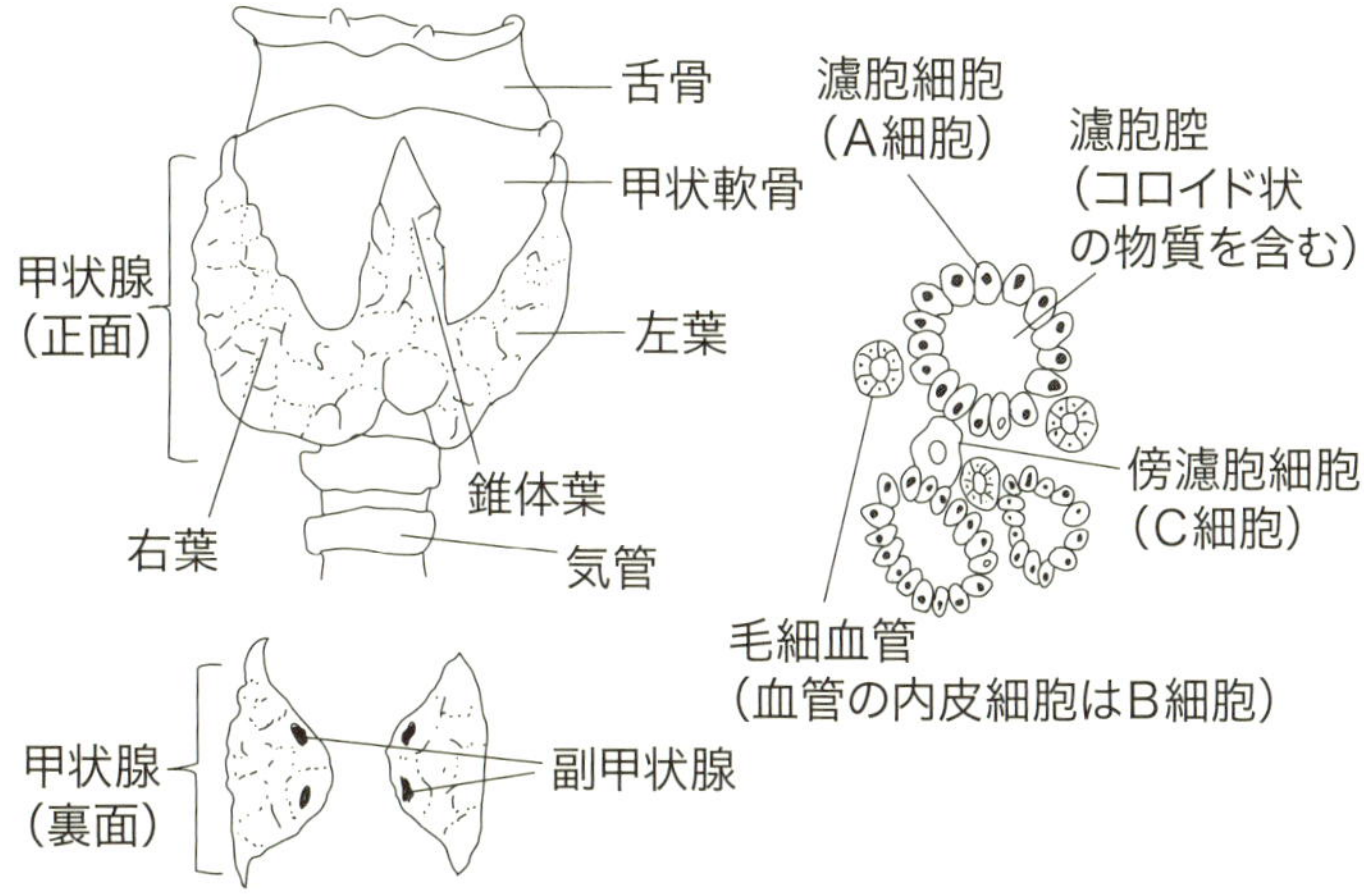

図24　甲状腺の形状と組織
代謝を促進させるホルモンを分泌。

九世紀になるまで不明であった。

■ To be, or not to be.

機能が不明の器官はそこが病気になった場合、除去してよいか否かは迷うところである。例えば虫垂炎は、盲腸に付随している〈虫様突起〉が炎症を起こした状態であり、現在、この突起は免疫に関係しているとわかっているが、除去しても問題は無い。〈脾臓〉は、血球の生産や分解また外部から侵入する異物に対応して働く器官であるが、これを除去しても、他のリンパ腺などが働くので問題は無い。〈胆嚢〉も、除去してもちょっと油っぽい食物の摂取に気をつけるだけで生きていける。

甲状腺には、一分間に五〇立方センチメートルという血液が流れ込んでまた出て行っている。これは同じく内分泌腺の一種である副腎の倍の血液量である。また一〇〇グラム重量当たりに直すと人体の中で最も血流量の多い腎臓（一分当たり三六〇ミリリットル）の約半分の、一六〇ミリリットルもある。[62] 通常、何かを生産している器官はその生産物を出す管を持っている。例えば膵臓が消化液を分泌するためには、膵管がある。しかし、甲状腺には無い。ただ血液が入り出て行くだけである。古来より、甲状腺を除去しても体に影響は無いのかどうかの区別は判断できないでいた。そこで幾つかの機能が推察された。最初はガレノスが喉を滑らかにする液を分泌するとしたが、分泌するための管が無く否定された。近世になって以下のような説ができた。一つ、女性の喉の丸みをつける器官である。二つ、夜になると膨張し、喉の神経を圧迫して脳へ行く血流を減らして眠りにつかせる器官である。三つ、首を支え口蓋垂を補強する器官である。四つ、脾臓と同じく造血器官である。五つ、精巣や卵巣と同じく性腺の一種である。六つ、脳の血液循環を司る器官である。どれも確たる証拠はなかった。

■甲状腺の風土病

一方、昔からノルウェー、スイス、オーストリアのチロル地方、ヒマラヤの山岳地帯の谷間、あるいは中国の高山地帯に住む人々の間には、風土病として甲状腺が腫れる病気が知られていた。

ところで古代より海綿（現在、体や食器を洗う〈スポンジ〉という言葉の原形となった系統学的に古い動物）は、出血した時の綿球の代わりとして使われてきたが、民間療法ではその海綿や海藻を焼いて服用すると、その腫れが引くことが知られていた。この方法は、少なくとも中世のイタリアの医師の発案であるところまでは遡ることができるが、実際の起源は紀元前十六世紀の中国にあるという説もある。

一八一一年にフランスの化学者クールトア（Bernard Courtois）は、ナポレオンの要求に応えるべく弾薬を作るのに必要な硝酸カリウムを製造していた。カリウムはこれまで、木炭から抽出していたが、さらにカリウムを含む原料を探した結果、クールトアは、フランスの大西洋岸に打ち上げられているヒバマタやコンブの仲間の海藻中に多量に含まれていることを見出した。抽出するには大型のタンクが必要で、それには時々洗浄しないと〈おり〉が溜まるので、硫酸を使って落としていたが、偶然いつもより濃い濃度の硫酸を使うとタンクの壁に金属的な黒い結晶状のものが付いた。彼は、紆余曲折を経て、当時、フランスの著名な科学者であったゲイ‐リュサック（Joseph Louis Gay-Lussac）に結晶を手渡し、分析を依頼した。その結果、新元素であるとわかり、化学的には塩素（chlorine）に近い性質を持つので、彼は語呂を合せヨウ素（iodine：ギリシャ語の紫色に由来）と命名した。我々が使う言葉、ヨードはドイツ語のJodに由来する。これと甲状腺腫とを結びつけたのはスイスの内科医コインデッド（Jean Coindet：1774〜1834）である。一方、東洋ではより早く、十六世紀の中国の医学書『本草綱目』の著者である李時珍（Li Chen：1518〜1593）が海藻から作られた酒を甲状腺腫の治療薬に用いている[63]。

結局、甲状腺はヨードを必要とする器官であることがわかった。ヨードは、普通は土の中にあり植物が吸い上げるため、植物を食べている人間は特にヨードを意識して摂取しない。しかし、高山地帯では氷河が表面の土を削って流れるために、植物にはヨードが含まれない。石でできている山間の急流を流れる水にも、同じくヨードは含まれない。そこで甲状腺はヨードが無いにもかかわらず、その機能を最大にしようとして逸脱し、甲状腺腫となってしまう場合があり、これをゴイター（goiter：ラテン語で〈喉〉の意味）と呼んでいた。ひどくなると気管を圧迫して呼吸困難を引き起こし、窒息させる。また声をかすれさせる。これは喉には回帰神経が通っているため、これが圧迫されると声帯の筋肉の制御が正常にできなくなるからである。古来より、医者は当然、窒息する前に外科的に甲状腺を除去しようとしたが、それは大出血を伴い出血死するのが常であった。まれにその時は死なないまでも、消毒という概念が無い時代では感染症で死んだ。さらにある場合では、生き残った少年は声を失った。当時としてできることは、ヨードを内服させたり、喉に灰を擦り込んだり、ヨードを直接腺腫に注射する方法があり、わずかに効果を上げる場合もあったが、まだ病気の制御はほとんどできなかった。

現在では、ヨードが不足する地方では、食塩にヨウ化ナトリウムを少量添加することが一般化されている。

■全摘手術は必要か

コッヘルは、スイスの外科医で血管を結紮《けっさつ》する術に長けていた。甲状腺の除去には、最初は二〇〇本以上の血管を縛る必要があったが、血管の配置を研究し、次第に数を減らすことによって、片側の葉に腺腫がある場合は片側のみを、両側が侵されている場合は、全摘出を行った。またそれまでには、前巻で述べたゼンメルワイスの悲劇（「細菌と産褥熱」）を経て、手術の時にはいかに〈消毒〉が必要かもよく理解されていた。したがって、彼は七七例の手術を終えた時点で、「甲状腺腫は手術こそが簡単でかつ確実な治療法である！」と信じていた。また胃がん切除術で名を遺したオーストリアの外科医であるビルロート（Theodor Billroth：1829～1894）も、彼とその仲間で二〇〇例の手術をこなしていた。ただし、その中で術後六例の〈硬直性けいれん症〉（いわゆるテタニー：tetany　ギリシャ語に由来し〈ひきつけ〉的な筋肉のけいれんを意味する）を報告している（第5章「副甲状腺」を参照）。ただし、この症状が甲状腺の摘出に伴って現れたものか否かは、誰も判断がつかなかった。

しかし、少数の全摘手術しか行っていないが、術後の経過を追った他の医師が、それらの患者は、やがて精神的・肉体的な不活発に陥ることを報告した。ドイツの記録作家のトーワルド（Jürgen Thorwald：1915～2006）によると、それを知ったコッヘルは昔、十一歳の少女に全摘手術をした後、彼女の掛かり付けの医師が、「この少女は次第に怠惰になり何事も強制せねばしなくなった」と連絡をしてきたのを思い出した。その後、この医師は亡くなったため報告が来ず、コッヘルの頭からこの少女のことは忘れ去られていたのである。八年後、十九歳になったこの少女を呼び出すと、少女は成長が止まっていて、顔にしまりがなく、生気がない精神的にも遅滞した状態に陥っていることを強烈に知らされることになった。彼は、自分が全摘した患者の追跡調査をした結果、子どもは〈クレチン症〉に、大人は〈粘液水腫〉という病気になっていることを知った。

クレチン症（cretinism）とは、アルプス地方で話されていた古いフランス語あるいは中世のプロヴァンス語（現在のフランスの南東部での一方言）に由来し、精神活動の遅滞している子どもを侮蔑的に言う言葉として定着したが、本当の言葉の由来は現代では不明になっている。ただし、英語ではクリスチャン（christian）に由来するとする説があり、〈精神活動がゆっくりになったために世俗の煩わしさから超越した存在で、神に祝福された人々〉と解釈されることもある。現代のクレチン症という言葉に侮蔑的な意味はまったく無い。新生児の数千人に一人は先天的な異常があり、甲状腺の機能が低いため、クレチン症と診断されることがある。粘液水腫とは、皮膚の下に粘液多糖類が沈着し、その表面が膨らんで見えるのでこの名がある。顔面は蒼白で膨張した唇と肥厚した鼻が特徴的で、毛髪が薄くなり、表情が乏しく、精神機能は落ちてしまう。

これを知ったコッヘルは一八八三年ドイツ外科学会で、甲状腺の全摘はすべきではなく、正常な部分があれば必ず残すべきであると力説するに至った。ただし、なぜ全摘するとそのような病気になるかはわからなかった。彼は、全摘手術を受けた患者には、「週に一度、ヒツジの甲状腺の半分を軽くフライして、コロイド状の物質ごと（後述）食べるのが良い」と推奨している。ただし、深い理由があって言ったのではなく、恐らく無くなった器官の代替え処置程度の意味であろう。ただし、それがどれほどの効果があったかわからないが、考え方としては正しい。甲状腺は、小さな濾胞の集まりであり、濾胞の中には甲状腺ホルモンの原型であるサイログロブリンがコロイド状に存在するからである（図24）。現代の甲状腺の病気として知られる〈橋本病〉は、自分の抗体が甲状腺を他己の組織として誤って攻撃するために、慢性の甲状腺機能の低下を招く病気である。女性に多い病気で、中年から老年期に発病する傾向がある。この病気を発見した九州大学医学部出身で第一期生の橋本策《はかる》（一八八一～一九三四）は、一九一二年にドイツにおいて学術誌に甲状腺の変化を struma lymphomatosoma（コブ状リンパ腫）と発表している。しかし、第一次世界大戦のため英国を経由して帰国せざるを得なかった彼は、開業医の父親が亡くなったため、地方へ戻り一開業医となった[29]。当時は欧米の医学が中心で、日本人の業績が認められることはまれであったが、第二次世界大戦後、この病気は彼の名が付けられ、世界的に知られるようになった。ただし、彼は腸チフスにより五十二歳の若さで他界したため、自分の業績が世界に知れ渡ったことは知らない。ここでチフスとは、不思議な言葉としてこだわってみる。チフスは Typhus と綴り、高熱を発症するため、昏睡状態となった意識を「ぼんやりした、煙がかかった」というギリシャ語の表現に由来する。ただし、チフスは大きく分けて発疹チフスと腸チフスがあり、原因菌が異なる。発疹チフスは、原因がシラミに寄生しているリケッチア（最小の細菌で名前は米国の発見者 Ricketts に由来する）である。したがって、シラミを撲滅することが重要で、筆者が小学生の時には、廊下に並ばされて、頭と背中にＤＤＴを思い切りかけられた。これは当時の占領下にある日本において米軍の意向であり、実は米軍も同じことをやっていた。したがって、特に日本人を侮蔑したものではない。シラミとリケッチアとの関係を明らかにしたのは、フランスの細菌学者のニコル（Charles Nicolle：1866～1936）で一九二八年にノーベル医学・生理学賞を受けている。DDTとはジクロロジフェニルトリクロロエタンという長い名前の殺虫剤で、現在では使用を厳禁されている。それは神経毒として体内に蓄積され、環境ホルモンとして種々の動物の性比を変えてしまうからである。一方、腸チフスは、サルモネラ菌の一種が原因となり、同じく高熱がでる。消化器系が強い損傷を受ける。モスクワに遠征したナポレオン軍は、ロシア軍との戦闘よりも腸チフスによって敗退を余儀なくされた。また、『アンネの日記』で有名なAnne Frank 十五歳、その姉Margot 十九歳も腸チフスで亡くなった。この菌によって汚染された食物などを食べたことが原因で、貧しい国々で何回もパンデミックを起こしている。

逆に同じく自己免疫病で、甲状腺の機能を亢進させてしまう抗体を作る病気は〈グレーブス病〉として知られるが〈バセドー病〉もこの病態の一つである。実は、アイルランド出身のグレーブス（Robert Graves：1797～1853）が一八三五年に、この病気を記述しているのであるが、その五年後のドイツのバセドー（Karl von Basedow：1799～1854）の報告が日本では有名になってしまい、巷間ではバセドー病として知られている。バセドーは市井の医者として活躍したが、遺体の解剖中、感染症を起こして亡くなった。グレーブスという人は、興味深い人で、どこか飄々としており、パスポートを持たず徒歩でヨーロッパを歩きまわり、オーストリアでドイツのスパイと間違われて一〇日間、投獄されている。彼のドイツ語は天才的で、誰も英国人だと思わなかったという。英語で自分はスパイではないと、説明しても相手に伝わらないと判断し、ドイツ語で説明したために、いっそう誤解をうけたのである。アルプスに旅行した時は、同じく英国の画家のターナー（Joseph Turner：1775～1851）と意気投合し、一緒に数カ月も絵を描きながら歩いている。

■オタマジャクシの変態

一方、甲状腺の機能はまったく別な研究から明らかになった。米国のコーネル大学医学部にグーデルナッチ（Frederick Gudernatsh：1881～1962）がいた。彼はドイツ出身だったがプラハにおいて学位を取った後、米国に帰化していた。彼は、哺乳類のがん組織をサカナとオタマジャクシに食べさせてみて、成長に影響を与えるか否かを研究しようとしていた。一九一〇年に自分の大学で実験をするためにサカナやオタマジャクシを飼育する施設へ行ったが、そこへは船を利用するしか行く方法がなく、組織そのものを長期にわたって持ち歩いたため、腐って失敗した。そこでプラハでは実験が可能であることを思い出し、一九一一年に戻るとまずは新鮮で正常な組織を与えてみることにした。

ここで彼が賢明であったのは、当時、役割が明確でなかった組織も含めて用いたことである。ウマからは、脳下垂体、甲状腺、副腎、肝臓を、仔ウシからは胸腺を、イヌやネコからは精巣と卵巣を、さらにウサギやブタからはそれら以外の組織もとり、それらを粉末にしてヨーロッパアカガエル（*Rana temporaria*）のオタマジャクシに食べさせてみた。その結果、甲状腺を食べさせたグループだけが短期間で、エサの食物繊維を砕くための固い歯を失い、後肢が伸び、次に前肢が生えてきて、腸は短くなり腸壁は肉食に適するように変化し、尾は体に吸収されて、皮膚も陸上型へと変わって小さなカエルになった。一九一二年に、彼は甲状腺には両生類の変態を促す効果があるという論文を、ヨーロッパの動物の発生に関する専門誌に発表した(64)。彼は初期の目的とは異なるが、極めて興味深い発見をしたのである。これを受けて同じく米国のアレン（Bennet Allen：1877～1963）は、一九一七年にオタマジャクシの甲状腺あるいはその原基を幼生のうちに除去してしまうと変態せず、巨大なオタマジャクシになってしまうことをサイエンス誌に発表した(65)。これらの結果に基づいて、彼らは「甲状腺は体の物質代謝を促す因子を分泌する腺である」と考察した。

■酸素と甲状腺因子

十八世紀末のフランス革命で「共和国に科学者は必要ない！」と裁判長に宣言されギロチンの露となったラヴォアジェ（Antoine de Lavoisier：1743〜1794）は、優れた科学者で「近代化学の父」として知られており、一七八九年に『化学原論』を出版している。実は、この年は彼にとって生涯で極めて重要であり、彼がフランス革命で逮捕され、処刑されるおよそ五年前なのである。逮捕の理由は、彼が王政の下で徴税請負人（国家から私人に税金を集める権利をゆだねられ、国民に対して請負人が計算して納めさせる制度）であったためである。彼自身が取立人として暴力的に振る舞ったわけではないが、元締め的存在だったのである。

彼は、〈燃焼〉という現象は、空気の中に燃える要素が入っているからであるとして、大型で精巧な天秤を特注し、それを用いて密閉した空間の中で金属マグネシウムを燃やしたところ、燃える前の重さより重くなったが、その分、空気の中の成分の量が減少していた。すなわち、反応を起こした物質の総和には変化が無く、いわゆる「質量保存の法則」を発見したのである。ただ、この秤《はかり》は、集めた税金からかすめ取ったお金で作らせたものだった。現在、秤はパリ技術博物館に収蔵されており、見ることができる。と言っても彼は貧乏人ではなくむしろ資産家であった。当時は、科学を研究する組織がなく、個人で化学を研究するためには莫大な資金が必要であったのかもしれない。また、妻は徴税組合という言わば暴力組織の組合長の娘であったが、彼女は彼の実験にも献身的に尽くす良い妻であった。彼女は夫の実験の記録を美しいスケッチや文章とともに残している。彼は普段は朝、六時から九時までと夜七時から十時までを化学実験に当て、日中は徴税の計算をしていた。ただし、週に一度は全ての時間を実験に当て、彼はこの日を「幸福の一日」と呼んでいたという。

裁判は一七九四年五月八日に行われ、彼は、理路整然とした自己弁護を行ったが、予め、証人が偽の証言をするように仕組まれた裁判であったので、即日、死刑と決まり夕刻には義理の父親を含めた他の徴税請負人とともに処刑されている。彼は逮捕されて半年の間に妻に手紙を書き、「化学の世界で栄光を遺しているので、五十歳でこの世から消えても悔いは無い」と書いている。[66] 事実、彼の業績は現代においても輝きを放っている。

ともあれ彼は空気の中の燃える要素に「酸素」、oxygenという名を付けた。彼は酸っぱいものにはこれが入っていると思い込んでおり、oxysはギリシャ語で〈鋭い〉を意味し、-genとは〈生じる〉を意味する。すなわち、刺激の強い味＝酸っぱい、ということになる。基本的にこの命名は間違いで、酸っぱい物に入っているのは水素である。しかしながら、この名前はそのまま使われて今日に至っている。彼は、現在の度量衡の基準となるメートル法にも途中まで関与し、赤道から北極までの距離の一〇〇〇万分の一を一メートルにする案に賛成しているが、それが採用されるか否かを知ることができなかったのは前述の理由による。ちなみにメートルとはラテン語のmetrumに由来し、寸法という意味である。当時、それぞれの国が独自の度量衡を採用していたため、物を輸出あるいは輸入する時に換算がややこしく、フランスの議員が統一的な度量衡を採用すべきだと提案したのである。筆者が米国の研究室で働いていた時、プエルトリコの留学生から、「日本の度量衡は何を使っている?」と聞かれたことがあった。「メートル法だよ」と答えると、彼はさもありなんという顔をして、米国はフィートやマイルをまだ使っているクレージーな国だと言ったのが印象的であった。彼は感覚がつかめなくて困っていたのであろう。私も同様であった。ちなみに、現在の一メートルとは、一秒の299,792,458分の一の時間に光が真空中を伝わる距離と定義されている。

物が燃える時には、酸素が結合する。これを広い意味で〈酸化された〉という。人の体内で例えば、消化管において一グラムの炭水化物が酸化されることによって、四キロカロリーのエネルギーが生じる。米国のメイヨー医療研究機構（Mayo Foundation）で甲状腺の病気を研究していたケンドル（Edward Kendall：1886~1972）は、一九一四年に、一説によるとブタの甲状腺を三トンも集め、そこからイヌの尿中の窒素の量を指標とする〈生物検定法〉によって甲状腺の有効因子の抽出に成功した。つまり有効因子の濃度が高くなると、それを投与されたイヌの代謝が速まり、尿に排泄される窒素化合物の量が増えることになる。それを純化の指標としたのである。それは代謝を促進するもの、すなわち酸化を促進する因子として、それにthyroidのthyro-とoxygenのox-と化学分子の接尾辞である-inを組み合わせてthyroxine、「チロキシン」と命名した。彼は、後に副腎皮質ホルモンの単離にも成功し、一九五〇年にノーベル医学・生理学賞を受賞している。ただし、抽出した甲状腺ホルモンの量は、三三グラムで、治療に使うには、極めて高価な薬であった。チロキシンはアドレナリンに次いで二番目に解明されたホルモンである。一九二六年になって、この分子は、英国のハリントン（Charles Harington）らによって構造が解析され、したがって、合成も可能になった。

■変態のいろいろ

アホロートル

メキシコ合衆国はスペインの植民地時代を経て独立した国であるが、一八六〇年代はスペイン、英国、フランス、米国が絡んだ戦乱の時代であった。そのような中、アホロートル〈アステカ語で〈水遊び〉の意味〉というメキシコ原産の珍しいサンショウウオが、パリの博物館へ生きたまま移送され飼育された。一般にサンショウウオは、幼生の時はエラを持つがやがて変態してエラを失い、陸に上がり、繁殖期のみ水中に戻る。しかし、このアホロートルは幼生のまま生殖巣が成熟し繁殖するのである。パリでも、そのように振る舞った。ところが、やがて二、三個体がエラを失い、サンショウウオの成体と同じ形になってしまったのである。しかもそれはメキシコサラマンダー（*Ambystoma mexicanum*）として知られていた種であった。その後、前記のカエルの変態の実験で甲状腺が大きな役割を果たしていることが報告され、アホロートルは、チロキシンが不足している状態で生殖するいわゆる〈幼形成熟〉であるとわかった。したがって、パリのサンショウウオはチロキシンが変態の濃度に達したので変態したのである[67]。

ヒラメ

脊椎動物の変態がチロキシンによるものであるのを一般化したのは、水産庁の養殖研究所におられた乾《いぬい》靖夫博士らである。ヒラメは卵から孵化して二十日ほどは、通常の魚のように左右相称形で泳ぎ、背鰭の先端の数本の鰭条が際だって大きく伸びる。しかし、右の眼が次第に体の反対側に移動し始めると、それらの鰭条も短くなり、やがて眼の移動の完了とともに体も扁平になり、四十日ほどで底生生活に入る。実際には、体の内部にも変化が起こり筋肉の質も変わり、砂に隠れた自分の上を行く生き物を爆発的な瞬発力で捕えられるようになる。それに伴って消化器系も発達する。赤血球も成体型へと変化する。その他、表皮や眼など種々の組織が変化する。これらの変態の主役がチロキシンであることを発見したのである。

ウナギ目アナゴ科のアナゴは、卵から孵化すると一旦、レプトケファルス（leptocephalus：ラテン語で小さな頭の意味）という平たく細長く透明な幼生となる。これが変態して成体になる時も甲状腺ホルモンが関与している。[68]

ヤツメウナギ

ただし、脊椎動物でも顎が無いヤツメウナギは、幼生の時はアンモシーテス（ammocoetes：ギリシャ語で bed+lie の意味で〈常に寝ている〉として、砂に潜って口を濾斗のように使って有機物を濾して食べている。この時はまだ外観からは眼が無いように見える。その後、次第に眼がわかるようになると、変態して口の中に歯のような器官が生じ、他の魚への寄生生活に入る。しかし、甲状腺ホルモンは、幼生の時が高く、ピークに達した後、そのレベルが急激に下がると変態するのである。そのため、チロキシンを与えておくといつまでも変態しない。両生類や変態するサカナの逆で、チロキシンはまるで幼生の時代を維持させるための〈幼弱ホルモン〉（昆虫の変態の時の専門用語で幼生のままで居させるホルモン）のように見える。[69]

また、幼生の時であっても甲状腺ホルモンの作用を阻害する薬品で処理して、チロキシンを作用できなくしてしまうと、変態してしまう。甲状腺ホルモンは幼生の発生・発達に必要なホルモンとして出発したという説があるが、他の動物との違いを明快に説明する説はない。しかし考え方として、甲状腺ホルモンがピークに達した後、変態するのは他の動物と同じで、甲状腺ホルモンを阻害する物質を与えると変態してしまうのは、その時点で甲状腺ホルモンがピークに達したと細胞が感じて変態するのではあるまいか。

ナメクジウオ

二〇〇八年にフランスの研究者たちが、脊索動物のナメクジウオ（amphioxus：ギリシャ語に由来し両方尖っているという意味の英語の名称）も、甲状腺ホルモンの派生体の triiodothyroacetic acid が変態を誘導し、その受容体との反応は、アンモニアによって強力に阻害されることを見出した[70]。幼生は左右相称ではなく、口は左に開口し、鰓裂《さいれつ》が右の頭部に向かって開裂するがその数はまだ少ない。筋肉も発達していない。この動物は、脊椎動物の先祖であるか否かが、ホヤのオタマジャクシ幼生といつも議論になっている、系統学上、極めて興味深い動物である。

ホヤ

ホヤは東北・北海道の人達には、郷愁を呼ぶ食べ物である。ホヤのクローン研究の第一人者で元高知大学学長の中内光昭先生によると、イタリア、フランス、チリなどでもレモンをかけて生食し、日本でも古くは紀貫之の『土佐日記』（勤務地の高知から京都へ戻る旅日記、九三五年頃の作）にも出てくるという[71]。ただし、飯鮨にして食べていたらしい。ホヤとは不思議な発音であるが、観葉植物のホヤの木の葉に形が似ているという説があるが、はっきりしない。これは、海のパイナップルなどの愛称があり、その姿からは想像もつかないが、幼生の時はプランクトンとして小さなオタマジャクシの形をしており、脊索を持ち泳ぐのである。変態の時期がくると口で着底し尾が退縮して固着生活に入る。この変態も甲状腺ホルモン

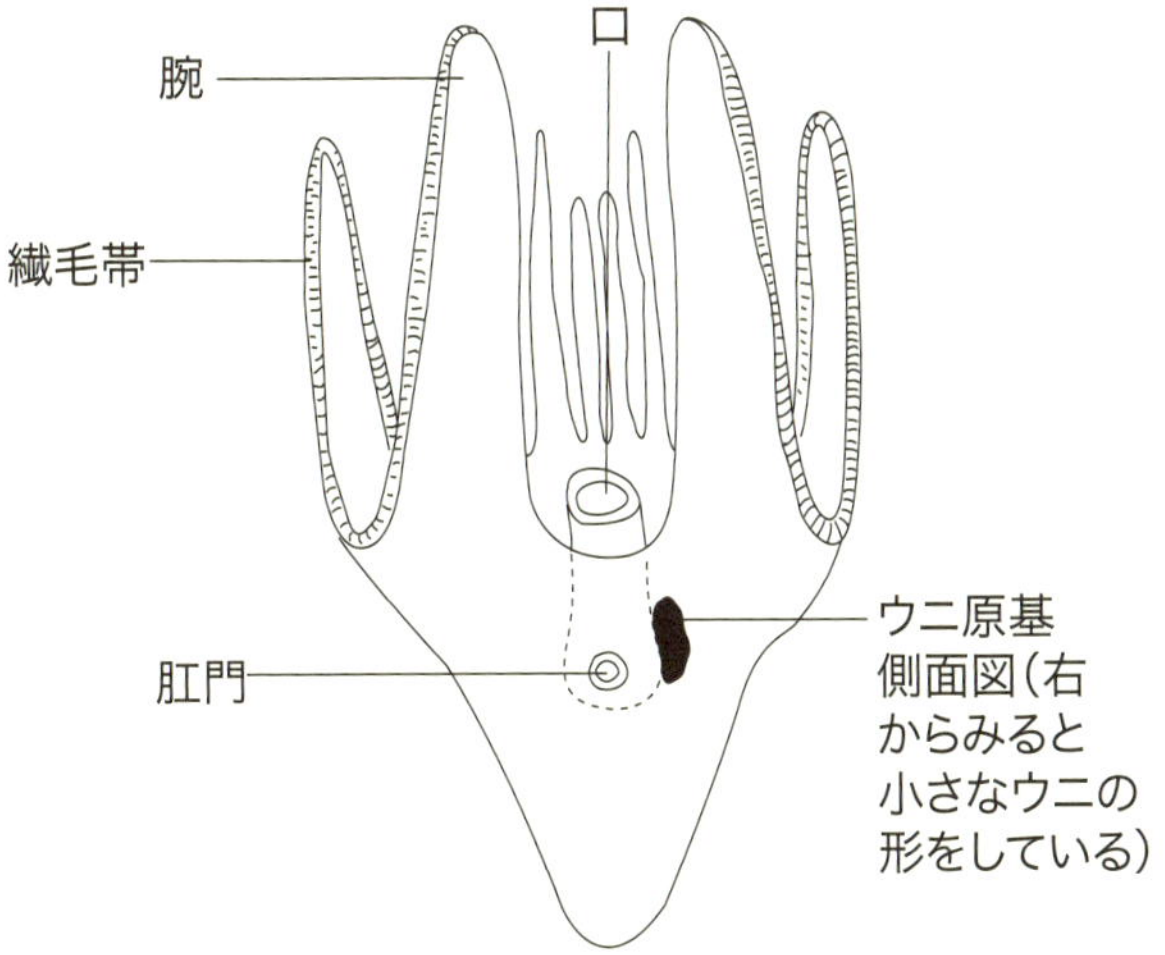

図25　八腕プルテウス幼生
卵からかえった変態前のウニの姿。

が促進することが知られている。[72] 甲状腺ホルモンは咽頭腹側に位置する〈内柱〉という組織で作られていることが、四種のホヤで調べられている。[73]

■ウニの華麗な変態

棘皮《きょくひ》動物のウニは、七三三年に書かれた『出雲国風土記』では、バフンウニ系を〈ウニ〉、ムラサキウニ系を〈カセ〉あるいは〈ガセ〉と紹介している。ただし、反対の呼び方をしている地方もあり、混乱している。北海道の漁師さんの中には、ムラサキウニ系を〈ノナ〉と呼ぶ言い方があるが、これはアイヌ語である。

　ウニは、卵から孵化してもウニの形にはならない。プルテウス幼生（pluteus larva：ラテン語で pluteus は、元々は棚や背もたれを意味したが、その形が三角形を呈するので絵を描く時に用いる画架の意味となっている）という独特な形になる（図25）。プルテウス幼生は、プランクトンとして口も肛門も持ち、左右相称でエサを食べ自立した生活をしている。一方、成体のウニは五放射相称でまるで形が異なる。昔、学生であった頃、私は〈ウニの発生〉を観察させられた。当時、ウニの発生の観察はプルテウス幼生までで、その後、どうやってウニの形ができてくるかは、まったく教えられなかった。ましてや他の動物の発生などは教えられなかったので、動物はウニの卵のように均等に分割して発生するのだとしばらく間違って思い込んでおり、その後、どうやって成体の形になるのかはわからないままでいた。動物でウニのように発生するのは、他にナメクジウオがある程度で、カエルの卵の発生で〈原口陥入〉（将来の口あるいは肛門を生じる現象）を教えられるが、ヒトの発生はそれとはまったく異なる（第10章を参照）。

話は逸れたが、棘皮動物の幼生は、この動物が出現した時期は地球が寒冷期にあり、恐らくプルテウス幼生が実は幼生ではなく、それで成体だったと思われる。しかし、地球の温暖化が始まる頃、体が大きい方が生存競争において有利だということになり、これまで使っていなかった細胞を活用して大きな体になろうとして、左の体腔の一部に〈ウニ原基〉という器官を作り出した。これが大きくなってウニを生じる。したがって、ウニは変態するのである。このウニ原基は次第に大きくなって、ある日、突然、その体腔を破って出て来る。もし幼生に意識などがあったとしたら、それまで自分は〈一人前〉だと思って生きて来たのに驚くであろう。小さなウニは、幼生の体を吸収してしまうか、切り捨ててしまう。人のお腹の左からある日突然、別な形をした生き物が出てくると想像するのは、何か映画『エイリアン』を想起させる。なお余談であるが、エイリアン（alien）という言葉は、元来は〈外国人〉という意味の英語にすぎず、筆者が米国で働いていた時（一九八〇年前後）、クリスマスが近くなると急激に郵便物の量が多くなり、効率よく郵便物を配達するために、郵便局に〈エイリアン登録（alien registration）〉をした覚えがある。現在は、この映画のせいで言葉に怪物的なイメージが付け加わったため、foreign（foreigner） registrationと言うらしい。

埼玉大学理学部の研究者達は、ウニの変態という現象も甲状腺ホルモンが促進していることをつきとめた[74]。ただし、幼生の体内に含まれる甲状腺ホルモンは、自分で作っているのではなく、エサとして食べた珪藻《けいそう》に含まれる成分であり、徐々に体内に蓄積し、幼生が最も発達する八腕プルテウス幼生の時に最大の濃度になり、変態を引き起こすのである。バフンウニ、ムラサキウニ、アカウニなどは、このような発生をするが、ヨツアナカシパンというウニの仲間では、明確な長期にわたる幼生期はなく、卵に含まれる卵黄だけで短い幼生期をすごし、変態して成体の形になる。この種では、甲状腺ホルモンの合成を抑制する薬品で、変態が起きなくなるので、自分で作っていることになる。

進化の上では、プルテウス幼生を経る〈間接発生〉が古く、カシパンのような〈直接発生〉は新しいとされているので、古くは外部から甲状腺ホルモンを取り入れていたのであろう。棘皮動物は、ヒトにつながる系統で、原口が肛門となり新たに口が作られることから新口動物（後口動物ともいう）と呼ばれる。したがって、脊椎動物の変態の機構の根源はこの辺りにあるのかもしれない。一方、原口がそのまま成体の口になる昆虫などの旧口動物（前口動物ともいう）では、同じ変態という現象であっても、それを司る因子はまったく異なる分子である。したがって、二つの枝分かれが出来た時に、変態の機構は異なるものになった可能性がある。

【コラム4】

お尻に眼

オタマジャクシの変態は、見事である。尾が吸収され始める少し前に、尾の付け根に小さな後肢が生えてくる。実はこの時、前肢の原基もできているのだが、胸の中にあって外へ出ていないのでわからないだけである。尾が吸収される時にそれを形成していた蛋白質はアミノ酸に分解され、肢の形成に使われる。腸も成体の肉食用に変わってしまうので、変態時にはエサを食べることができない。尾が変態時の栄養源なのである。では骨の元になるカルシウムはどこにあるかというと脊椎骨の中に石灰嚢という袋があり、その中に貯め込んであり、それを使う。これは元々が耳嚢（耳の中に耳石を貯めるための嚢）であり、それが体の後部へ発達したものである。胸の左にある呼吸孔から先に左の前肢が出る。続いて右の前肢が皮膚を破って出る。予め右の前肢の原基を取り除いておいても、右の前肢が出る皮膚の部分には穴が開くので、その部分の皮膚ではアポトーシスによって穴が開くとわかる。そこで、吸収される尾へ眼を移植しておくとどうなるか？　という実験が行われている。眼は吸収されないで、そのままお尻についてしまう（図26）。神経がつながってないので、この眼は見えない。後肢の原基を移植しても吸収はされない。発達して、お尻から肢が生えた形になる。すなわち、成体で必要なものは吸収される部位に移植しても発達するのである。[75]

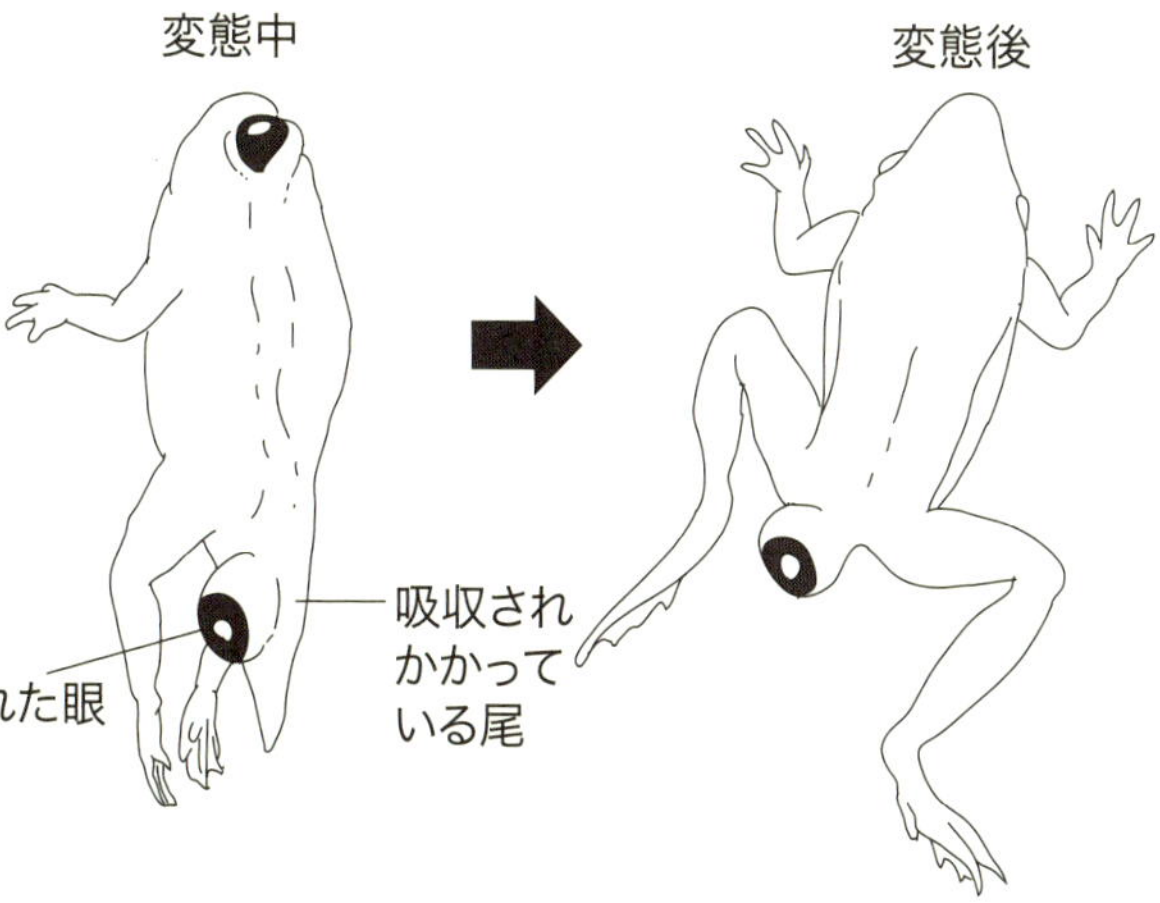

図26　オタマジャクシの変態
成体に必要なものは吸収される部位に移植しても発達する。

第5章　副甲状腺

■最初の記述者リチャード・オーエン

副甲状腺（parathyroid gland：para-とは、近くにあるというラテン語・ギリシャ語に由来）は、両生類以上の脊椎動物には存在するが魚には無い。オタマジャクシの時にすでに形成されており、これが〈機能的か否か〉が筆者が博士号を取得するための学位論文研究であった。ヒトでは、副甲状腺は、甲状腺の裏側に普通は左右二個ずつ、計四個ある小さな内分泌腺である（図24）。これについて最初に記述をしたのは、ダーウィンの「進化論」に強力に反対したリチャード・オーエン（Richard Owen：1804～1892）である。彼は比較解剖学の権威で、王立協会会員のジョン・ハンターが集めたコレクション、すなわち、種々の動物、ヒトを含む先天性の異常、病変した組織、患者から切り取った足の標本、ニワトリのトサカに移植された人間の歯、さらに、とんでもない謀略を経て入手した二メートル五〇センチメートルもある巨人の骨格などの膨大な収集物を、リストを作って分類しようとしていた。これらは、ロンドンでHunterian Museumとして存在していたが、第二次世界大戦で爆撃を受け大半が失われた。残ったものが英国外科医師会の本館に保存され、数年間にわたる修復ののち、二〇〇五年に、再オープンされた。入館料は無料であるが、寄付金は喜んで受けるそうである[7]。

オーエンは研究の過程で、恐竜［dinosaur：ギリシャ語で dinos（恐ろしい）＋ saura（トカゲ）］という用語を作ったことでも知られている。彼は大英博物館自然史部長という地位にあった。彼のポストはロンドン動物園の動物が死んだ場合には、解剖をして研究できる特権があった。ロンドン動物園は、最初は科学の研究のために単に動物が集められたのであるが、後に一般に公開されるようになった。そのような状況の下で、一八三四年にインドから〈一角サイ〉を購入したが、十五年後に外傷が悪化して死亡した。オーエンは、稀な動物の稀な解剖に際して、死因は肋骨が折れ肺に刺さったことだと判定した。その時に咽頭の甲状腺に黄色の小体を見つけた。この部分を含む標本は Hunterian Museum に標本番号 L333-1 として残されていた。ただし、記録しただけで命名したり研究をしたわけではなかった。オーエンは、脊椎動物の哺乳類・鳥類・爬虫類、とりわけ恐竜や絶滅した巨鳥モアの発見、また無脊椎動物の分類しかも現在では存在しない種も含めて極めて重要な研究をしていたにもかかわらず、晩年は、イグアノドンの骨を発見した英国の医師の業績を自分のものとしてしまうなど、他人の業績の剽窃《ひょうせつ》を繰り返し、学界から追放されてしまう。筆者は、オーエンがある種の精神的な病気に罹ったのではないかと推察する。

■最後の内分泌腺発見者

サンドストローム（Ivar Sandström：1852〜1889）は、一八七七〜一八八〇年にスウェーデンのウプサラ大学医学部の学生であった。当時、スウェーデンでは、凶悪な殺人者は公開処刑にされており、その方法は断頭であった。彼は解剖学者の教授に伴われて、胴体から切り離された頭がどの位の時間生きているのかを間近で見たことになっている。[76] これは本人にとってショックであり、ある意味トラウマとなって残った可能性がある。

彼は仔イヌの遺体の解剖をしていた時に、甲状腺の裏側に麻の実ほどの小体を見出した。彼は解剖学の本を調べたが、それについての記載はなかった。彼はまさか近代になって記載されていない器官があるはずがないと思い、次いでヒトでも調べてみた。記載が無いのである！　そこで五〇体の遺体を調べた。すると四三例において甲状腺の裏の左右に二個ずつ計四個その小体があった。五例は左右に一個ずつで、二例は片側のみ一個であった。彼は、これらに〈glandulae parathyroidea〉と名付けた。今でいう副甲状腺であり、通常は計四個であるが個人差があることも一八八〇年に論文として発表した。しかしながら、当時はあまり反響がなかった。サンドストロームはヒトにおいて最後の内分泌腺を発見したのであるが、次第に心を病み、モルヒネ、コカイン、アルコールに溺れていく。一八八九年の早朝に拳銃を右のこめかみに当て引き金を引いて自殺した。三十七歳であった。

一八九一年にフランスの生理学者グレイ（Eugne Gley：1857~1930）は、イヌ、ネコ、ウサギ、ラットなどで副甲状腺を実験的に除去すると激しい筋肉の痙攣を起こし、それが呼吸筋まで広がると窒息で死んでしまうことを見出した。副甲状腺は甲状腺の近くにあるというだけで、機能は別であることを発見したのである。甲状腺全摘出の時の患者にテタニーと呼ばれる痙攣が起きる場合があったのは、この副甲状腺のすべてが甲状腺と共に除去された結果であることが明らかになったのである。また、他の研究者らは神経伝達や筋肉の収縮におけるカルシウムの重要性から、副甲状腺が血中のカルシウム濃度の調節に働いているのではないかと推察し始めた。これを受けて、テタニーを起こしている動物に、その動物の副甲状腺の抽出物あるいはカルシウムを直接注射するとテタニーが収まることを発見した。すなわち、副甲状腺が除去されると血中カルシウム濃度が著しく低下してしまうのである。

臨床的には、オーストリアの病理学者エルドハイム（Jacob Erdheim：1874~1937）が、骨軟化症や、くる病（Rachitis：ギリシャ語の背骨 rhakhis に由来し、脊椎骨が彎曲する病気）の時に副甲状腺が肥大しているのを見出し、このような状況を〈補償肥大〉であるとした。正常なカルシウム代謝を営むことができない場合、働きすぎて肥大してしまうという意味である。すなわち、副甲状腺は、甲状腺の機能とはまったく関係がないため、副甲状腺という言い方は不適当であるとして、その起源（第6章にある「エラと進化」を参照）に基づき、上皮小体と呼称すべきという意見もある。

ところで筆者が学位論文のために研究していた水生で鰓呼吸をし、魚類に似た生活をしているオタマジャクシの副甲状腺は機能的であったのであろうか。通常、脊椎動物は環境がどうあれ、血中のカルシウム濃度は血清一〇〇ミリリットル当たり一〇ミリグラムに保たれている。オタマジャクシはこれよりやや濃度は低いが、副甲状腺を除去すると五ミリグラム程度に低下してしまう。すなわち、副甲状腺ホルモン（parathyroid hormone：ＰＴＨ）は、骨に働いてそこからカルシウムを溶出させ、腎臓ではカルシウムの吸収を促し、血中のカルシウム濃度を上げる方向に働くのである。このホルモンは、実際はイオン型のカルシウムの調節に働くのであるが、ここでは詳細を省く。両生類のカエルでも爬虫類のヘビでも副甲状腺を除去して数日を経るとちょっとした刺激でテタニーを起こし硬直してしまう。通常は十数分で硬直は解ける。ちなみに、オタマジャクシで副甲状腺の除去手術をして生かしておくことに世界で初めて成功したのは、筆者である。これがこの分野の研究者達に認められて、筆者は、非常に手先が器用な日本人を使って小動物にややこしい手術をさせたい研究者から招聘され、ポストドクトラルフェローとして米国で働くことになった。ただし、実験動物にはウシガエルのオタマジャクシを使っていたと言っておく必要がある。大きいのである。一〇センチメートル程度のものはざらにいる。しかし、ある時、オタマジャクシの尿を集める必要が生じ、これには困った。極めて短い尿管から尿だけを採るのである。環境水は一切入ってはいけない。オタマジャクシは当然、泳ぎ回る。そこで、あらかじめ麻酔し、尿管から非常に細いチューブの先端を特殊に加工したものを挿入して固定する手術を施したのち、歯ブラシのケースに小さな穴を多数開け、水の流れを良くして、採尿した。これはケースに入るくらいの小さな個体を用いるのである、と書くと簡単であるが非常に難しい手技であった。

■副甲状腺ホルモンとシーラカンス

ＰＴＨの抽出に初めて成功したのは、前巻のインスリンのところでも述べたように、その抽出に成功したカナダのコリップ（James Collip：1892〜1965）であった。彼はウシの副甲状腺抽出物より、副甲状腺を除去されたイヌの特有の症状を正常に戻し、かつ多量に与えると副甲状腺の機能の亢進の症状をもたらしてしまう物質に、パラトルモン（parathormone）と名付けた。

ＰＴＨの一次構造を明らかにしたのは、キュートマン（Henry Keutmann）らのグループで、一九七〇年前後のことであった。ＰＴＨは、八四個のアミノ酸から構成されるが、実際にホルモンとして重要な部分は、最初の一―三四個のアミノ酸のみである。したがって、治療に用いられるヒト合成ＰＴＨは、この部位のアミノ酸の配列しか持たない。一位と二位の位置にあるアミノ酸が、このホルモンの受容体を活性化し、二五位から三四位までが受容体との結合に重要である。サカナには副甲状腺は無いと述べたが、二〇〇三年にトラフグのゲノムの中からＰＴＨを指定している塩基配列が見つかった。それをアミノ酸に推論して他の脊椎動物のそれらと比べると、相同性は著しく低かった。また、その配列の一―三四個のアミノ酸を合成して、活性をヒトのホルモンと比較すると五分の一しかなかった[77]。したがって、サカナにおいてこのホルモンがどのような役割を持っているか、まだはっきりしない。しかも最近は、硬骨を持たない軟骨魚類でも見つかっている。

ところで読者は、サカナの中でなぜトラフグかという疑問を持たれるかもしれないが、フグの仲間は、ゲノムのサイズがサカナの中で最小であり、簡単に言うとDNAの長さが短いので解析しやすいのである。

肺がん、食道がんなど扁平上皮細胞に由来するがんや、成人T細胞白血病などの悪性腫瘍に罹ると高い確率で高カルシウム血症に陥る。血中のカルシウムの値が一〇〇ミリリットル当たり平均の一〇ミリグラムよりも高くなり、一二ミリグラムまではあまり症状が無いが一四ミリグラムを超えると多飲多尿、嘔吐、便秘などの症状が出る。これは副甲状腺が働き過ぎて機能亢進した結果ではないかとして調べられたが、そうではなかった。一九八七年に、腫瘍がPTHによく似たペプチドを多産して分泌する結果であるとわかった。この副甲状腺ホルモン関連ペプチド（parathyroid hormone-related peptide：PTHrP）は一四一個のアミノ酸からなり、アミノ基側の最初の一三残基のうち六個のアミノ酸が副甲状腺ホルモンと同じであるため、PTHと同じ効果が出てしまうことがわかった。しかしながら、よく調べてみると健常者でもこのペプチドはある意味ホルモンとして機能しており、軟骨、皮膚、乳腺、肺や腎臓でも微量に産生され、骨格の形成、上皮と間充組織の相関（例えば、歯牙の萌出）、乳腺の形成、肺の肺胞の形成などに働いていることがわかった。

さらに副甲状腺がない普通の真骨魚類においてもこのPTHrPが存在し、現在、PTHとPTHrPは、顎を持つ脊椎動物の中でも古い軟骨魚類のさらに古い動物群である、全頭類のギンザメの一種の遺伝子の中にも同定されている。[78] したがって、これらは、PTHファミリーと総称される。軟骨魚類は、骨の硬い先祖から分化したので、最初は、上皮の分化に関与するホルモンとして出発し、やがて骨代謝に関与することになったのかもしれない。最初の脊椎動物の骨は外骨格であり、皮膚が硬い骨でできていたのだ。この二つの分子は、祖先が同じで、ある時期に二つに分化したと考えられている。

シーラカンスと同じ仲間の肺魚ではＰＴＨｒＰの存在が知られている。したがって、シーラカンスもこれを持つと思われる。ところで最近、東京工業大学らのチームが、シーラカンスのゲノムを解析し、その中に四肢を形成する時に必須な遺伝子の二つ *bmp7* と *gli3* があることを発見した[79]。現在の魚類にこの遺伝子は無いことがわかっている。シーラカンスは、その気になれば陸上へ上がることができたのであるが、なぜか暗黒の深海へと下り、その代わり陸上に這い上がったのは肺魚であった。英語の運命を意味する fate の原義は、「神が口に出した宣告は誰も逃れることができない」という意味である。深海へと潜っていったシーラカンスはその時、何を思ったか。

第6章　鰓後腺《さいこうせん》

■コップの複雑な勘違い

鰓後腺（ultimobranchial gland：UB）はヒトには無い腺であるが、この腺の実質細胞はある器官に混在して存在し、特に女性では重要な働きをしている。ultimo-とは、ラテン語で〈最後の〉という意味であり、branchialとは〈エラの〉という意味で、日本語の訳は鰓後腺となる。これは、腺の発生に基づいて名づけられている。

カナダの研究者コップ（Harold Copp：1915～1998）は、生化学が専門であったが、一九六〇年当時は血中カルシウム濃度がどのようにして一定に保たれているかを研究していた。イヌを実験動物に使って、副甲状腺にカルシウム濃度が低い血液を流した後、副甲状腺から出て来た血液を他のイヌに投与すると血液カルシウム濃度が上昇するので、彼は、副甲状腺が血中のカルシウム濃度を感知してホルモンを出すのだと考えていた。実際は、副甲状腺のみを対象に血流を操作するのは難しいので、甲状腺・副甲状腺を体外へ摘出し、培養容器に入れてそこへ血液を流して研究していた（図27A）。そこでイヌの副甲状腺にカルシウムが通常よりも高い血液を流して、その後の血中カルシウム濃度を測定すると、その値は低下していた（図27B）。これは、副甲状腺が血中カルシウム濃度を上昇させるホルモンを分泌する必要は無いと判断し、分泌を止めた結果であると解釈した。

続いてカルシウムイオンと結合して血中からカルシウムを無くしてしまう、エチレンジアミン四酢酸

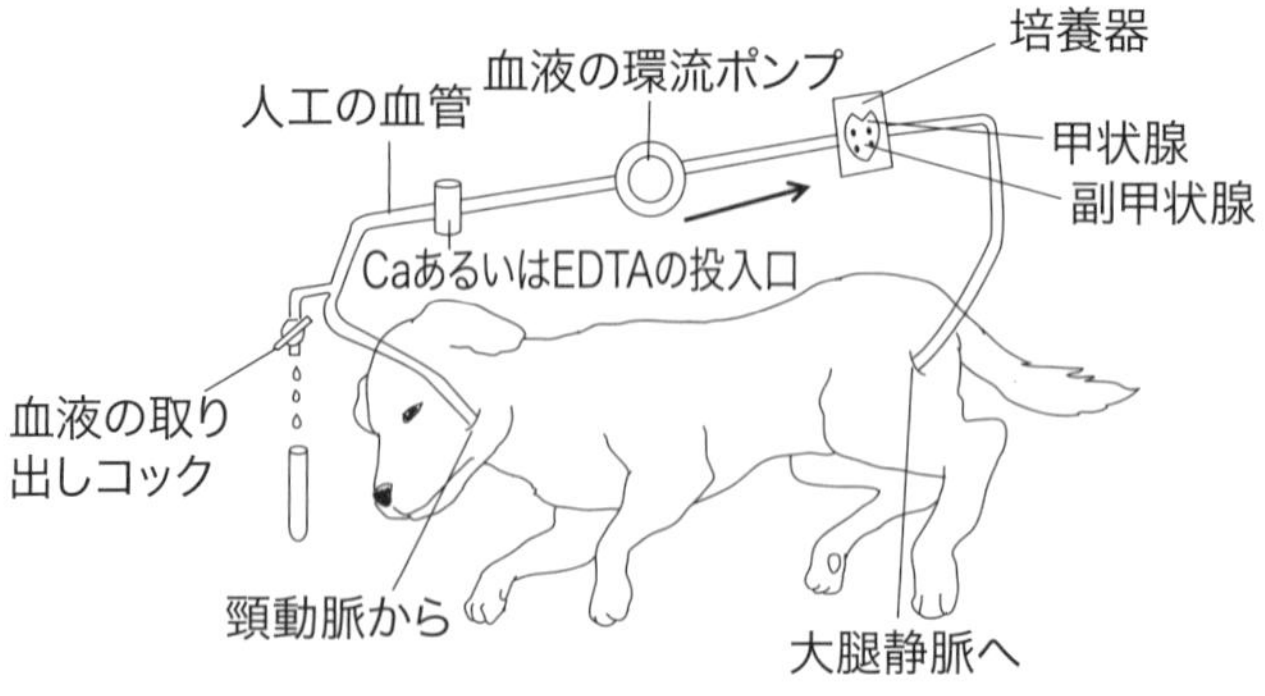

A　実験模式図

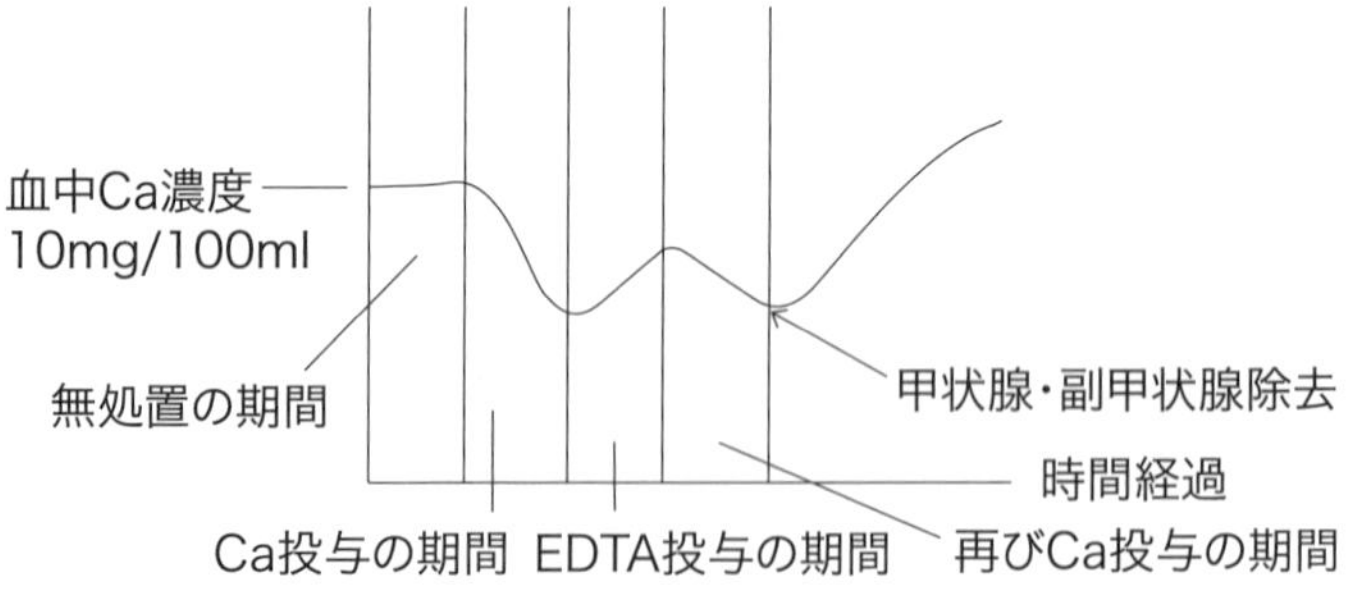

B　血中Ca濃度の変化

図27　血中のカルシウム濃度を調べる
カルシウム濃度を下げるホルモンが存在する。

(ethylendiaminetetra acetic acid：ＥＤＴＡ）で処理した血液を副甲状腺へ流した。その血液は当然、カルシウム濃度が低下しているので副甲状腺はホルモンを分泌し、やがて血中カルシウム濃度は上昇した。次に再びカルシウム濃度が高い血液を流すと血中カルシウム濃度は再び低下した。やはり副甲状腺は、血中カルシウム濃度を感知して働いているのだと結論した。彼は、十時間掛けてこの実験を終えた後、イヌの副甲状腺を除去して最後に血中カルシウム濃度が低下するのを確認しようとしたが、甲状腺の裏についている副甲状腺だけを除去するのは面倒なので甲状腺ごと除去した。すると血中カルシウム濃度は、低下しないで徐々に上昇し始めた（図27Ｂ）。予想外の出来事であった。彼は、もしかしたら副甲状腺の中に血中のカルシウム濃度を低下させるホルモンを分泌する細胞があり、普段からそれが強力に働いており、それが無くなったために上昇したのではないかと解釈した。すなわち、最初の低下は、副甲状腺ホルモンの分泌が無くなったためというよりは、血中カルシウム濃度を低下させるホルモンが分泌されて起こった現象で、次にＥＤＴＡで血中カルシウム濃度が上昇したのは、これこそ副甲状腺のホルモンが分泌されて、低下したカルシウム濃度を回復させるためで、さらに再びカルシウムを投与した時にも血中カルシウム濃度を低下させるホルモンが分泌されたのだと考え直したのである。彼はウシの副甲状腺抽出物の中からイヌの血中カルシウム濃度を低下させる物質を取り出し、それにカルシウム（calcium）の調子（tone）を整える（-in）因子という意味で、カルシトニン（calcitonin）と名付けた[80]。この時点では、有効物質を取り出したというだけで、その一次構造を決めたわけではなかった。筆者が研究者としてこの分野に参入した頃、コップ博士はまだ現役で、学会で彼から質問を受けたこともあった。

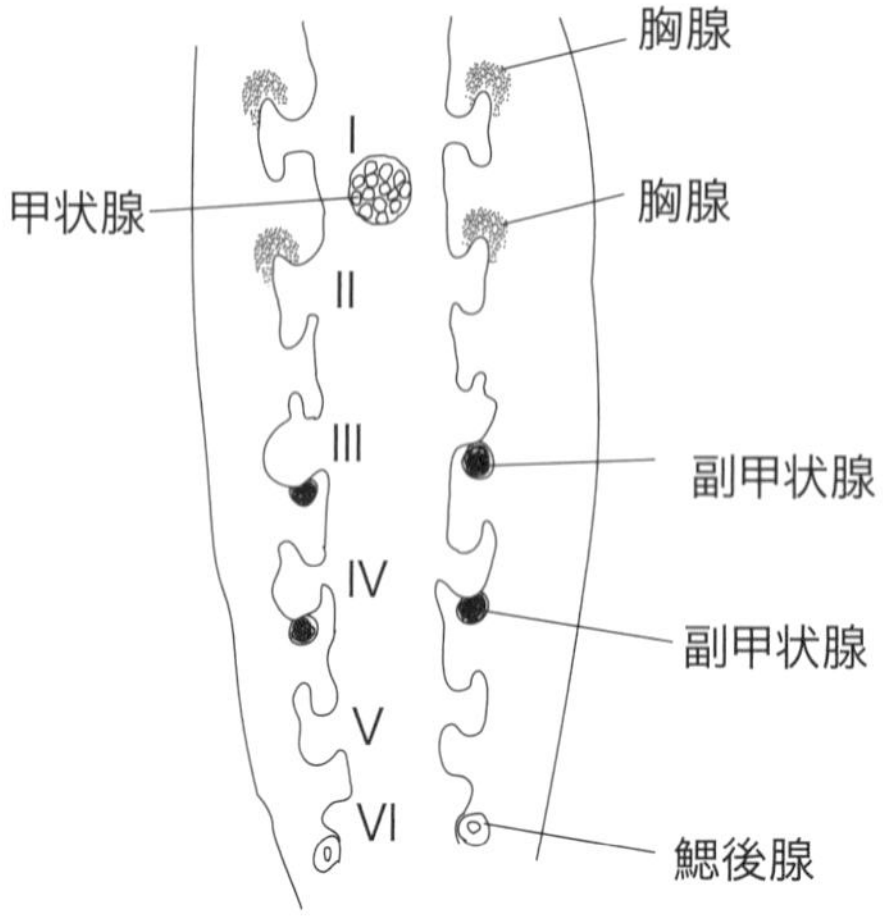

図28 鰓からの派生体
エラは6個の穴に由来する（Ⅰ〜Ⅵは鰓嚢)。

■エラと進化

エラは発生学的には六個の穴に由来する。哺乳類の場合、いずれも穴は開かず、胎児の時に嚢状の構造が一過的にできるだけで嚢は消失する。これらの構造を鰓嚢という。第一番目と二番目の嚢の近くからは、〈胸腺〉ができる。これらは合一する。第三番目と四番目の嚢の近くからは副甲状腺ができる。多くの場合、合一せず結果として副甲状腺は左右二対計四個あることになる。第五鰓嚢近くからは、何もできない。第六鰓嚢の後ろからは、カルシトニンを分泌する腺、すなわちエラの後ろの腺の鰓後腺ができるが（図28)、哺乳類では、甲状腺の中へ取り込まれて特定の部位で甲状腺実質細胞と混在するようになる。甲状腺自体は、第一鰓嚢と第二鰓嚢の位置に当たる部位で消化管前部の腹部中央に一個生じる。

甲状腺の組織は、甲状腺ホルモンを作る濾胞細胞をA細胞と呼び、そこへ血液を供給する血管の内皮細胞をB細胞、そして以前は、機能はわからないが濾胞と濾胞の間にある比較的大きな細胞を〈傍濾胞細胞〉すなわちC細胞と呼んでいた（図24）。このC細胞こそ、カルシトニン産生細胞である。現代では、哺乳類において甲状腺の中に鰓後腺が取り込まれ、さらに表面に埋没するように副甲状腺が存在するのは、甲状腺に大量に流れ込む血液の血中カルシウム濃度のモニターに都合が良く、それを甲状腺に伝え代謝の速度を調整する上で有利であるからだと解釈されている。元々、エラを通して呼吸していたのであるから、その時に外界の水のカルシウム濃度と自分の血液のカルシウム濃度を両方モニターしていたと考えられるので、エラからそれらの機能を進化させたことになる。胸腺もエラにおいて外界から侵入する細菌、あるいは喉を通る細菌などに眼を光らせていたのかもしれない。

■ハーシュの無念

一方、同時代の米国にラットを用いて副甲状腺の機能を調べていたハーシュ博士（Philip Hirsch）のグループがいた。彼らは器用にラットの副甲状腺を除去して、その後の血中カルシウム濃度の低下の割合を調べていた。除去の方法には二つのやり方があり、熱した小さな鉄の棒で副甲状腺を焼いてしまう方法とメスで外科的に除去してしまう方法である。ある時、副甲状腺を焼却してしまおうと試みていた女医が、アルコールランプを倒して炎が燃え上がり、顔に火傷を負ってしまった。このため、これ以降は外科的に除去する方法にすべて切り替えた。ところが、血中カルシウム濃度の低下の割合は、焼却していた頃よりも明らかに悪くなった。ハーシュはとまどったが、こう考えた。焼却の熱は、きっと副甲状腺だけでなく周囲の甲状腺組織、ひいてはその下にある回帰神経にも影響を与え、それが甲状腺に働きかけ、血中カルシウム低下因子を放出させたのであろう。それはコップが提唱したカルシトニンに似たものであろうが、こちらは甲状腺から分泌されるので、彼は、サイロカルシトニン（thyrocalcitonin）と名付けた[81]。彼はこの時点では、コップの言う副甲状腺から分泌されるカルシトニンを認めていたことになる。

後日、ホルモンが精製され、アミノ酸の配列を示す一次構造が明らかになると、コップが命名したウシの〈カルシトニン〉と、ハーシュが命名したラットの〈サイロカルシトニン〉とは全く同じ分子のペプチドで三二個のアミノ酸からなるとわかった。哺乳類において、カルシトニンを産生する細胞は、時として同じくエラからできる副甲状腺に混入してしまうことがある。コップがウシの副甲状腺より抽出できたのは、そこに混入したC細胞があったからであった。すなわち彼はカルシトニンと命名した時は、産生部位を間違って解釈していたのである。ハーシュは、産生部位は正しかったが、名前を一歩ゆずってサイロカルシトニンとしてしまった。一つの分子に二つの名前が付いてしまった場合どうなるか？　実は先に付けられ、正式な論文となった名前が優先されるのである。したがって、現在はカルシトニンで統一され、サイロカルシトニンは使われていない。ハーシュは随分と悔しい思いをしたことであろう。カルシトニンは女性ホルモンと協働して骨からカルシウムが出て行くのを抑える働きがある。また女性ホルモンは、カルシトニンの分泌を促す作用がある。閉経期を過ぎた女性では女性ホルモンの分泌が低下してしまうため、カルシトニンも分泌されず骨粗鬆症となってしまう。すなわちＰＴＨと対抗して働く因子がなくなってしまうのである。また治療薬としてカルシトニンやその合成品が使われることがあるが、病態の進行を遅らせるだけで、元に戻すことはできない。ただし、男性でも老化するとこの病気に罹ることがある。

カルシトニンは、少なくとも免疫組織化学で検出すると無脊椎動物の脳や消化管にもある。また、ヒトの遠い祖先かもしれないホヤやナメクジウオにも似た分子が遺伝子レベルで検出されている。(82) カルシトニンは、実はカルシウム代謝において働くだけでなく、骨がんの激しい痛みを緩和する力があり、モルヒネの代わりになる。無脊椎動物は、文字通り骨など持たないので、元々の作用の一つは、痛みを抑えることであると筆者は考えている。すなわち、カルシトニンが脳の痛覚の神経細胞膜でカルシウムを通さないように働く結果、その神経細胞の興奮が抑制されて、痛みを抑えるのではないか？　それが、骨ができたことによって、細胞レベルの働きを体全体を支持する骨への働きに昇格させてしまったのではないか？　という説を唱えたい。現実に、カルシトニンは、骨からカルシウムを溶出させる破骨細胞に働き、カルシウムの移動を抑制する。カルシトニンはカルシウムが動くのを嫌うのである。サケの産卵を思い出していただきたい。サケは川を遡上し始めると、一切のエサを食べない。また、尾で産卵床を作るのであるが、岩に尾をぶつけて出血してもまったく動じない。痛みに鈍感になっているのである。この時のサケの血中カルシトニンレベルを調べると、著しく高くなっている。一方、ヒトにカルシトニンを治療目的で投与すると副作用として、食欲不振に陥る。したがって、カルシトニンの分子を少し形を変えて、食欲不振に陥らないカルシトニンの開発も研究されている。

第7章　副腎

■腎臓とは無関係

英語ではadrenal glandで、ad-はnearの意味＋renはkidneyすなわち腎臓の近くの器官というラテン語に由来する。ヒトでは腎臓の上に乗った状態で存在するが、腎臓との直接的な血流は無い。右の腎臓が左よりもやや低い位置にあるため、左右の副腎もその位置関係にある。一個の重さは約七グラム、幅は二～三センチ、厚さは三～六ミリで、女性の方がやや小さい傾向がある。

副腎は内外の二層からなることを科学的に明らかにしたのは、フランスの博物学者・比較解剖学者であったキュヴィエ（Georges Cuvier：1769～1832）で、一八〇五年のことであった。彼は、現生の動物と化石を比較して分類を進めていったが、地質年代が変わると動物も変わるように見えるのは、天変地異による絶滅を繰り返したからであるとする「天変地異説」を唱えた。副腎に関しては、外側を〈皮質〉という内側を〈髄質〉と名づけた（図29）。皮質が大きく全体の八〇パーセントを占める。これらは元々の発生学的起源が異なり、皮質は、中胚葉起源で体腔上皮から形成され、水やナトリウム、カリウムの調節にかかわるミネラロコルチコイド（mineralocorticoid）と、糖代謝にかかわるグルココルチコイド（glucocorticoid）という二つのホルモンを産生する。これらは男性・女性ホルモンが所属するステロイドホルモンの一種であり、それゆえ形成の過程で副腎でもこれらの性ホルモンがわずかであるが、作られる。年を重ねた女性の頭髪が薄くなるのは、卵巣ではまったく女性ホルモンが形成されないにもかかわら

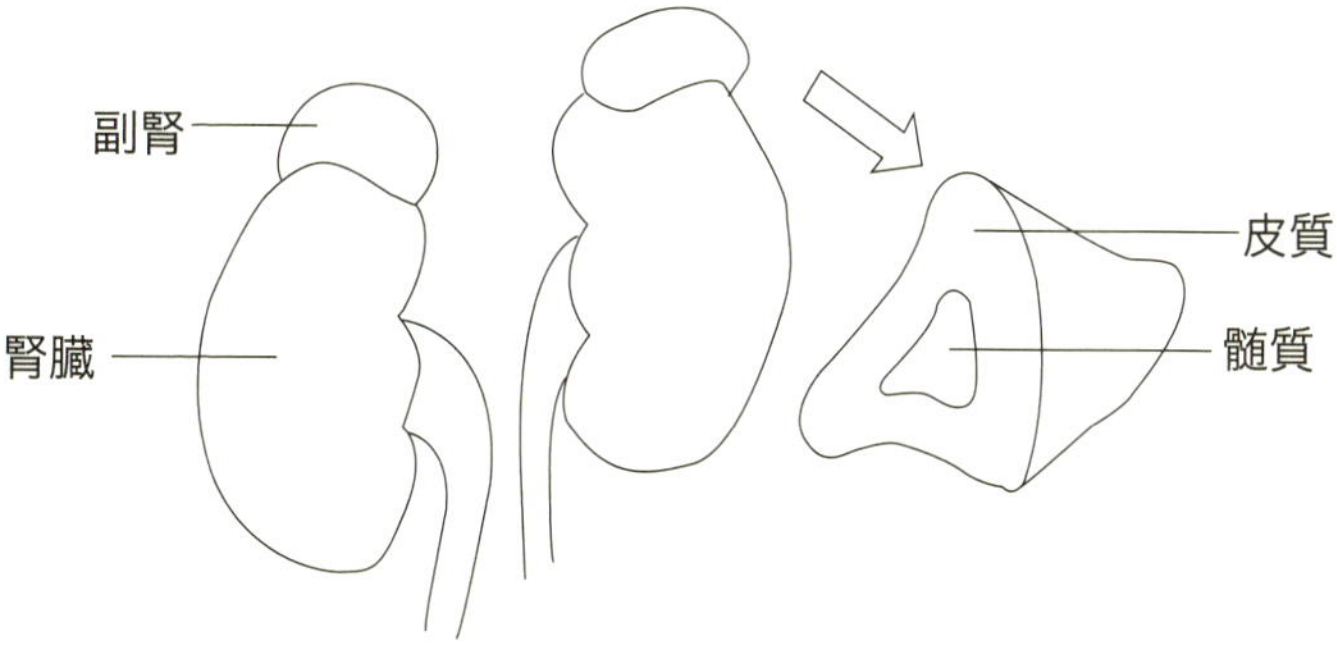

図29　副腎の位置と皮質と髄質
副腎は２層からなる。

ず、副腎皮質の男性ホルモンの生産量が相対的に多くなってしまうからである。

一方、髄質は外胚葉起源で神経冠（図30）より形成され、アドレナリンを生産する。先に述べたカルシトニン産生細胞（C細胞）も神経冠由来である。皮質と髄質は、起源が異なるため、魚類や両生類などの下等脊椎動物では、合一していない。合一するのは、それなりに理由があり、皮質で産生されたグルココルチコイドは血流にのって髄質に達し、アドレナリンの産生の最後に働く酵素の活性を上昇させることがわかっている。また、脳下垂体から分泌される副腎皮質刺激ホルモン（ＡＣＴＨ）の支配下にあるのは、皮質のみである。

■アジソン病

ホルモンを分泌する器官が原因だと、初めて明らかになったのがこの病気で、進行すると皮膚が青銅色になるので、一目でわかる。一度だけ、病院でこの病気の人と偶然同じ検査を受けたことがある。筆者は若い頃、甲状腺機能亢進症を疑われ、ごく微量の放射性ヨードを摂取

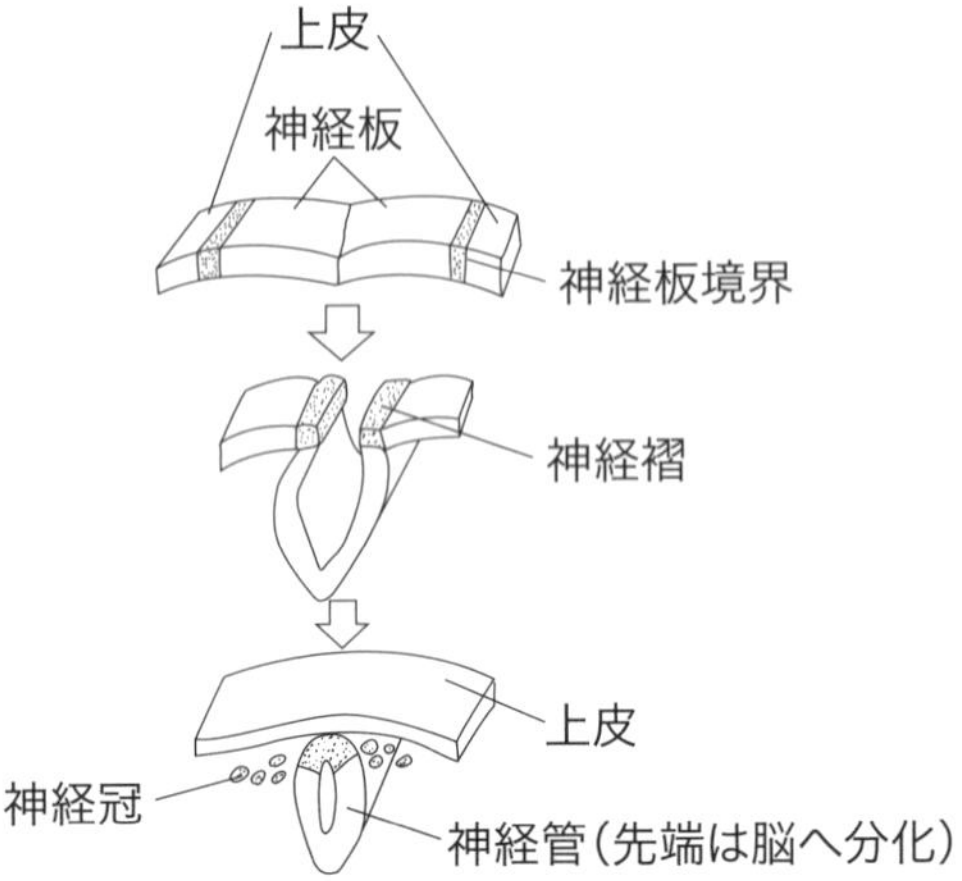

図30　神経冠のでき方
これらの細胞が体内に分散し、それぞれに特有の細胞になる。

し、数日後それがどの程度甲状腺に取り込まれたかによって甲状腺の機能を調べる検査を受けた。放射性ヨードの半減期は八日であり、体に問題はない。しかし、昔の検査であるので、大きな機械で甲状腺がある首の辺りを走査する。その時に放射線を感知するとその機械は「バリバリ！」というやたらと大きな音を出す。検査を終えた私に、アジソン病の患者の家族が「この検査は痛くはないでしょうか？」と聞いてきたので記憶にある。まったく痛くない。この患者は甲状腺にも異常があると診断されていたのであろう。

　さて話がそれた。この病気は英国の医師アジソン（Thomas Addison：1793〜1860）が、一八五五年に見つけた病気で、後世、フランスの医師トルソー（Armand Trousseau）によってアジソン病と名付けられた。皮膚の色の変化に加え、筋力の衰え、食欲不振、消化能力の低下、心機能の低下が特徴である。彼の報告によると、患者の遺体を解剖した結果、一一例中六例は副腎が結核に侵され、五例に萎縮が見られたとある。[29] このように原因は、結核や自己免疫疾患による副腎皮質の崩壊であり、本来は、副腎皮質から水やナトリウムやカリウムまた糖の代謝にかかわるホルモンが分泌されるのであるが、その分泌量が低下してしまうので、脳下垂体より副腎皮質を刺激するホルモン（ＡＣＴＨ）が分泌され、副腎の働きの強化を促す。しかし、副腎そのものが上記の理由により壊れているのである。ＡＣＴＨはメラニンの産生も促してしまう副作用があり、顔や手にメラニンが過度に沈着してしまう。紫外線が当たらない部分にもメラニンが沈着する。単なる日焼けとは異なる特有の顔の色になる。一方、皮質から分泌されるこのステロイドホルモンは、精神を含む種々のストレスに対しても抵抗性を持つように働く。アジソンは、実は生まれた歳がはっきりとしない。母親の名前も明確でない。Sarah という given name だけがわかっている。しかし、彼は、学問は優秀で、ラテン語さえ流暢に話すことができたという。彼は公共の無料の病院の学生になり、医学を修めることを決心する。その過程で、彼は皮膚病に専念しようと決心する。その結果がアジソン病の発見なのである。うがった見方をすると、彼は、低所得者層に多い不衛生的な環境で皮膚病が多いことに気づき、それを治そうとして発見した病気かもしれない。最初から副腎の病気を狙ったのではなかろう。彼はその後、国立の有名病院の医師として高名な臨床家となる。当時、発明されたばかりの聴診器を積極的に取り入れ、胸部疾患の診断にも役立てている[29]。しかしながら、彼は晩年になり、胆石症を患い黄疸が出て、職を辞している。その三カ月後、一八六〇年六月二十九日、当時の新聞 Brighton Herald 紙によると、彼が以前、住んだことがある別荘の玄関において世話係二人と話をしていた時に、「夕食の準備ができた」と知らされ、正門から戻る途中、突然、彼は道路と玄関の脇にある高々、三メートル足らずの隙間に頭から飛び降り自殺を試み、頭蓋骨を損傷し、翌日の午前一時に死亡が確認されたとある。理由は、彼が重度の鬱を患っていたからだという。推定年齢でその新聞は、七十二歳としている。副腎皮質は、ストレスに堪えるホルモンをつくる臓器であるが、何とも皮肉である。

現在のインド洋に浮かぶモーリシャス共和国で英国の船乗りだったブラウンと、フランス人だったセカールの間に二重姓を持つブロン - セカール（Charles Brown-Séquard：1817~1894）が生まれた。彼は、その島の首都ポートルイスで幼少時代を過ごしたらしい。長じて彼はフランスへ渡り、前巻で述べた著名な生理学者であるベルナール（Claude Bernard：1813~1878）の研究所で出版の手伝いをしていた。彼は、それまでに米国、英国を放浪して、パリでベルナールの下で働く時は三十八歳になっていた。すなわち生理学に関してはまったくのアマチュアであった。しかし、彼は、アジソン病の発見に非常に興味を持ち、一八五六年に、イヌ、ネコ、モルモットなどを実験動物として、両側の副腎を除去すると動物は例外なく死亡するが、片側の切除では生き続けることを発表する。このことから、副腎は生命の維持に必須であると主張し、学界に受け入れられたが、その後、前巻で述べたように、まったく間違いの「若返り法」を発表し、社会にセンセーショナルな話題をもたらすことになる。

現在、生命の維持に必須なのは、副腎の皮質と呼ばれる部分であって、髄質と呼ばれる部分のみを切除しても交感神経から分泌されるノルアドレナリンという分子が働きを補うので、死に至ることはない。

■高峰譲吉の波乱万丈人生

高峰譲吉（一八五四~一九二二）は、富山県高岡市の生まれであるが、父が加賀藩の御典医であったため、藩命により十二歳で長崎へ留学を命じられ、英語を学んだ。十六歳にして大阪医学校（現在の大阪大学医学部）に進み、さらに工部大学校（東京大学工学部の前身）の応用化学科を首席で卒業するという秀才であった。終焉の地はニューヨークである。この間、彼は米国と日本の往来を繰り返すが国籍は日本である。二十四歳の時に国から推薦されて、英国のスコットランドのグラスゴー大学へ三年間留学している。彼は、長崎でオランダ人から英語を習っていたが、ここで英語を完全にマスターした[83]とは言うものの、彼の英語の発音にはわずかにオランダ語とスコットランドなまりがあったという[84]。彼は帰国後、当時の農商務省の役人となったが、一八八四年に米国ニューオリンズで開かれた万国工業・綿布博覧会に事務官として派遣され（高峰　三十二歳）、そこで開かれた晩餐会で出会ったキャロライン・ヒッチ（Caroline Hitch　十八歳）と婚約し、帰国して専売特許局局長代理となる。三年後に渡米しニューオリンズで二人は結婚する。その後、日本へ戻り、ほとんど年子の二人の男子を得る。しかし、妻は日本になじめず、高峰は子どもと彼女とともに三年後に米国へ戻ることになる。それでもきれいに着物を着たキャロラインの写真が残っている。

彼は先の万国博覧会においてリン鉱石に注目し、一部を日本へ持ち帰り、そこから人造肥料を作る会社を興した。後の日産化学工業株式会社である。また、彼の母親は富山県高岡市横田町の造り酒屋（現在は他の酒造メーカーに受け継がれている）の娘であったため、彼は応用化学を学んだ時に米麹《こうじ》に興味を持ったに違いない。

米国はウイスキーの一大生産地であり、生産には麦芽（モルト：malt）のデンプン分解酵素であるアミラーゼを利用していた。しかし、彼は日本酒を作る時の米麹の方がデンプンの分解に強力であることを示し、米国の酒造会社に採用される。これは当然のことで、日本で使われている麹菌は、日本人が千年以上も掛けて突然変異体を改良した日本にしかいない菌（ニホンコウジカビ：*Aspergillus oryzae*）なのである。

二〇〇五年に東北大学が中心となり、なぜこの菌がすぐれているかをＤＮＡレベルで解明している。それによるとこの菌では、毒性を表す蛋白質を作り出す遺伝子が脱落しているという。一方、米国で日本の麹を使うようになれば、モルトを作る職人は、職を失い、これまでモルトを作る設備に投資していた会社は採算が合わなくなり、とうとう譲吉夫婦の家を焼き討ちし、彼を暗殺しようとしたが、失敗した。高峰は落ち込むどころか、この菌の研究の途中で得たデンプン分解酵素（ジャスターゼ：diastase〈複数の酵素が混在することがわかって以来、現在、この名称は化学の世界では使われていない〉）に自分の名を引っかけて「タカジアスターゼ（takadiastase）」と命名し世界中から特許を取得し、当時、米国で最大の製薬会社 Parke-Davis 社へその権利を譲り大々的に消化薬として売り出すのである。ただし、日本への販売の権利だけは譲らず、実質、彼が初代の社長となって製薬会社を創設する。現代の第一三共株式会社である。高峰はこれで巨万の富を得た。夏目漱石の『吾輩は猫である』にもタカジアスターゼは複数回登場する。胃病をもつ漱石が、その小説の文脈からしてこの薬を好んだかどうかは別にして、服用したことは間違いないと思われる。

米国の製薬界は高峰の技術を高く評価し、Parke-Davis 社から副腎髄質のホルモンの純化を頼まれることになった。これが後に論争のタネになるのであるが……。

■高峰、ハーン、漱石

彼は単に応用化学者というだけでなく企業家であり、また日露戦争の終結の際には米国を味方に付けるべく政府のために米国各地を奔走し、講演会を開いている。ワシントンD.C.の〈桜並木〉は、当時の東京市（旧東京府の東部に位置し、明治二十二年から昭和十八年まで存在した）が一九一二年に寄贈したことになっているが、その資金は、高峰が出した。また将来、アルミニウムの時代が来ると予想した彼は、一九一七年から一九二〇年にかけて富山県の黒部川の利水権を取得し、東洋アルミナムという会社を興している。現在は、関西電力株式会社が継いでいる。富山県には現在、吉田工業株式会社（ＹＫＫ）など複数のアルミニウムの製造会社がある。これはアルミニウムの生産には大量の電力を必要とするからである。

彼は六十七歳で慢性の腎炎が悪化して亡くなるのであるが、死の六週間前に仏教徒からカトリックに改宗している。したがって仏教の教義にある遺体の火葬は行われず、霊廟とも言うべき立派な墓に祀られている。遺髪のみが東京に戻り日本式の墓に葬られた。その四年後に妻のキャロライン（四十六歳）は高峰の財産の一部を処分して、当時三十九歳であったビーチ（Charles Beach）というアリゾナの牧場経営者（?-）と再婚し八十八歳まで長生きをした。しかしながら、亡くなった時、彼女の夫の意向か（第二の夫は当時まだ生存していた）、彼女の意志かはわからないが、彼女はニューヨークの高峰の霊廟に一緒に埋葬されている。キャロラインは再婚後も高峰の影響を大きく受けた生活をしていたせいかもしれない。アリゾナに高峰を記念する教会を造っている。[84] 高峰とキャロラインの間にできた二人の息子は早世しているとだけここでは述べておく。キャロラインは四人の家族の楽しかった生活を懐かしく思っていたのであろう。高峰はノーベル賞の候補にもなったほどの科学者であるが、前述したように「学者」の範疇をはるかに超えている。彼は国際人として幾つもの人生を一回で歩んだ巨人である。

一八八四年に開催された万国博覧会で、高峰はある人物から取材を受けている可能性が非常に高い。その人物の本名はハーン（Patrick Lafcadio Hearn：1850~1904）であるが、ハーンは、大学へ進む頃は英国海軍軍医であった父とギリシャでは有名な家系の母の離婚などもあり精神的に満たされることがなかったらしい。父の叔母でカトリックの厳格な教義の下で育てられたため、宗教色の濃い Patrick の名を好まず生まれ故郷のギリシャの島の名前（Lafkada）に由来する Lafcadio を好んで使っていた。しかしその大叔母の下で学問はしっかりと修めたらしく、英語は勿論フランス語も達者であった。これが渡米し新聞記者となった時に大いに役立つことになる。ルイジアナ州（フランスからの移民が多い）のニューオリンズ（New Orleans）には一八七七～一八八八年までの十年間を、新聞「Daily City Item」や「Times Democrat」の敏腕記者として過ごすのである。特に「Daily City Item」は、市の広報としての役割も担っていた。したがって、その博覧会に出かけて取材していたことは間違いなく、〈やり手〉の高峰と同じく〈やり手〉のHearnがどのような会話をしたか興味深い。現地へ行けば、当時の新聞を読むことができるかもしれない。Hearnはやがて Harper Publishing Co.に雇用されて、アジアの国々の探訪記を書くのであるが、その途中、日本に留まり、契約を解除し「小泉八雲」になってしまう。後に彼は、東京大学の英語講師になるが、お雇い外国人の給料は、庶民の十倍以上であるので、高すぎるとして文部省から大学を解雇された。それを引き継いだのが、庶民の給料よりやや高い程度の月給で雇われた、英国から帰国したばかりの夏目金之助（漱石）講師である。

■アドレナリンの純化競争

Parke-Davis社が副腎髄質の抽出物に興味を持ったのは、それが小さな動脈を収縮させる効果があり外傷時の止血作用に加えて、血圧も上げるので、それを薬にできたら大きな収入になると考えたからである。ただし、当時の抽出物は、その作用が不安定で効果は小さく、どうしても純化して構造を突き止める必要があった。同じ頃、ジョンス・ホプキンス大学に、後に米国の薬理学の創始者とされるエイベル（John Abel：1857～1938）がいた。彼は当時、シカゴにあった食肉加工メーカーの Armour and Company社よりヒツジの副腎の提供を受け、一八九五年から十年間、副腎髄質の生理活性物質の純化に専念していた。その過程で一八九七年に結晶化したとして（本物の分子は無く複数の派生体が含まれていた）、それにギリシャ語で epi-（上にある）＋ nephros（腎臓）からエピネフリン（epinephrine）と名付けた。ちょうど同じ年に、高峰はニューヨークの自宅の地下室を実験室として使いながら、Parke-Davis 社から資金の提供を受けてアドレナリンの結晶化の研究のため、日本から上中《うえなか》啓三博士を実験助手として雇っている。実験助手と言いながら、実はこれ以降、実験はすべて上中博士が行っている。高峰はスーパーバイザーとしての役割を担った。高峰は勤勉で真面目な日本人を絶対の味方につけたのである。視床下部のペプチドの抽出合戦を行った時のシャリーに手を貸した松尾博士に似ている。

上中博士は、大阪薬科学校（現在の大阪大学薬学部）出身で、喘息薬エフェドリンの発見者である東京大学の長井長義博士の指導を受けたこともある。したがって、経験豊富な実験者であった。ここで実験者と書いたのは、時代のせいもあろうが、高峰はアドレナリンの結晶化に成功した時の論文には、彼を共同研究者ではなく、単に実験助手として謝辞を述べているのみである。一九〇〇年に Parke-Davis 社から提供されたウシの副腎から、有効物質の純化に成功し、翌一九〇一年には高峰はそれにアドレナリン（adrenaline：ad- ラテン語で〈上に〉の意味＋ ren ラテン語で腎臓の意味、すなわち adrenal ＋ in 化学分子を表す接尾語）と名付け、欧米の学会で口頭発表し、また専門誌にも投稿している。

上中博士は、一九一六年に帰国し、先の三共製薬に入り品質を管理する監査役となっている。彼の生真面目さは、高峰を大いに助け、特に、いつどのようにして副腎髄質の抽出物を純化していったかを克明に記録している。上中の方法は、明らかにエイベルの方法とは異なっていた。事実、現在ではエイベルの方法では純化できないことがわかっている。それにもかかわらず論争が起きたのは、高峰が純化に成功する直前にエイベルの研究室を訪れて、抽出方法等を尋ねているからである。したがって米国側は、高峰がその時に方法を盗んだと疑い、エイベルが命名したエピネフリンという命名の優先権を断じて主張したのである。その後、二人の抽出方法自体が異なっているので盗んだのではないことが明らかになり、上中博士のノート自体が英語に訳されて、英文専門誌に掲載された。[85] ところが、日本において国の薬剤に関する法定基準書である「日本薬局方」ではエピネフリンという名前が正当性をもっているかのように、ずーっと表示され続けてきた。これは戦争に負けたせいで米国がすべて正しいとの誤った認識があったものと思われる。そこで少数ではあるが、このことを憂えている研究者が日本薬学会に働きかけ、現在の厚生労働省を動かして、平成十八年（二〇〇六年）にやっとアドレナリンという名前に変えさせたのである。発見からほぼ百年以上を経過している。[86][87] 現在、ヨーロッパでもアドレナリンという名称が使われている。

第8章　筋肉

■しし食った報い

筋肉の筋とは、字全体が象形文字で、竹かんむりのように見える部分は、筋肉が骨につらなる腱の部分だという。(9) 月は肉月で、力は〈力こぶ〉を表すという。単独の字では〈すじ〉と発音することが多い。〈にく〉という発音は中国の呉の時代の発音で、大和言葉では〈しし〉と言っていた。ししは、けものの肉、特にイノシシやシカの肉を指す。現代では、口語においてほとんど使うことはないが、三省堂の『大辞林』には、森鷗外がデンマークの作家アンデルセン（Hans Andersen：1805~1875）の『即興詩人』を訳した時に「肉置《ししお》き豊かに、目《ま》なざし燃ゆる如くなれば……」という一節があると書いてある。〈恰幅の良い〉という意味であろうが、山本一力の〈弁当屋〉を題材にとった『おたふく』（文春文庫）に、鳶職の甚太郎の形容を「肉置きが一段とよくなっていました」と表現しているので、時代小説ファンには、現代でも容易に通じる言葉と思われる。

農耕が主体であった過去の日本においては、〈肉食〉は不自由であり、仏教の教えとも相まって一般庶民は食べることが無かったと思われる。ただし、この場合、四足《よつあし》の動物でないトリは例外で、池波正太郎の小説では、〈火付盗賊改方《あらためかた》〉の長官・長谷川平蔵が「五鉄」という鍋屋で手下《てか》の者たちと軍鶏《しゃも》鍋を囲む場面がよく出て来る。ウサギもおおめに見られた動物で、今でも鳥と同じく一羽二羽と数える（動物学を厳密に当てはめると、〈頭《とう》〉と数えねばならない）。それでは全く獣は食べられなかったのかというと、そうではなく、栄養があるので位《くらい》が高い武士は〈薬食《くすり》い〉と称してイノシシなどの肉を食べていた。

元禄赤穂事件（一七〇一年）を題材にした『仮名手本忠臣蔵』（一七四八年、大阪竹本座が初演、竹田出雲らの作品で、タイトルからして凝っており、〈いろは四十七文字〉のように手本になる忠臣がぎっしりと詰まった蔵という意味である）の大星由良介は大石内蔵助であるが、知り合いから〈牛肉の味噌漬け〉を貰い、それを江戸の堀部弥兵衛へおすそ分けした手紙が残っている。「可然方《しかるべきかた》より、内々到来にまかせ進上いたし候。彦根の産、黄牛の味噌漬。養老品故其許《そこもと》には重畳《ちょうじょう》かと存候《ぞんじそうろう》。倅、主税《ちから》などにまゐらせ候とかえっ亭《て》あしかるべし。大笑、大笑　大石内蔵助　堀部弥兵衛殿」とある。当時、仇討のため、息子を先に江戸へ行かせていたのであるが、若い主税に食べさせると精力がつきすぎるだろうと言っているのである。歌舞伎と言えば、「四天王産湯玉川《してんのううぶゆのたまがわ》」（一八一八年江戸玉川座）は、平将門《たいらのまさかど》の死後、その遺児良門《よしかど》（実在か否か不明たぶん架空の人物）と源頼光《みなもとのよりみつ》とその四天王、渡辺綱《わたなべのつな》（酒呑童子《しゅてんどうじ》の退治や京の一条戻橋の上で鬼の腕を切り落とした伝説を持つ）や坂田金時《さかたのきんとき》（幼い頃、熊と相撲を取って育ったという伝説を持つ金太郎のこと）などが絡む物語で、『東海道四谷怪談』で有名な戯作者、鶴屋南北《なんぼく》、得意の奇想天外なストーリーである。その一部に歌舞伎役者の日常生活が描かれており、セリフに「飛んだ女を孕《はら》まして、跡へも先へもゆかねえのサ」「そりゃ、肉《しし》くった報いだ。仕方がない。女房に持つ気かえ」というのがある。美食や快楽の後には、禁じられていることを破った報いがくる！　という話であるが、この〈くだり〉は、ある意味、現代の〈できちゃった婚〉に通じる部分があるというと言いすぎか。

一方、英語で筋肉は muscle であるが、語源は mus（ネズミ）+ culus（小さい）で、ラテン語で little mouse の意味である。恐らく上腕に力を入れると力こぶの中に小さなハツカネズミができ上がり、力を抜くとそれが去ってしまうように見えたところからの発想で、何とも〈ゆるい〉語源である。

■筋肉の中には何が？

前巻のインスリンの項目でランゲルハウスを指導したのはキューネ（Wilhelm Kühne：1837～1900）であると記述した。キューネは極めて優秀で後年、酵素（enzyme）という言葉の名付け親としてだけでなく、網膜に存在する物質の化学的変化の研究で有名になるのであるが、一八六四年、彼が若い時に、カエルの筋肉をすり潰し、それを食塩水の中に入れて、そこに溶出してきた蛋白質にミオシン（myosin：myose ギリシャ語で筋肉の形容詞形＋in 化学分子を表す接尾語）と命名した。この名称は現在も使われている。ただし、この段階では彼のミオシンは複数の蛋白質を含んでいる。

ドイツの生化学者のナッハマンゾーン（David Nachmansohn：1899～1983）は、骨格筋にはリン酸と結合したクレアチン（有機酸の一種）という物質（クレアチンリン酸）が特異的に存在し、すばやく収縮する筋肉には多く、ゆっくりとしか収縮しない筋肉には少ないことを見出している。クレアチンは、後に脳や網膜など他の組織にも見つかる。デンマークのルンズゴール（Einaar Lundsgaard：1899～1968）は、一九三〇年に、カエルの筋肉を刺激し続けて、最終的に動かなくなった筋肉にはクレアチンリン酸は検出できないことを報告している。一九三九年には、ドイツにいたルーゴ - ローマン（Luis Lugo-Roman：1898～1978）が、筋肉の中にクレアチンキナーゼ（creatine kinase）という酵素を発見し、これはクレアチンリン酸からリン酸を分離させる働きをしていることを発表している。同年に旧ソビエト連邦の化学者のエンゲルハルト（Vladimir Engelhardt：1894～1984）は、ミオシンが後述するＡＴＰを分解する作用を持っていることを報告している。一九四一年に、ドイツ系米国人のリップマン（Fritz Lipmann：1899～1986）は、エネルギーを生み出すクエン酸回路で重要な働きをする coenzyme A（補酵素A）を発見し、エネルギー源の重要な部分はクレアチンではなく、それに結合しているアデノシン三リン酸（adenosine triphosphate：ＡＴＰ）であることを証明した。

■収縮のしくみ

これらの知識を背景に、一九四二年、セント‐ジェルジ（Albert Szent-Györgyi：1893〜1986）と共同研究者は、すりつぶしたウサギの肉を高濃度の食塩水に入れると二十分で低粘度の蛋白質が溶出してくることを知り、これにミオシンＡと名付けた。一晩置くと、高粘度の蛋白質が溶け出て来て、これにミオシンＢと名付けた。このそれぞれを生理食塩水に入れて、筋肉をボイルした後の液を加えるとミオシンＢだけが収縮した。彼らは、ミオシンＢをさらに精製するとこれまで知られていなかった蛋白質を得て、これにアクチン（actin：actus ラテン語で運動＋in 化学分子の接尾語）と命名した。セント‐ジェルジらは、ボイルされた液にはＡＴＰが入っていたと考えていた。すなわちミオシンＡはミオシンだけで、ミオシンＢにはミオシンとアクチンが含まれており、そこにＡＴＰを加えると筋肉は収縮するという仕組みを想定したのである。しかし、実際に筋肉を取り出し、そこにＡＴＰを加えても筋肉は収縮せず、セント‐ジェルジの主張は疑問視されるようになる。そこで彼は、筋肉を五〇パーセントのグリセリン液で処理して筋肉細胞の細胞膜に穴を開けてからＡＴＰを加えるという実験を考案し、筋肉が確かにＡＴＰで収縮することを実証してみせたのである。

次に残る疑問は、では実際に収縮を引き起こす引き金になる物質は何か？　であった。実は、この答えは一八八三年の英国のリンガー（Sydney Ringer：1835〜1910）のセレンディピティーとも言うべき実験から明らかになっていたのである。彼は血液の代わりになる輸液を作ろうとしていた。現在のいわゆるリンゲル液（リンゲルは Ringer という名前を百年ほど前に使われていた古いドイツ語で読んだ時の発音）

である。彼はカエルの心臓を取り出し、自分の考案した液に入れると、うまくいくと三十分ばかりは拍動を続けた。ところがある日、心臓は三十分どころかいつまでも動き続けるようにみえた（実際に上手に実験を行うと、二時間以上は動き続ける）。いつもと同じ液のはずであった。しかし、その日休んでいた彼の助手は、いつも実験のために蒸留水を大量に作らされるのを嫌がり、その日の液は、蒸留水ではなく水道水で作っていて、まさかわからないだろうと思っていたのである。リンゲルは、その事実を知ると、ロンドンに水を供給しているニューリバー水源会社へ水道の水の成分を問い合わせて、極微量のカルシウムイオンの存在を知った。カルシウムイオンこそ筋収縮の引き金だったのである。しかし、二十世紀になるとこのことは忘れられてしまう。

■江橋先生とトロポニン

ここで江橋節郎《えばしせつろう》（一九二二〜二〇〇六）先生の登場である。江橋先生は、第二次大戦のため昭和十九年九月に東京大学医学部を繰り上げ卒業となり、海軍軍医として従軍され、上海で終戦をむかえられた。研究者として元へ戻られて後、セント・ジェルジの研究に魅了され、筋肉の研究を始めた。次いで先に述べたリップマンのいる米国のロックフェラー研究所へ留学された。一九五九年のことである。先生の回想によると「筋肉の引き金は漠然とではあるがカルシウムであると考えていた」とある。先生は、収縮ではなく筋肉の弛緩因子から研究を始めた。

ミオシンとアクチンにＡＴＰを加えると収縮が起こるが、ＡＴＰを除いても一旦収縮した筋肉は弛緩せず、弛緩は収縮の反対なのでカルシウムが外れないと弛緩が起こらないと考えていたらしい。しかし、実験結果はいつも思ったようにいかず、あきらめかけた時、溶液に含まれているカルシウムと同じ二価の陽

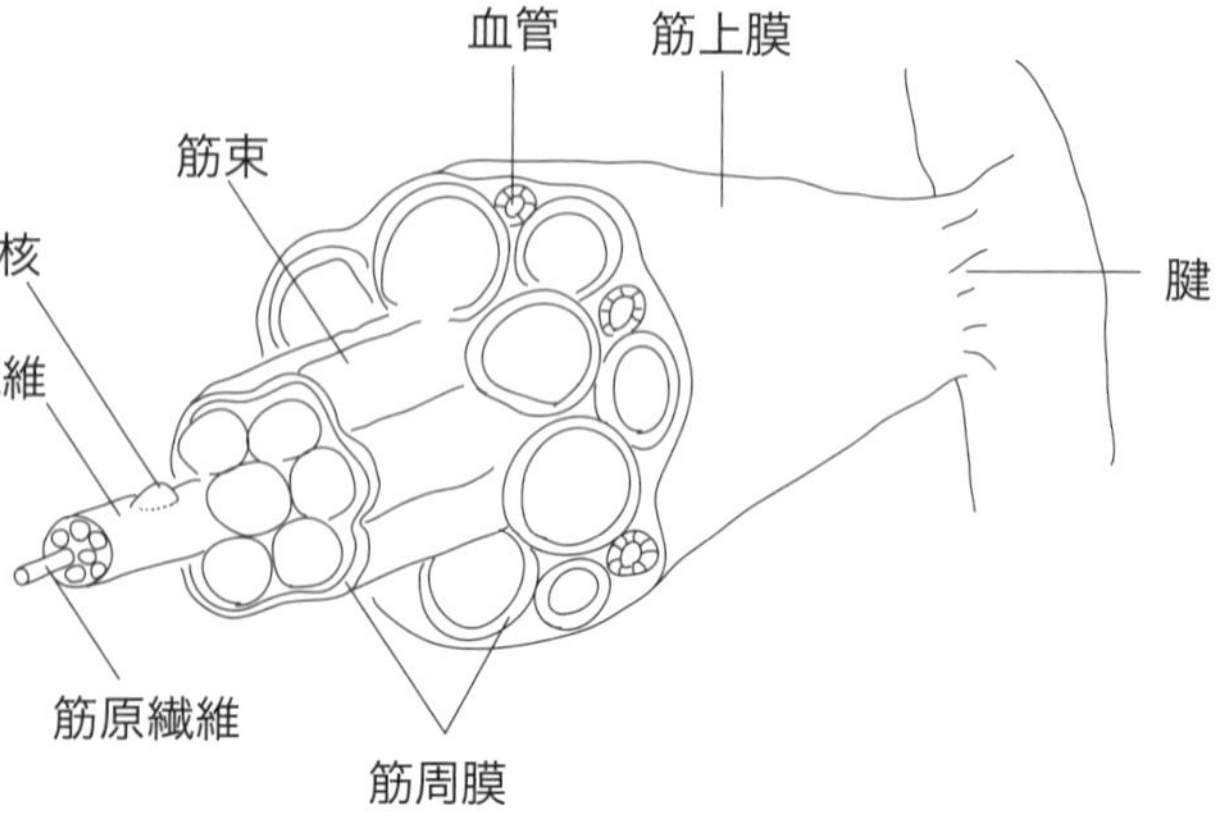

図31　筋肉のつくり

イオンであるマグネシウムが邪魔をしているのではないかと気がついた。計算し直した結果、カルシウムと結合してしまう薬剤、すなわち収縮した筋肉を浸している溶液からカルシウムを除いてしまう効果が高い薬品ほど、弛緩作用が強いという実験結果を得て、一九六二年のボストン郊外で開催された筋収縮の国際会議に臨んだとある。江橋先生の共同研究者はアンネマリー・ウェーバー（Annemarie Weber：1923〜2012）という科学者で、その時の座長（Hans Weber：米国における筋収縮の世界的権威）の娘であった。しかし座長は、カルシウム説をまったく認めず、江橋先生の実験を完全に否定してしまう。当時、筋収縮のような高度な生理現象は、もっと複雑な分子で調節されていると思われていたからである。しかも座長は「自分の娘が変な日本人に引っかかって困っている」と周囲にもらしていたという。共同研究者のウェーバーは、ミオシンにアクチンを加えた時、カルシウムの有無にかかわらず、収縮が起きてしまうことがあることを認めていた。実はカルシウムは10のマイナス6乗モル以下

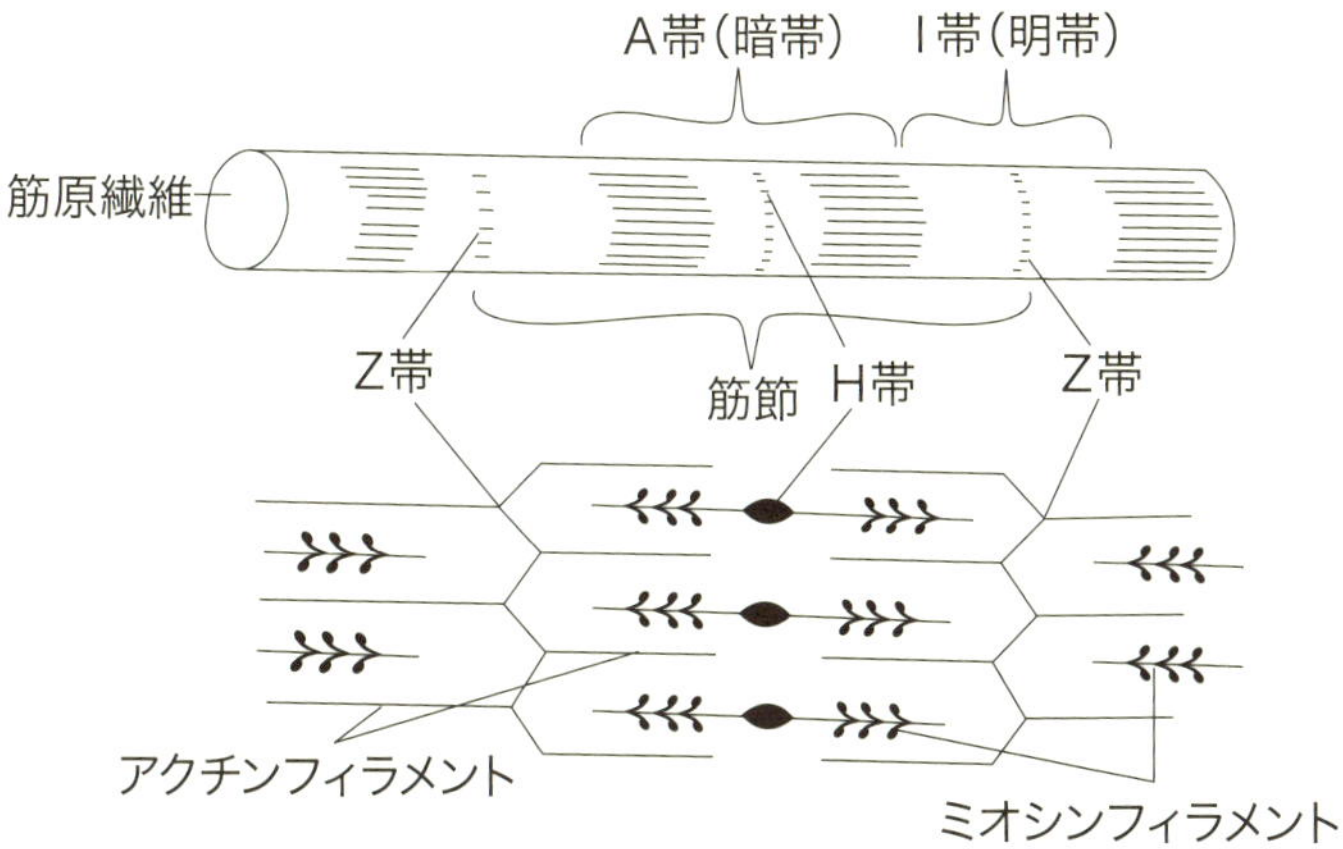

図32　筋原繊維とその構造
筋肉の収縮に関係するミオシンとアクチン。

の極めて薄い濃度で収縮を引き起こすので、ミオシンやアクチンの調整の過程で極めて微量のカルシウムが混入する可能性があったのである。ウェーバーはそれに気が付かなかった。

江橋先生はこの時の学会の屈辱をバネにして、その三年後にカルシウムと特異的に結合する筋肉内の蛋白質を発見し、それにトロポニン（troponin：tropo- ギリシャ語で変化を引き起こす＋in 化学分子を示す接尾語）と名付けたのである。ただし、この発見は順調に行ったわけではなかった。一九四八年に英国のベイリー（Kenneth Bailey）がウサギの筋肉からミオシンに似ているが少し変形した蛋白質という意味の、トロポミオシン（tropomyosin）という繊維状の蛋白質を見出していたが、その機能は不明なままであった。その三年の研究の初期では、江橋先生とその忠実な共同実験者であった文子夫人は、カルシウムが作用するには相手となる蛋白質の存在が必要だという結論となり、その蛋白質こそトロポミオシンだろうと考え、実験を繰り返した。しかしカルシウムにはまったく感受

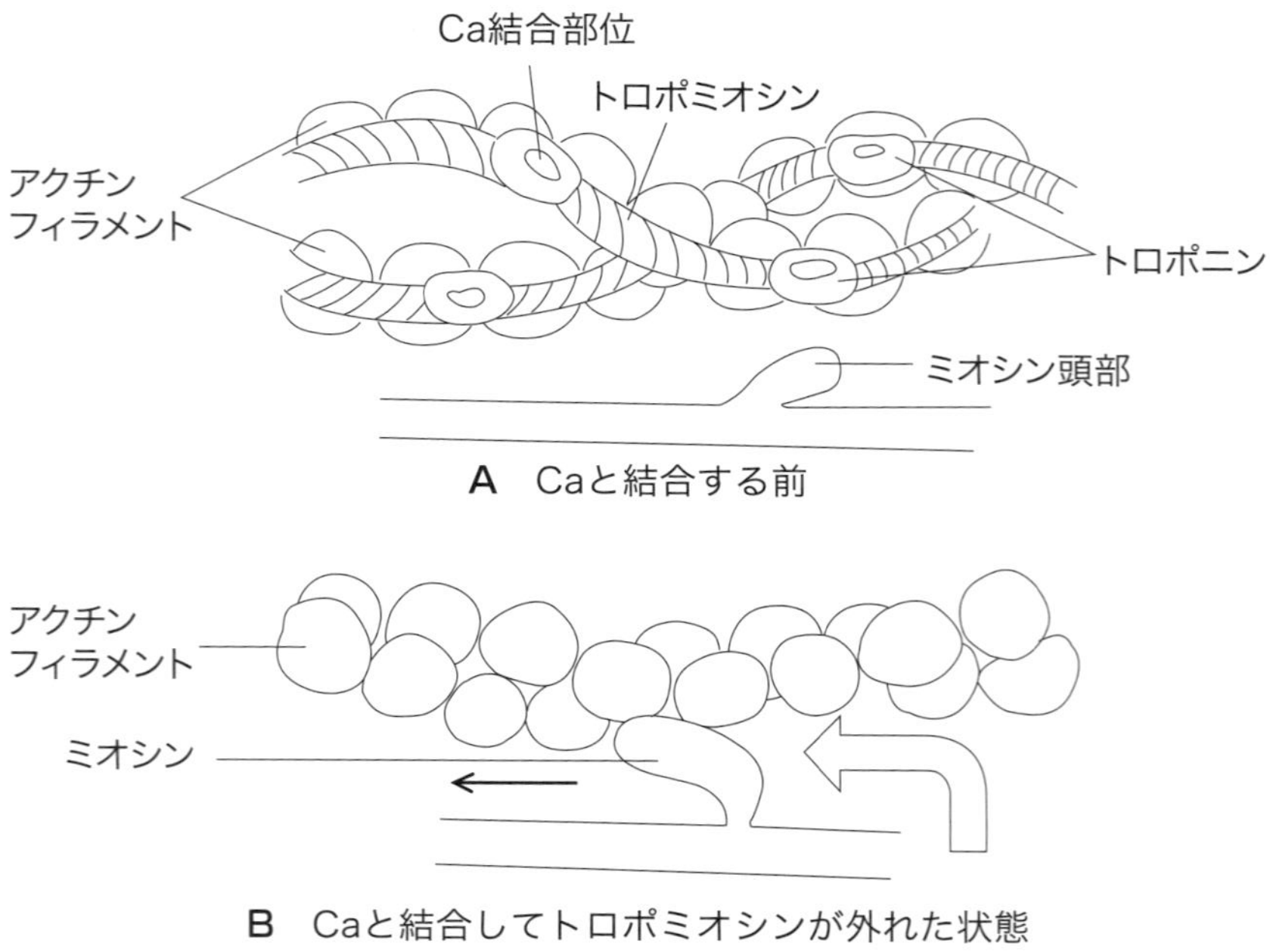

図33　筋肉の収縮と弛緩
カルシウムが鍵となる。

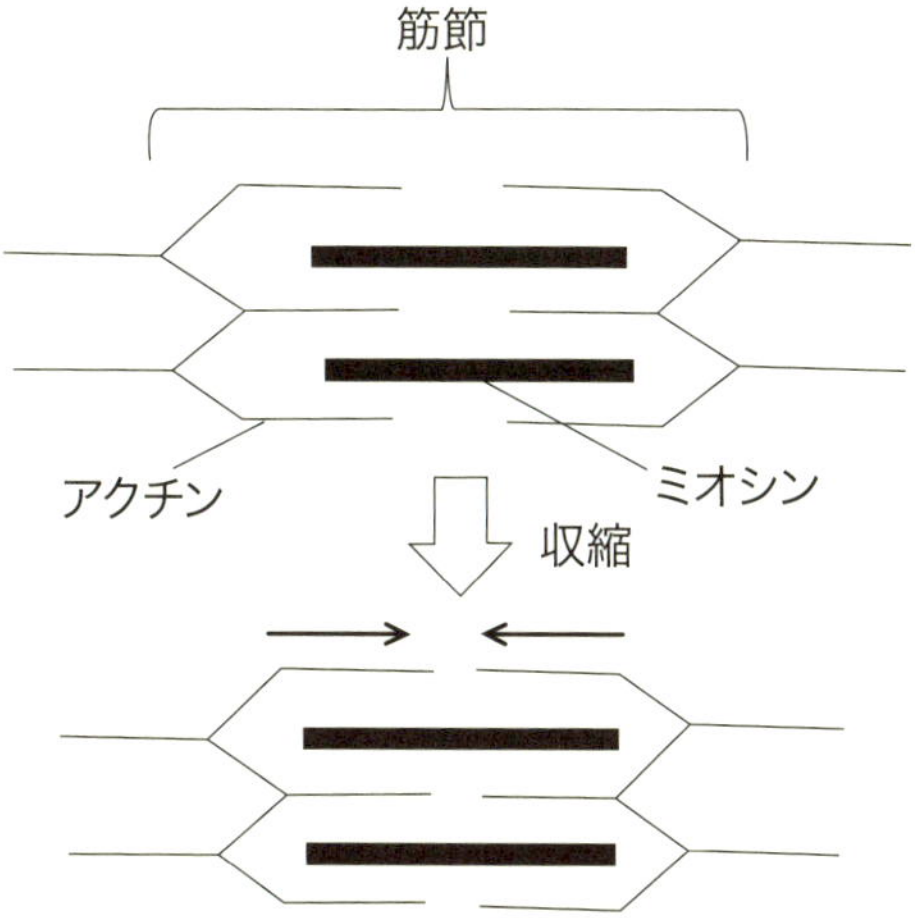

図34　滑り込み説
ミオシンの長さは変わらない。

性がなく、これではなかった。ところがトロポミオシンを精製する過程で、その上清《じょうせい》に未知の蛋白質があるとわかり、これこそが求める蛋白質のトロポニンであった。(88)

このトロポニンはトロポミオシンと強い結合を示すが、アクチンとは作用しない。さらに電子顕微鏡やトロポニンの抗体を用いてその存在部位を決定したことなどから、筋収縮の仕組みが解明されるに至った。図31と32にまず筋肉の概要を示す。筋肉の細胞は、実際は細胞どうしが融合しており、細胞核は、これらの筋フィラメントに押しのけられ、表面にある。ミオシンは頭が二つあるオタマジャクシのような形をしており、尾の部分は束になり、頭部はこの束より突き出している。一方、アクチンは球形の蛋白質であるが、分子が結合して一本のフィラメントが螺旋状に二本より合わさっている。収縮していない時のアクチンとミオシンは前述したようにトロポミオシンが介在し、直接、接してはいない。また、トロポミオシンの上にトロポニンがある（図33）。ま

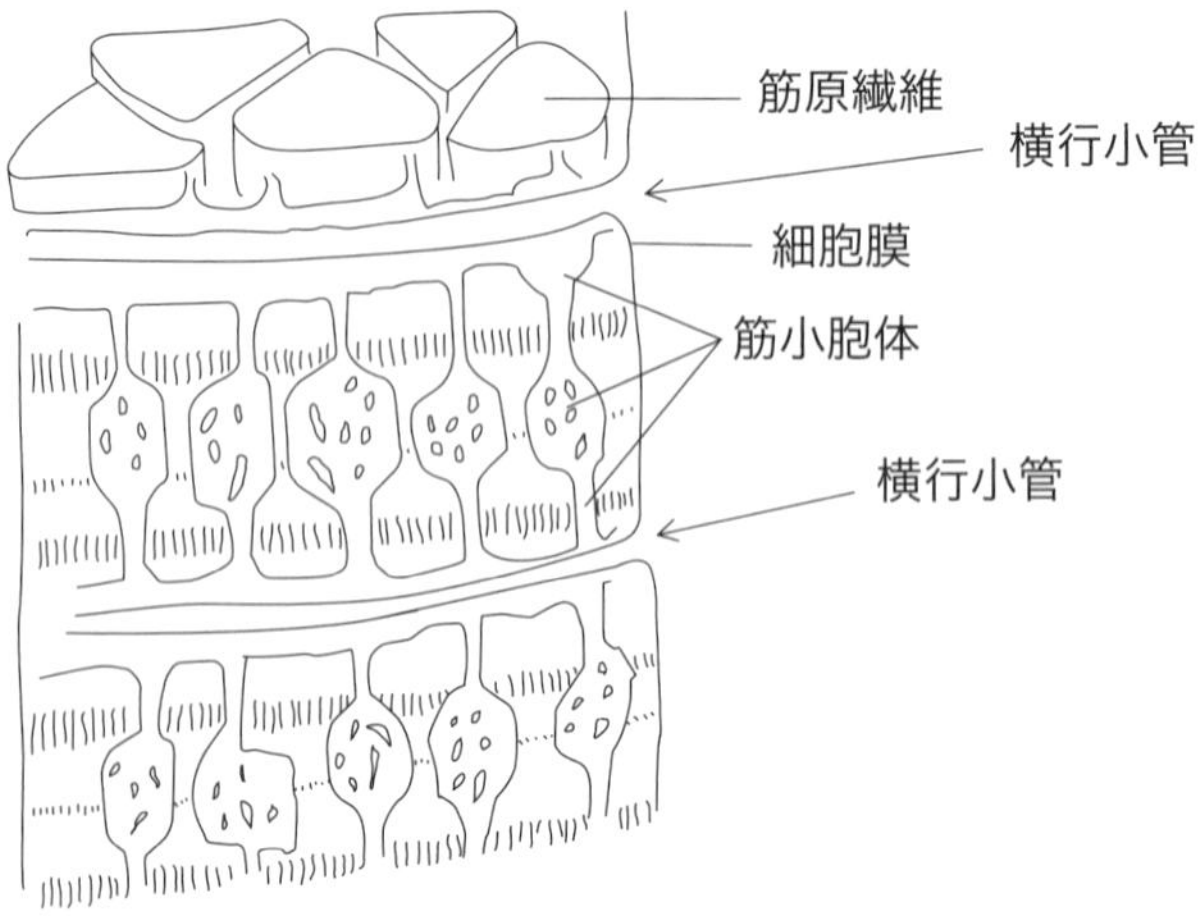

図35　筋小胞体模式図
筋肉細胞の小胞体が横行小管に密接している。

た、弛緩因子とは筋肉細胞の中にある小胞体のことで、神経の刺激はこの小胞体を刺激し、この中にあったカルシウムを細胞内に放出するために筋肉が収縮し、カルシウムがこの中に再び収納されると弛緩するのである[89]。さらに、実際に筋肉が収縮するのは、横紋筋において、電子顕微鏡で観察した時に比較的暗く見える筋原線維のミオシンから成る暗帯に、比較的明るく見えるアクチンから成る明帯が滑り込むことによって起こるという「滑り込み説」（図34）を提唱したのは、英国の同姓だがお互いに何の関係も無い二人のハクスリーで、Andrew Huxley は生物物理学的にミオシンとアクチンの関係を数式化して、一方の Hugh Huxley（1924～2013）は電子顕微鏡の像から、滑り込み説を主張した。

収縮の秘密の最初は、筋肉細胞の細胞膜にある。通常の細胞において、細胞膜は細胞質を包む袋であり、活動電位を伝える役割を持つが、筋肉細胞の場合、ところどころで細い管状になって細胞質の中へ落ち込んでいる。これを横行小管という（図35）。横行小管には筋肉細胞の小胞体が密接している。その位置は決まっており、暗帯と明帯の境界付近である。すなわち活動電位は、横行小管という細胞膜によって筋肉細胞の中へ伝達され、そこで小胞体へ刺激が届く。小胞体の中には、カルシウムイオンが蓄えられており、刺激によってカルシウムイオンが一斉に放出される。カルシウムはトロポニンと結合する。すると前述した反応が起こるのである。

【コラム5】

セント－ジェルジとビタミンC

セント－ジェルジというエキゾチックな名前の響き（多分、英語では聖ジョージに相当）と〈ビタミンC〉という語句とが一緒になると、なぜか〈さわやかさ〉を感じさせるかもしれない。しかしながら、彼は大科学者であることは間違いないが、筆者にはよくわからない人物である。彼は九十一歳、死の二年前に、ある伝記作家に“Think boldly, don't be afraid of making mistakes, donn't miss small details, keep your eyes open, and be modest in everything except your aims.”（大胆に考え、失敗を恐れず、細部は見逃さず、眼を常に開き、そして目的以外は謙虚であれ）と語っている。私は、最後のフレーズの「目的以外には謙虚であれ」は、彼自身に当てはまらないのではないかと思う。これは私一人が感じるのではなく、彼の伝記を読んだある分子生物学者の著書にも書かれている[90]。何しろ、彼は第一次世界大戦の時に医学部学生であり衛生兵として徴用され一九一四年から一九一六年まで二年間働き、その間、勇敢であるとして銀賞メダルまで貰っているのだが戦争が嫌になり（ここまではわかる）、自分の左腕を後で機能に支障が出ないように注意深く銃で撃って、「敵にやられました！」と申告し除隊して大学に戻っている（ここはわからない）。一九一七年には修士の学位を得て、同時に最初の妻と結婚している。彼は彼女を伴い再び北イタリアの戦線に今度は軍医として戻り、終戦の直前に妻は出産し女の子を得ている。事情があったにせよ、戦争に最愛の人を連れて行くだろうか。ここは何としても戦争のない国へ逃してやりたいと思うのが人情ではなかろうか。最初の妻との結婚は二十四年間続くが、一九四一年に離婚し、その後再婚している。前述の著書によるとこれは略奪婚ともいうべき状況であったという。二番目の妻は二十二年後の一九六三年にがんで亡くなっている。ここから彼のすごいところは、死の十一年前八十二歳にして四十八歳年下の女性と再婚している。さらに、彼の小伝に四回結婚したと書いてあるのを二つ見つけたので、人生のどこかでもう一回結婚していることになる。晩年にもう一回あるらしい。「謙虚であれ」はどこへ行ったのであろうか。

彼は、最初は解剖学者として出発し、同じく解剖学者で〈痔〉の研究をしていた伯父のいうとおりに同じ分野で研究をし、肛門の上皮細胞の観察が最初の論文であった。後に彼のよく言うジョークは、"Because of my uncle, I started science at the wrong end."〈自分の伯父のせいで、俺は〈痔の研究〉からサイエンスをスタートさせたのだ〉であったという。

十六〜十八世紀の、いわゆる「大航海時代」に最も恐れられていた病気は〈壊血病〉であった。しかし、船乗り達はこの病気に柑橘類が効果的であると気が付き、しかし、それは長期保存ができないので、柑橘類の代わりにキャベツの塩漬けでこの病気を乗り切った。この有効因子に後世ビタミンCという名がついた。Cには特に意味がなく分類上のアルファベットの記号である。ビタミンとは元々はvitamineの綴りで、〈生命のアミン〉の意味であるが、その後、色々なビタミンが発見されるに至り、アミンでない分子も多くあるため綴りは一般的な名称のみを意味するvitaminに変更された。

セントージェルジは、〈細胞の呼吸〉に興味を移し、呼吸の過程で過度に酸化されると細胞が死んでしまうことから、それを阻止する物質に興味を持っていた。彼はノーベル賞の受賞講演で、「私の間違った思い込みから、アジソン病の患者の黒化と果物が悪くなる時の黒化は同じ現象であると推測していた」と述べている。果物が皮をむかれた状態で黒くなるのは、確かに表面の細胞が酸化されるからであるが、前述したようにアジソン病の患者はまったく別な理由で黒くなる。健常者は黒くならないので、病原である副腎皮質には黒くさせない、すなわち酸化させせない物質があると考え、一九二七年にウシの副腎皮質から粗抽出物を得て、それにヘキスロン酸と命名し（hexuronic acid：ヘキソース＋ウロン酸の意味で、簡単に言うとブドウ糖の骨格に似た骨格を持ち、それが特定の形に酸化された分子）論文として発表して、これにより学位を得ている。後に、この物質は柑橘類に含まれているが、糖が邪魔をして抽出効率があまりよくなかったので、彼はハンガリーで多量に生産されているパプリカに目を付け、多量の純品のヘキスロン酸を得るようになる。

そのような時に、彼の研究室にハンガリーの家系であるが、米国に帰化していたスワベリー（Joseph Svirbely）という若い研究者が加わった。彼は、米国ではビタミンCの研究をしていたキング（Charles King：1896～1988）の下で働いていたので、ビタミンC欠乏の検定なら得意であると述べた。セントｰジェルジは、手元にあった自分のヘキスロン酸を彼に与え、ビタミンCとはヘキスロン酸のことだと言ったのである。壊血病も細胞が酸化されるために起こる病気だと考えたのかもしれない。受賞講演でも彼は「ビタミンの分野では研究の経験がなかった」と言っている。当時、キングもレモンの果汁から抗酸化作用を持つ物質の純化に成功していたが、発表はまだであった。ところで、モルモットはヒトと同じく食物としてビタミンCを摂取しなければ死んでしまう。そこでスワベリーは、ヘキスロン酸を与えるが一方は熱でそれを壊した群と他方はそのまま与えた群に分け、飼育した。結果は明白で、ヘキスロン酸が壊された群が壊血病に罹ったのである。これをスワベリーは、キングに手紙で書いて知らせた。キングは慌てて、一九三二年に「ビタミンCの化学的性質」という短い論文をサイエンス誌に彼を第一著者としてもう一人の研究者の名をつけ発表した。ビタミンCの先駆者は自分であると主張したかったのである。それを知ったセントージェルジは、同年のNature誌にスワベリーと共著で「ヘキスロン酸こそ抗壊血病因子である」と発表した。ノーベル委員会は、セントージェルジの先取権を認め、彼一人にビタミンCの発見の栄誉を与えた。当然、米国側は公平でないとの批判をあらわにしたが、セントージェルジが、その物質が何かを先に明らかにしていたのは間違いのない事実である。ただ彼がビタミンCという分野に興味を持っていなかったのも事実であり、ノーベル委員会の判定は何かしっくりこない。

セントージェルジからヘキスロン酸の提供を受けた英国のハワース（Walter Haworth：1883〜1950）は、安価な合成法を見出し、これにアスコルビン酸（ascorbic acid：aは否定を、scorbicは壊血病を意味する）と命名し直した。現在は、この呼び名が一般化している。彼は、一九三七年にノーベル化学賞を受賞している。壊血病は歯茎からの出血という点が強調されがちであるが、ビタミンCの役割はコラーゲンの生成であり、血管周囲には必ずコラーゲンが必要である。これが生成できないと血管が壊れ、体のあちこちから出血する。

一方、副腎皮質は、抗ストレスホルモンを生産するが、その過程でビタミンCが必要で、それゆえ、副腎皮質にそれが多量に含まれていたのである。セントージェルジは、葉巻が好みだったらしく、葉巻を持っているポーズの写真がたくさん残っている。喫煙は、ビタミンCを壊し副腎皮質ホルモンの生産を低下させてしまう。ビタミンCに関してはどこまでも彼はかみ合わない。彼は反ナチズムの闘士でスパイまがいのことをしており、後に旧ソビエト連邦ともまずい関係になり、米国へ帰化せざるを得なくなった。彼の「謙虚であれ」は、自分の人生を振り返り、「人生に後悔は付き物で、ああすれば良かったという後悔と、どうしてあんなことをしてしまったのだろうという後悔」に基づく反省かもしれない。このフレーズは、映画フーテンの寅さん『寅次郎夕焼け小焼け』で、戦前、大女優であったが、旧ソビエト連邦へ北海道、樺太を経由して、男性と共に逃避行を行い波瀾万丈の生涯を送った岡田嘉子が、この映画の中で一人の役者としてしみじみと語った言葉である。いや、本筋を外れた。なお、彼の名誉のために付け加えると、セントージェルジとくればビタミンCであるが、ノーベル賞の受賞理由は、「for his discoveries in connection with the biological combustion processes, with special reference to vitamin C and the catalysis of fumaric acid」（生物学的燃焼過程に関する発見、特にビタミンCとフマル酸の触媒作用）であり、後で細胞が如何にしてエネルギーを取り出すかを解明したクレブス回路につながる〈細胞呼吸〉をも評価しているのである。

第9章　皮膚

■内なるネアンデルタール人

　そもそも哺乳類の特徴の一つは、体に毛が生えることで、毛物すなわち獣《けもの》という言葉の語源となっている。アフリカのサバンナで生まれたホモ・サピエンスは、獲物を追跡する時に他の霊長類のように毛が長いと発汗作用が機能しないので、そのために一見、毛が無い〈裸のサル〉になってしまった。もちろん、頭髪は日光の遮断と傷よけに残った。実際に頭皮は、他の皮膚（一～二ミリ）より厚い（二～三ミリ）[24]。また、髪の毛は抜けることによって水銀などの金属や毒物の排出に働くことは確かで、ナポレオンの毛髪よりヒ素が検出され、死因が取りざたされて久しい。また、ニュートンの髪の毛から水銀が検出されているが、これは彼が、本気になって錬金術に取り組んでいたからで、しかも物質をなめる癖があったこともわかっている。

　英国の動物行動学者のモリス（Desmond Morris）は、初期の人類は水辺に棲み、頭だけは水から出しており、日よけのために髪の毛は残ったと言っている[91]。また、ホモ・サピエンスは、皮膚が紫外線に直接曝《さら》されるのを避けるために、皮膚が黒くなったが（実際にチンパンジーの手以外の皮膚は白い）、赤道直下ではそれでも足りず、体に泥を塗って紫外線から身を守ったと考えられる。その意味に〈おしゃれ〉や〈呪術〉の要素が加わったのは後世からであろう。これまでアフリカを出て世界へ散らばった人間は、その緯度に応じて、紫外線によって皮膚でビタミンDを合成して骨形成を確保するために（ビタミンDは、骨の維持に働く重要なホルモンでもある）、適度に色素を失った人間が生き残ったと考えられてきた。

二〇〇七年に、ヨーロッパにおいてヒトと同時期に生きていたネアンデルタール人は、骨から抽出した遺伝子を解析した結果、皮膚の色が白く頭髪も現代のヨーロッパ人のような集団も混じっていたと推定された[92]。一方、アフリカを出たホモ・サピエンスは浅黒い肌に青い眼を持っており、アルタミラの洞窟の壁画を描いたのはそのような人達で、現代のヨーロッパ人のような肌を持ったのは農耕を始めた中石器時代であったとする論文も発表された[93]。これは狩猟生活をしている時は、ビタミンDを含む獲物の肝臓などを生で食べていたため、皮膚で紫外線によってビタミンDを作る必要がなく、紫外線が少ない環境でも黒いままで不都合はなかったためであると解釈されている。前巻で、非アフリカ系、すなわちヨーロッパ人とアジア人は一〜四パーセント、ネアンデルタール人の遺伝子が残っていると書いた。さらに現在は、残っている遺伝子がどこに集中しているかもわかった。それによると、ヨーロッパ人においては皮膚の色の遺伝子の七〇パーセントが、東アジア人においては皮膚の形成に関する遺伝子の六六パーセントがネアンデルタール人の遺伝子の影響を受けているという。ホモ・サピエンスよりも先に寒冷な気候に適応していたネアンデルタール人との混血の際、皮膚や毛髪を形成する時に必要なケラチンに関係する遺伝子を受け継ぎ、皮膚を厚くすることに成功した。そのおかげで、暖かいアフリカからヨーロッパやアジアの寒冷な地方にまで拡散することができたという。ただし、皮膚の色は黒色素細胞の数で決まるのではなく、その活性で決まる。すなわち、表皮は何層もの表皮細胞が重なっており、その一番下に黒色素細胞がある。ここでメラニン顆粒を作りこれを、分裂しながら上へ行く表皮細胞に渡す（図36）。常に活性化していると肌は黒い。また、表皮細胞の中でメラニン顆粒が種々の大きさに集合するが、アフリカ系の人では、この顆粒の大きさが大きい。メラニン顆粒は核の中のＤＮＡを守るように配置されるはずである。

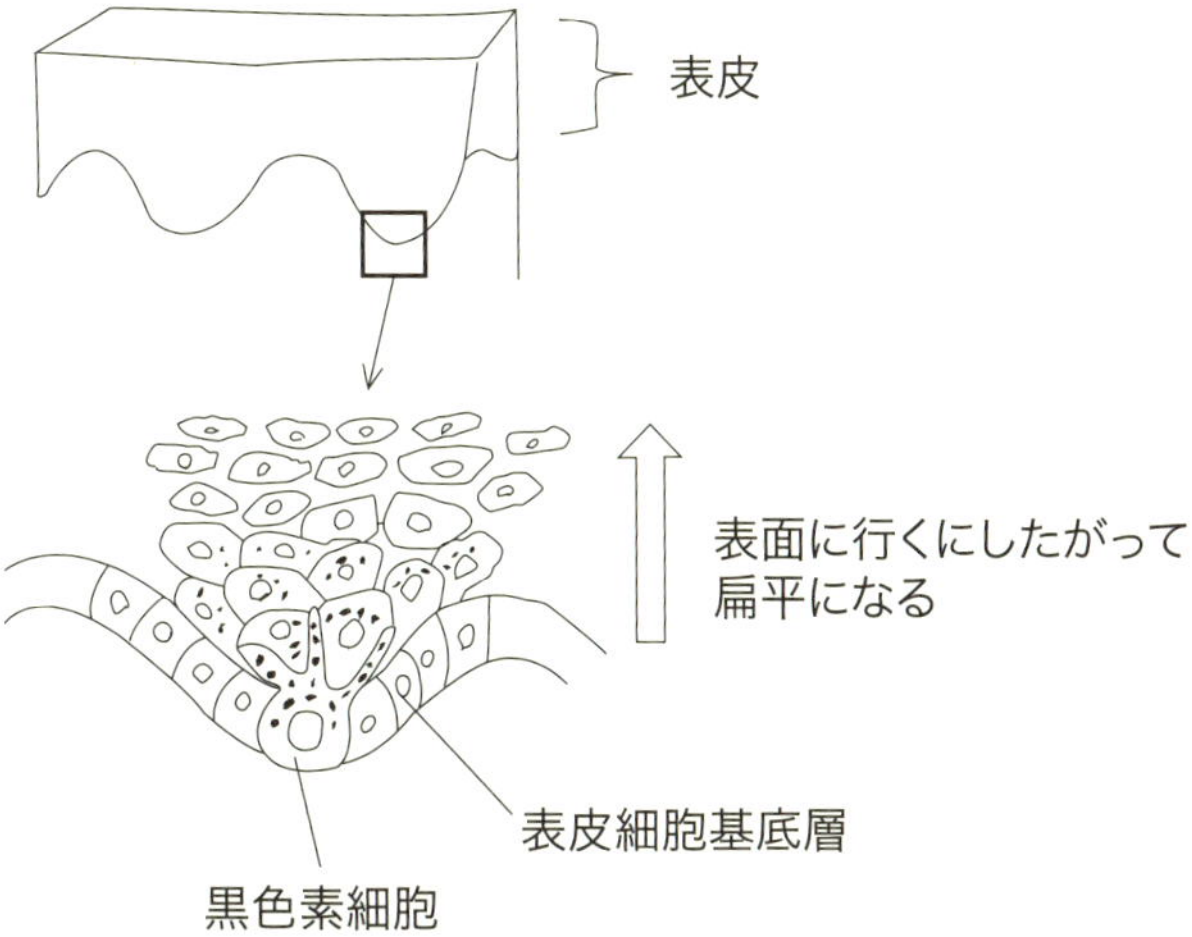

図36　表皮と表皮細胞
黒色素細胞がメラニンを表皮細胞に渡す。

一方、ネアンデルタール人の遺伝子がまったく見つからないDNAの領域もあり、それは文法能力を含む言語の発達に関する*FOXP2*という遺伝子であった。(94)すなわち、言語を巧みに使って会話するのはホモ・サピエンスのみの能力だったのである。言語こそ、英国の進化生物学者のドーキンス（Richard Dawkins）が提案したミーム（meme：人と人の間で伝達される情報のこと）のように、得られた知識を子孫に伝える社会的DNAだったのである。

とはいえ、そもそもネアンデルタール人の存在そのものが、一時は認められなかった時代があり、それを思うと隔世の感がある。現在、「すべての細胞は細胞から（生まれる）」（omnis cellula e cellula）は生物学の常識であるが、これは十九世紀の後半にドイツの国家的研究者ともいうべきウィルヒョウ（Rudolf Virchow：1821〜1902）の言葉である。彼は、政治家としても時の宰相ビスマルクと対立するなど大きな足跡を残した多面的な人間であるが、病理学者として偉大な名声を誇り、顕微鏡を駆使して〈白血病〉という病態を発見している。ただし、細胞よりもはるかに小さい細菌に関しては、病気との因果関係に否定的で、前巻で述べた、感染症の原因は概念的には細菌のようなものであると主張した、ゼンメルワイスを失脚させたのも彼が関係しているという。一方、前述したクレチン症の患者は成長が停滞するため、時として頭蓋骨の変形を伴うことがある。ウィルヒョウは病理学者として、そのような頭蓋骨に興味を持った。一八五六年にネアンデルタール谷の洞窟で発見された人骨の鑑定を依頼され、脊椎骨がくる病に侵され、変形関節症を患ったホモ・サピエンスであると鑑定したのである。これに続いて、他にもネアンデルタール人の骨が発見されたが、彼の見解は変わらなかった。彼の判断を他の人類学者は、直ちに否定はできなかった。ウィルヒョウは何しろ膨大な数の頭蓋骨や骨格を調べ、論文を書いていたのだから。しかしながら、それから数年も経たないうちに、ダーウィンの「進化論」が発表されると、この骨は猿人と現生人類とをつなぐミッシングリンクだという見解が優勢になり、一八六四年にネアンデルタール人に学名が付けられ、〈種〉として確立した。

■脂肪が気になる

皮下脂肪の役割は、まずエネルギーの貯蔵である。次に物理的衝撃の吸収であろう。お相撲さんは太っているが、その下は分厚い筋肉の鎧である。そのため、彼らはものすごいぶちかましに耐えることができる。ただし、普通の人はぶちかます必要がないので、溜めこみ過ぎは禁物である。脂肪組織は、黄色い粒からできている。頰の脂肪は、脂肪細胞が集まった直径三ミリの塊より成っていて、臀部はその三倍にまで塊が大きくなったものが集まっており、腹部は小指の先ほどの大きさの集団がびっちりと並んでいる。(24)これは脂肪の蓄積される順番が早い順に大きくなることを意味する。万が一、交通事故などで頰を失った場合、自分の体の目立たない部位、例えば腕の内側などから血管をつけたまま切りだし、頬に移植する。

厚生労働省では、腹囲が男性で八五センチ、女性で九〇センチ以上の人はメタボリックシンドロームになりやすく、将来、生活習慣病となり、高血圧、脂質異常症、糖尿病、動脈硬化を引き起こす可能性があると警告している。これは脂肪組織よりアディポサイトカイン（adipo-cytokine）という複数の生理活性分子が分泌されて、前述の病気を引き起こすからである。ここで女性の九〇センチは太り過ぎであろうと思われるが、これは日本独自の基準である。問題は腸の回りにつく内臓脂肪で、こちらは落ちにくい。一方、皮下脂肪はそれに比べると落ちやすい。男性も女性も日本人はこの基準を超えると内臓脂肪の面積が一〇〇平方センチ以上となり、前述の病気を引き起こしやすくなる。女性が五センチ大きいのは、赤ちゃんを産むために、元々、皮下脂肪が厚いせいである。

ちなみに国際糖尿病連合に属している国別の基準となる腹囲は、米国において男性は一〇二、女性は八八センチ、欧州において、男性は九四、女性は八〇センチである。脂肪細胞は、子どもの頃に増えない限り、増えない。ただ細胞の中に脂肪が蓄積され大きくなるだけである。したがって、子どもの時に過食で肥満だった人がたとえ一度痩せても、歳をとってから再び太り出すと脂肪細胞の数が多いので対策がやや困難になる。逆に子どもの頃に、肥満でなかったのであれば、脂肪細胞に脂肪が蓄積されているだけなので、有酸素運動を行い、燃焼させてしまうのが一番良い。

実は肥満の原因として、肥満遺伝子が知られている。β-3アドレナリン受容体遺伝子の変異は、中性脂肪の分解が抑制され基礎代謝量が低くなる。日本人はこの変異を三人に一人が持っている。これは食糧が常時入手できなかった大昔に、飢餓に対応するための倹約遺伝子として変異が現れたと推測されている。また脱共役蛋白質1遺伝子の変異では褐色脂肪細胞の働きが低下する結果、基礎代謝量が低下し、肥満となる。この遺伝子の変異は四人に一人が持つ。これらの知見は厚生労働省のホームページからの情報で、日本人は意外と肥満になりやすいと警告している。また、妊娠期に母親が極端な炭水化物ダイエットなど、エネルギーとなる栄養素の摂取を抑制すると胎児はエネルギー不足になり、脂肪細胞を増やしてそれに対処しようとする。これによって、子どもが肥満となる可能性が大きくなるので注意が必要である。

一方、女性の美は時代によって変わる。井原西鶴は『好色一代女』において、美人とは「胴間《どうあい》つねの人よりながく」と書いているという(95)。胴長の方が良いのは、幅広の帯を粋に締めることができるためであり、短足は着物で隠されるので問題はない。むしろ、帯を少しだけ上で締めると逆に帯より下が長くなって足が長く見える。浮世絵でもお腹がゆったりとして、腰回りの大きい女性の絵に人気があった。腹囲が小さくいわゆるヒップが小さい女性は、子宝に恵まれにくいと考えられた時代であった。さらに遡って七世紀の後半から八世紀の中頃までの天平時代の女性の美人画をみると、皆、しもぶくれの顔だちで、体つきはゆったりとしている。

■汗腺と乳腺

汗腺には二種類あり、いわゆる汗をかく時に働くエクリン腺と、脇の下などにあるアポクリン腺である。語源は前巻の耳の項に書いた。エクリン腺は、イヌやネコでは発達が悪いので口を開けて舌を出し、唾液の蒸発によって体温を下げる。この腺は、ヒトの手のひらや足の裏にも存在するが、これは木登りをするサルが先祖であった時の名残で、木を握る時の滑り止めである。緊張した時に手のひらに汗をかいた時は、「これは滑り止めだ!」と考え、緊張をほぐすべきである。これを精神性発汗と呼び、単に暑い時やスポーツの時に出る汗を温熱性発汗と呼ぶ。眠っている時でも数百ミリリットル近く汗をかくので、乳児や老人は朝起きた時に水分の補給が必要である。手や足に加えて、ヒトの体表にはエクリン腺が二〇〇〜五〇〇万個あると言われているが、このうち機能的に働くのはその時の環境の温度に左右される。また、暑い地域で生まれた人間には、機能的な汗腺の数は寒冷な地域に生まれた人間よりも多いと言われる。ただし、筆者の経験では、日本から熱帯に行くと、最初の二週間程度はやたらと汗をかくが、やがて汗をかかなくなる。適応するのである。しかし、ヒトも動物の一員として考えると不思議である。動物でエクリン腺があるのは、霊長類を除くとネコやイヌの足の裏やブタの鼻だけである。(24) これはヒトが炎天下で獲物を執拗に追い続けたことと関係し、エクリン腺を体中に分散・拡大させたらしい。

汗は体温の調節に重要であると同時に、常に微量の汗をかいて皮膚の表面を酸性に保ち、細菌の繁殖を防いでいる。一方、アポクリン腺は、エクリン腺よりも数は少ないが、発情期に異性を引き付ける匂いとして発達するので思春期以降でなければ、意味がない。しかしながら、現代の日本人にとって体の匂いは敵である。アポクリン腺の活動を抑える制汗剤が多く売られている。

乳腺は、アポクリン腺が特殊化したものであり、乳首の周囲にある乳輪腺は、乳首を守るために皮脂を分泌する典型的なアポクリン腺と考えられている。最も原始的な哺乳類であるカモノハシなどでは、仔を卵で産むが、哺乳類の名が付けられているように、腹部の二カ所に乳腺があり、そこから乳汁のような液体がにじみ出て、仔はそれをなめて育つ。ヒトでは胎児の時に、体に、縦に線状に二列、乳腺原基が九対発生する。脇の下から本来の乳頭にかけて三対、乳頭から股にかけてもう五対、すなわち第四番目の一対が成体の乳腺に発達する。筆者は大学生の時に、普通の人は一対であるが、退化せずに他の原基が小さく膨らんで残る場合があり、それを〈副乳〉というと教えられ、スライド写真で見せられアッと驚いた。しかも副乳の持ち主は同じ大学の医学部の女医というので、さらに驚いた。ただし、副乳の存在は男女を問わず全体の一割程度にのぼり、〈ほくろ〉に見えたりすることもあるので、よくある現象である。副乳があっても、大きくなるのは一対だけである。乳腺の構造は［コラム2］を参照していただきたいが、非妊娠時の大部分は脂肪である。ヒトの男性は、皮下脂肪の塊でできている乳房の大きさや形に魅せられる変な動物であるが、その発生過程を知るとますます有難さが薄れるような気がする。

ギリシャ神話によると、黒海とカスピ海に囲まれた地方と現在のウクライナにかけて、女性の武人のみで成立しているアマゾン（Amazōn）という部族が住んでいたという。彼女らは純血と狩猟の神であるアルテミス（Artemis）を信仰し、一人の女王をいただいており、三日月形の盾と弓、さらに斧と槍で武装し、馬術にも長じていたという。女性だけから成るので、一定の時期に他部族の男性を受け入れ受胎するが、生まれたのが男であれば、すぐに殺し、女であれば幼児の時に右の乳房を切除し、将来、弓や槍を扱う時のさまたげにならないようにした。この話に南米のアマゾンはまったく出てこないが、つながりはスペイン人がインカ帝国を滅亡させた後にある。スペイン人達は、さらに侵攻して伝説にある黄金郷エルドラドー（El Dorado）を探すために、大河に進んだ。エルドラドーとは、スペイン語で文字通り〈金〉という意味であるが、南米ボゴタ高原に住むチブチャ族の酋長《しゅうちょう》は、宗教的儀式に際して、全身に金粉を塗って湖水に入り、生贄《いけにえ》を捧げたのち、湖水の水で金粉を洗い流していたという(96)。これをスペイン人が聞きつけ河を遡ったのである。彼らは、途中で食糧不足と疲労により奥深いジャングルで動けなくなり引き返し始めたが、そこに女性だけからなる現地人の攻撃を受け、ほうほうの体で逃げ帰った。彼らはギリシャ神話のアマゾン族を思い出し、この大河をアマゾンと名付けた。実は、ギリシャ神話ではアマゾン族の女王が、トロイ戦争（トロイとギリシャの戦争）に登場し、名だたるギリシャの英雄を何人も倒し、トロイに味方するが、最後は不死身の勇者アキレスに殺される。ただし、アキレスもこの戦いでトロイの王子のパレスによって、矢をアキレス腱に射込まれ落命している。

■縄文土器と指紋

一八七三年（明治六年）、医療宣教師として医師免許を持つフォールズ（Henry Faulds：1843～1930）が来日し、築地病院（現在の聖路加国際病院）で働き出した。同じ時期の東京に大森貝塚を発見したモース（Edward Morse：1838～1925）がいた。彼は、本来、日本の腕足動物門（シャミセンガイなど）を研究するために来日したのであるが、東京大学教員として雇われ、大森貝塚の結果を東京大学欧文紀要第一号に載せた。これをダーウィンに送ったところ返事が来て、自分の「進化論」を難なく受け入れる日本という国の進歩はまさに驚異に値すると書いてあったという。我々はダーウィン（当時七十歳）というとはるか昔の人のように感じるかもしれないが、開国後二十年の日本を知っていたのである。そのような状況で、フォールズも発掘に参加した。そこで彼は縄文土器についていた指紋に注目し、その形状が人によって異なることを発見した。これは一八八〇年十月二十八日号のNature 誌の六〇五ページに短報として「On the skin-furrows of the hand」（手の皮膚にある溝について）のタイトルの下に発表された。今では誰もが知っている指紋の研究は、縄文人の指紋から始まったのである。この論文では興味深いことに、後述する内容とは逆の方向に研究が展開しており、ジブラルタルモンキー（*Macacus inuus*）の指紋も調べ、人間の指紋に似たものがあると記述している。したがって、彼は、原始時代の人間（?）である縄文土器の指紋を調べることは科学的に興味深いと論理だてている。なぜジブラルタルモンキーかは、疑問に思うところであるが、フォールズの前任地がインドであり、そこでペットとして購入し飼っていた可能性がある。なお、科学的内容とは関係ないが、彼は自分の所属を正しくTsukiji Hospitalと記しているにもかかわらず、所在地はTokioと書いてある。本人は常にそう発音していたのかもしれないし、当時はそのように記述するのが習わしだったのかもしれない。ちなみに指に指紋があるのは、ヒトとサルの仲間のみである。

現在では、指紋は双子でも異なり、小児から老人になるまで一貫して変わらないことが知られている。なぜ双子が、ＤＮＡが同じなのに指紋は違うかは、エピジェネティクス（epigenetics：epigenesis 細胞分化＋genetics 遺伝学）という現象で説明される。ＤＮＡは、実際はむき出しではなく、ヒストン（histone）という円盤状の蛋白質が数珠状に結合して、クロマチン（chromatin：色素で染色されやすい物質という意味）となり、染色体を形成している。遺伝子は、部位によってヒストンの結合の量が異なり、これは双子であっても個々の人によって異なっている。比較的少ない部位において、遺伝子は発現しやすい。したがって、双子において体の設計図である遺伝子が同じなので、顔つきや体つきまた身長などはよく似ているが、指紋のレベルという細かい部位では、ヒストンの結合の量が異なるために違ってくる。すなわち、体の作りはＤＮＡだけでは決まらないのである。

愛犬のクローンを作ってくれる会社が過去に米国にあったが、体を覆う毛にある模様の位置を再現することができず、やがて廃社となった。エピジェネティクスを制御できなかったのである。また、薬品等あるいは自然の摩擦により指紋を失っても、それらの原因が無くなると元の形に再生する。これは指紋の引っ込んでいる部分を皮膚小溝と呼び、出ている部分を皮膚小陵というが、それぞれ下の真皮と対応し、表皮を消しても真皮が残り、元通りに再生するからである。この構造は掌紋でも同じである。ちなみに、皮膚小陵の部分に汗腺がある。ただし、ワオキツネザルのような原始的な霊長類では、指紋も掌紋も極めて明瞭であり、〈滑り止め〉としての役割が重要なことを示している（図37）。ヒトの指紋に蹄状紋、渦状紋

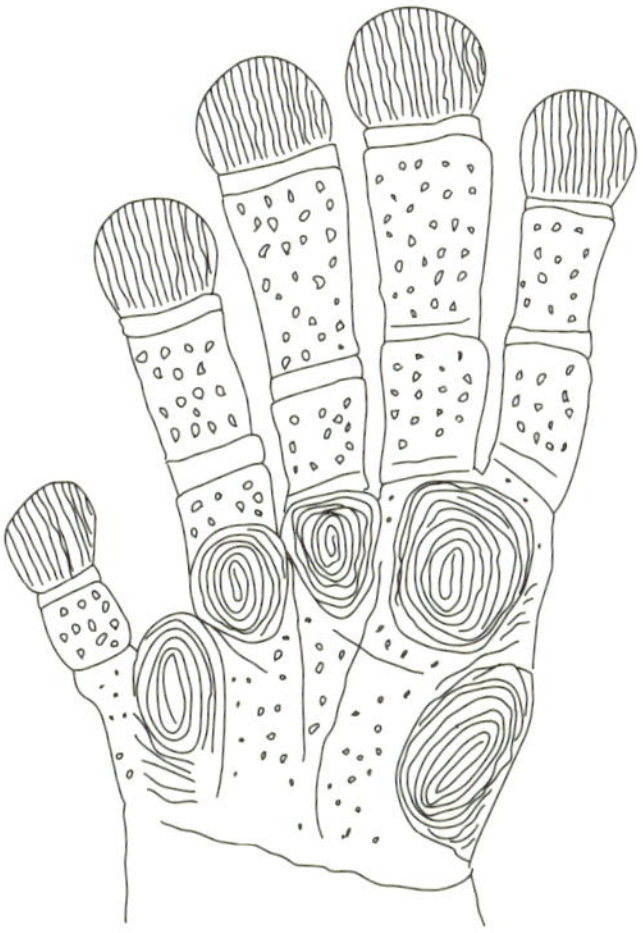

図37　ワオキツネザルの指紋と掌紋

や弓状紋があるのは、明瞭化した指紋が退化する途中であると考えられている。日本人には渦状紋が多いと言われているが、このタイプは皮膚小陵の密度が高く、器用さはその故ではないかと想像されるが、現代において通じるか否かはわからない。

指紋を犯罪学へ応用する基礎を作ったのは、英国のゴールトン（Francis Galton：1822〜1911）で、ダーウィンの従兄弟に当たる。彼は、社会を改造するには、優秀な人間のみを人為選択によって集めるという〈優生学〉という言葉を作り出したことで有名である。後年、これはナチスによって利用されることになる。しかしながら、ゴールトンは遺伝という現象を統計学によって解析しようとした学者でもあった。ナイチンゲール（Florence Nightingale：1820〜1910）とも親交があり、彼女は統計学を駆使して病気の根絶を進めたことで知られる。また彼女は、国民的英雄としての扱いを嫌い、彼女の墓碑には単に「F.N.Born 1820. Died 1910」としか刻ませなかった。

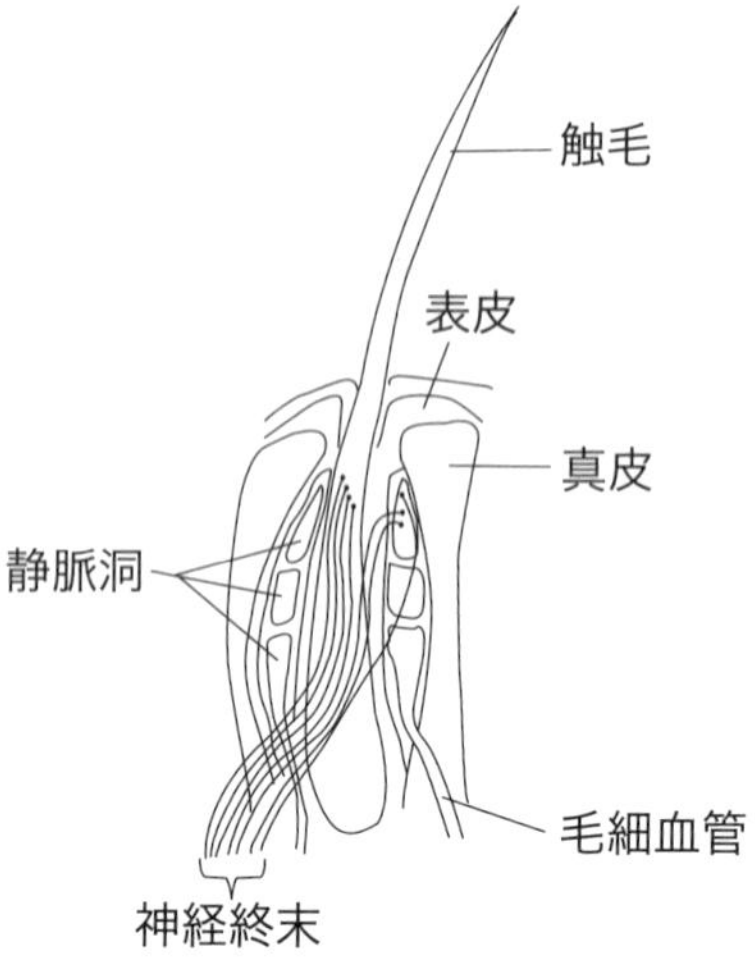

図38　触毛周囲の構造
触毛は夜行性の動物に必要。

■ネコのヒゲ

まったくヒトに無い毛は、動物の鼻の周囲にある触毛という毛である。類人猿にも無い。男性の口の周りに生える〈ヒゲ〉は、髪の毛や眉毛と同じ種類の毛である。ここで言う触毛とは、ネコの場合、切るとネズミを捕れなくなるというあのヒゲである（図38）。ただし、動物の種類によっては例えばモグラは鼻の周囲に加えて肢にも生えており、土の中のミミズの振動を感知するといわれているし、コウモリは指の被膜にもある。ところで読者が今、自分の腕に生えている一本の毛に触ったとしよう。触ったと感じるであろうが、それは神経の二〜三本の感覚なのである。すなわち、通常の体毛にはその程度の神経支配が及んでいる。一方、触毛には一〇〇本以上の神経が束になって入っており毛の周囲を取り巻いている。マウスでは脳において、触毛一本ずつに対応する神経細胞集団が存在しており、恐らく触ったものが何かを瞬時に判断できるのであろう。また毛根の周囲を静脈が取り巻いており、一度、触ったという振動がいつまでも続かないように

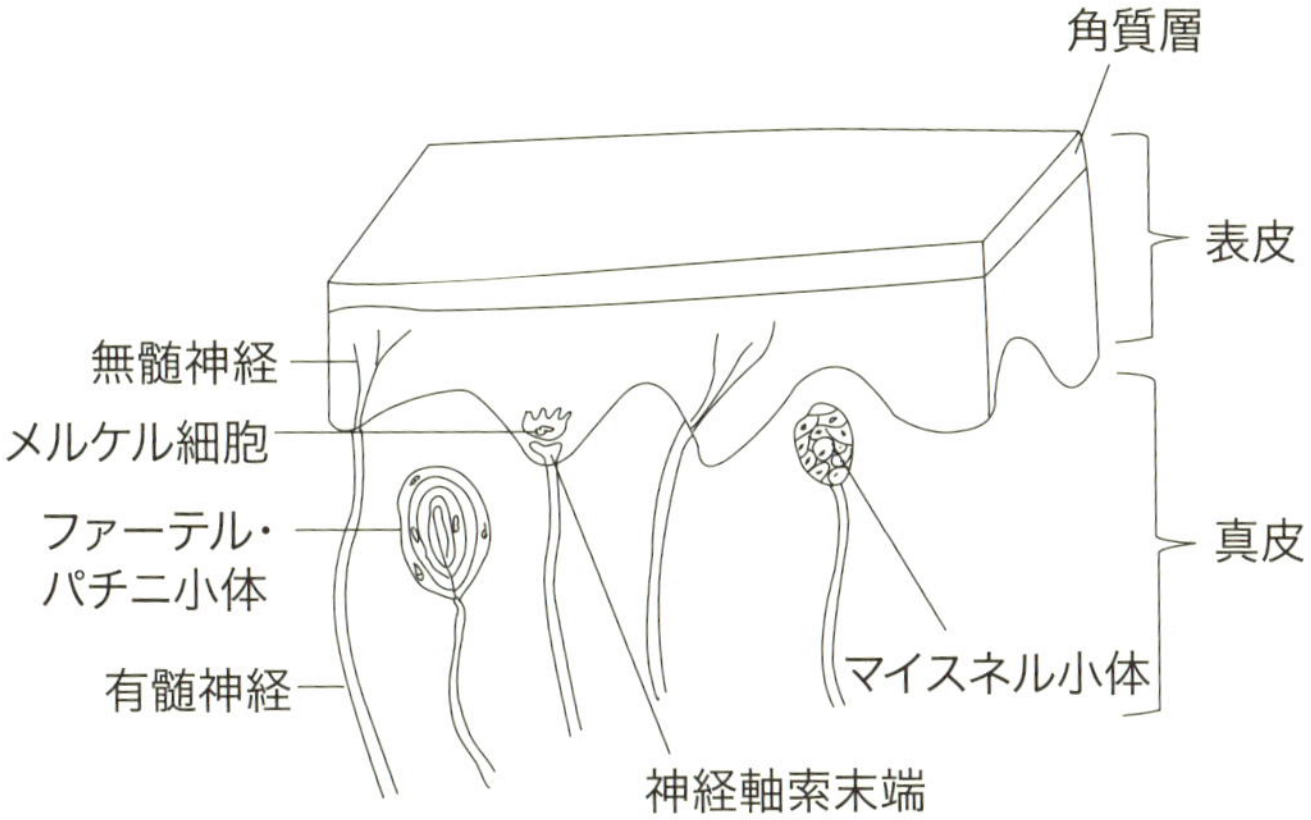

図39 皮膚に存在する感覚受容系

血液のプールによって振動を減衰させるようになっている。一方、残念ながらヒトは触毛の感覚を知ることができない。ヒトにも触毛をつくる下地はあるが、触毛を作るには神経由来の細胞の上皮への誘導が必要であり、上皮では触毛を分化させる時期が決まっていて、誘導と分化のタイミングが合わないので作られないと考えられている。

触毛は夜行性の動物に必要な組織で、昼行性の人間では退化し、その分、眼の重要性が増したと考えられる。胎生六カ月の胎児は、胎毛という柔らかい毛で全身が被われているが、誕生前には消える。これは如実にヒトの昔の状態を表している。しかしながら、胎毛の発生を詳しく見ると、最初に毛が生える場所は、額、口、眉のあたりで、元々、触毛の生える位置と一致し、現在、特殊化しているように見える触毛の方が、実は毛の原型かもしれない[97]。

■これまでの皮膚感覚

皮膚のうち表皮の角質層の近くまで分布するのは神

経の自由末端の終末部で、真皮にある時は髄鞘で包まれているが、表皮ではむき出しの無髄神経となる（図39）。この終末部で痛覚や冷たい温かいなどの感覚を検知して信号を脳へ送ると考えられている。またこの無髄神経の一部は、メルケルの触覚細胞（Merkel's tactile cell：ドイツの解剖学者の名前に由来する）（図39）にもシナプス（第1章「シナプスとは何か」、参照）しており、この細胞は圧迫や振動を検知して興奮し、それを神経に伝達する。この感覚は持続性がある。特有の微絨毛を持ち、これが機械的刺激を受容すると考えられている。この細胞は、神経冠（図30）に由来し、胎生の時に、神経成長因子を分泌して神経を呼び寄せる。さらにマイスネル触覚小体（Meissner's tactile corpuscle：ドイツの解剖学者の名前に由来する）（図39）が存在する。表皮の変形が直ちにこの小体に伝わると想像される。小体は、特殊な触覚細胞がお互いに組み合ったような形が特徴で、その間に無髄神経が網の目状に分布し、神経はこの小体から出ると有髄神経になる。指先や唇などに多い。ただし、この感覚は持続性がなく、触られた瞬間に反応するが、すぐに慣れて受容の感覚が消えてしまう。

加えて、かなり大型の、長さ三〜四ミリメートル、太さ二ミリメートルに達するファーテル－パチニ小体（lamellated corpuscle of Vater-Pachini：ファーテルはドイツの解剖学者の名前、パチニはイタリアの解剖学者の名前に由来する）（図39）もある。指先や手のひら、動静脈吻合《ふんごう》の近くにもあり、手に加わる圧力や血管にかかる圧力をも検知すると考えられている。その形は、玉ねぎの構造を連想させ、中央には神経軸索が存在し、それを何重にも取り巻くように緻密な膠原繊維と繊維芽細胞が層状に取り巻いている。層は密接しているように見えるが、接触しているわけではなく、間にリンパ液が入っている。すなわち、圧力は直接神経に伝えられるのではなく、リンパ液を介しているので、圧力がかかった軸索の一部だけが興奮する。また振動にも反応するといわれている。このように皮膚の感覚は手を主体として複数の感覚器官が受け持っている。これは手の指の感覚が極めて重要であり、それを保証する仕組みであると考えられてきたが、実はこれは最低保証であったのである。文献8に驚くべき内容が書かれていた。

■最新の皮膚感覚

道具作りに優れた職人さんは、一ミリの一〇〇〇分の数ミリ程度の凸凹を指先で感知できる。これには指紋が関与しており、指紋の溝が細かい凸凹に引っかかり、それにより神経の自由末端が感知できるのだと説明されていた。ところが指紋を特殊な液で被い指紋の溝を埋めても、感知できるのである。そこで表皮細胞そのものが注目された。表皮細胞は角化細胞ともいい、ケラチンを産生して角化し、やがて垢となって皮膚から脱落する。これまでは文字通り表面に存在し、細菌の侵入や物理的障害から守ってくれる〈膜〉だと思われていた。しかしながら、角化細胞が、一七℃、二二℃、三〇℃、五二℃以上の数段階にわたる温度を感知すると、それぞれの温度に対応する特殊な蛋白質が産生され、その結果、細胞内カルシウムイオンが上昇して、細胞は興奮状態になることが知られた。また同時に、これらの蛋白質の中には、圧力に対しても興奮する種類もあることが示された。この興奮は近くの角化細胞に伝達され、やがて神経の自由末端に伝えられるとわかった。表皮自体が感覚細胞であり、それゆえ、一〇〇〇分の数ミリを感知できたのだ。

最近、赤ちゃんが泣いている時に、抱いて歩くとなぜ泣き止むかが明らかになった。それには首の後ろの皮膚感覚、体が持ち上げられて運ばれているという感覚によるもので、さらに小脳が働いているという。動物では母親が子どもの首の後ろの皮膚を噛んで運ぶ時、四肢を縮めておとなしくなる。これを〈輸送反応〉といっていたが、それはヒトの赤ちゃんにも残っていたのであった。赤ちゃんを抱いて歩くと三秒後に心拍数が低下し、泣く量が十分の一に、自発的な動きが五分の一に減少した。これは赤ちゃんがリラックスしていることを示している[98]。

■皮膚で聞く

日本の異色の科学者として大橋力《つとむ》博士がおられる。専門は情報工学や感性科学である。大橋博士は、インドネシアの打楽器を演奏する奏者が時としてトランス状態になることに気が付いた。それをCDに録音して同じ奏者に聞かせてもトランス状態にはならない。この差はどこに原因があるかを調べると、CDでは二万ヘルツまでの音しか録音できないが、実際の演奏では一〇万ヘルツ以上の音が含まれていたのである。さらに奏者の首から下を、音を通さない盾で被うと耳で一〇万ヘルツ以上の音を聞いているはずであるが、何の変化も起こさないのである。これは、皮膚で高周波を聞いていることになる。これを知った資生堂研究所主幹研究員の傳《でん》田《だ》光洋《みつひろ》博士はユニークな研究を次々と行い成果を挙げている。結論を急ぐと、ケラチンを含む角化細胞層が高周波の振動に共鳴して、全身で音を聞いている状態になる、というのである。しかも大橋博士や傳田博士の研究によると高周波による皮膚への振動は、ヒトの情動や生理に大きな影響を及ぼしている可能性が極めて高いという。筆者の研究室に、生で和太鼓の演奏を聞くと船に酔ったような状態になるという女子学生がいた。友人に言っても共感は得られないので黙っていたという。筆者は聴覚障害者でも骨伝導によって和太鼓の演奏を楽しむことができることを知っていたので、その学生はとりわけ骨伝導による聴覚への刺激に敏感なのであろうと考えていたが、この結論を知って皮膚が音に敏感である可能性もあると修正した。シャーマンは、少なくともこのような感覚を持った人間がなったのかもしれない。皮膚でも音を聞いているのである。

■皮膚で色を見る

時差ボケの時に、朝の日の光を浴びると体内時計の修正が速まることが知られている。これは視覚障害者にも当てはまるので、その理由が論議されている。傳田博士は、皮膚も可視光を感じているはずだと主張している。その理由は、皮膚は紫外線（四〇〇ナノメートルよりも短い波長の光）に長時間さらされると反応して日焼けを起こす。一方、七〇〇ナノメートルよりも長い赤外線に照らされると暖かいと感じる。したがって、その中間にある可視光を感じないはずがないと説明する。角化細胞は、生きている間は細胞膜成分の一種で脂質のセラミド（ceramide：皮脂腺から分泌される脂質とは異なる脂質）を周囲に分泌し、お互いにそれで結合しあっている。そこで表皮に赤い光を照射するとセラミドの分泌が促進され、青い光を照射すると逆に抑制された。しかも、皮膚には、網膜の光受容蛋白質もあることがわかった。明暗を見分けるロドプシンは、表皮層の中間から表面に向かって分布し、比較的長い波長を受信する赤オプシンと緑オプシンは表皮の深い部位に、短い波長を受信する青オプシンは、深部以外の部位に存在した。これらの結果は、波長が長いほど皮膚への浸透性が高いという結果と一致する。しかしながら、現在、研究はここまでで、光の色が表皮細胞に影響を与えていることは確かであるが、積極的な意味で色を見ているのではない。意識に上らないうちに処理されているらしい。ただし、色彩心理学の分野や常日頃、我々が感じているように、赤い色は暖かく情熱的に感じるが、青い色は冷たく感じるので、皮膚で感じた色が無意識であるが心理的に影響することは有りうる。

感性分析の専門家として知られる黒川伊保子氏はＮＨＫの番組で、これはまだ仮説であるがと断った上で、「服の裏地をピンクや赤などの暖色系にすると体温が多少上がるかもしれない」と述べている。筆者は昔、日本の海の動物がどこの海の影響を一番強く受けているかを調べるために、太平洋に浮かぶ島々を長期にわたり調査したことがある。その時に、青い海、白い砂、椰子の木の緑という原色だらけの世界では、精神的に自然の色に負けそうになったことを強く感じた。現地の人達は皆、派手な色柄のアロハシャツを身につけていたが、それは自然の色に対抗あるいは融和するためではないかと思いついた。眼をつぶっても、皮膚には様々な波長の強い光がいやおうなく降り注ぐため、自然との融和を求め、一体化するためかもしれない。日本の墨一色で描かれた山水画の境地も、日本の自然に溶け込む意味があると考えると納得できる。

一方、［コラム7］に示すように、生体の細胞というのは、これまでの概念とは異なり、もっと自由に振る舞っており、光受容蛋白質は網膜の細胞でしか発現していない、と考えること自体が間違いなのかもしれない。

■コロンブスと梅毒

梅毒という呼称について、これまで意味を考えたことがなかった。英語ではsyphilisという。これは梅毒に罹った羊飼いの名前に由来する。病原菌は螺旋状のスピロヘータ（spirochaeta：螺旋に巻いた毛の意味）というグラム陰性の真正細菌である（*Treponema pallidum*）。野口英世（一八七六～一九二八）の業績は、大部分は再現性が無いと否定されているが、梅毒の末期の患者の脳脊髄の顕微鏡標本を何万枚も作成し、その中からこのスピロヘータを発見しており、これについては正しいとされている。この病気は出所がはっきりしない。現在、最も正しいのではないか、と言われている説は、元々は新大陸の熱帯にあった良性の皮膚疾患（?）で、それをコロンブス一行が持ち帰り、その時にこの細菌に突然変異が起こったか、あるいは民族的な違いが原因かは不明であるが、陰湿な性病へと変化をとげたという。コロンブスらは、スペインのバルセロナで解散となった。すると今までに見られなかった皮膚病が流行した。コロンブスの部下たちは、戦争が起きたためナポリへ行ったが、ナポリでも流行した。そのためナポリ病と言われた。部下たちは、ナポリ陥落のあと、フランス軍に編入されたが、兵隊たちの間に流行り、イタリア各地に転戦している間にイタリア中に、梅毒をまき散らし、フランス病とも言われた。やがてロシアから全ヨーロッパへと拡散し、ポルトガル人が通商を求めてインド、中国へ来航すると、当然のように各地に広まった。中国では、この病気を〈広東瘡《かんとんそう》〉あるいは皮膚の発疹の様子から〈楊梅瘡《ようばいそう》〉とも呼んだ。楊梅とは〈やまもも〉のことで、イチゴに似た果実をつける。瘡とはカサブタのことである。これが、梅毒の語源である。

感染後、約三週間では患部に痛みは無いが、しこりができる。また鼠蹊部に痛みが無いが、腫れが生じる。しかし、二～六週間で消える。これが第一期である。感染後、約三カ月経つと、体の中心部、手足、顔にピンク色の円形のアザが生じる。また、盛り上がったぶつぶつができる。関節痛を生じ、また、風邪を引いたような症状がでる。しかし、これも三カ月から三年程度で消失する。これが第二期である。ここまでであれば、抗生物質で完全に治すことができる。感染後三～十年経つと、皮膚、筋肉、内臓、骨などにゴム腫と呼ばれる大きなしこり状の腫瘍ができる。ここまで来ると抗生物質が効くことは効くが、後遺症が残る。これが第三期である。感染後十年以上経つと、多くの臓器に腫瘍が生じ、心臓、脳、脊髄、眼、血管、神経など様々な臓器に重度な障害が現れ、死に至る。

現在、自分でこの病気に罹ったか否かを個人名を出さずに判定してもらう制度がある。各地の保健所がこの任に当たっている。ただし、すべての保健所ではないので、あらかじめ調べておく必要がある。勿論、病院の泌尿器科や婦人科、性病科でも行っている。平成二十三年には、この病気に増加の傾向が見られ、厚生労働省は「相手が増えればリスクも増える」というキャンペーンを行っている。自分だけの問題ではないので、パートナーも一緒に検査する必要がある。本書に度々登場するハンターは、梅毒と淋病とは同じ病気か否かを調べるために、梅毒と淋病のどちらにも罹患している患者の膿を、梅毒の患者であると思い込み、自分のペニスに接種し、その後、詳しく観察した結果、同じ病気であると間違って判断している。自分一人だけが被験者であったせいである。接種時は三十九歳であり、この病気の推移は個人差があるのではっきりはしないが、彼の死は六十五歳であったので、梅毒との関係も否定できない。

■カポシ肉腫

この病気は、ハンガリー出身で十九世紀後半に、オーストリアで活躍したカポシ（Moriz Kaposi：1837～1902）の名が付けられた皮膚がんの一種である。一般にカポジの発音がされているが、カポシの発音が正しいという[29]。カポシは、元々は Moriz Kohn という名であった。彼は、ウイーン大学総合病院の梅毒診療科に勤務していた関係で皮膚病に興味をもったらしい。そこでめきめきと頭角を現し、上司の信頼を得て、その個人宅にも出入りするようになった。そこで上司の娘と知り合うが、結婚には大きな問題があった。彼はユダヤ教徒で上司は敬虔なカトリック教徒であったのだ。そこで彼は悩んだ末、カトリック教徒に改宗してしまう。と同時に名前を Kohn から自分の郷里の町（Kaposvar）をもじって Kaposi に変えてしまった。これは元の名の Kohn は、ヘブライ語で牧師を意味する名前で、いくらなんでも牧師が改宗してはまずいであろうと考えたようである。当然、そこまでして結婚するかという干渉や妨害を受けたらしい。同僚も、一時的に彼の人間性に不信を抱いたようであるが、臨床家として腕は抜群であったので、患者が絶えてしまうということはなかった。ただし、上司の息子も皮膚科の医師で、彼とは一生、折り合いが悪かったと言われている。

この病気は、本来、珍しい病気であったが後天性免疫不全症候群（acquired immunodeficiency syndrome：ＡＩＤＳ）エイズの流行で一躍、世に知られるようになった。すなわち免疫力が極度に低下した人において、一九九四年に、血管の内皮細胞に元々感染していたヒトヘルペスウイルス8が日和見的に（体が丈夫なうちは活動せず、弱った時にのみ活動する）発現して肉腫を生じることがわかった。エイズでない場合、多くの症例では高齢の男性において、紫色や茶色に見える単独の疣《いぼ》のような斑点を生じ、潰瘍化して崩れて出血しやすくなる。しかし、命にかかわるほどの影響はない。それに対して、エイズによる肉腫は転移し易く、皮膚の他に歯茎、消化管、リンパ節、内臓など多くの部位に新たに肉腫を生じる。これは免疫不全によるものなので、結果として死に至る場合もある。

■ハンセン病
筆者は、子どもの頃、映画館のニュースでハンセン病の療養所の人達の生活をうろ覚えながら見た記憶がある。多分、当時の共産党が視察に訪れた時の記録かもしれない。お互いに助け合って生きているという内容だった。もしかしたら、現在ではほとんど忘れられた病気かもしれないが、それは国としても思い出してほしくない病気であろう。ノルウェーの医師、ハンセン（Gerhard Hansen：1841～1912）は、それまで遺伝病であるとした〈らい病（現代ではハンセン病と呼ぶ）〉を、一八七三年に感染病であり、その原因菌（*Mycobacterium leprae*）を特定した。それゆえ、この病気を学名にちなんで「レプラ」とも言う、とばかり思っていた。実は命名は、本当は順序が逆で、レプラの方が世界的に古い言葉で皮膚の異常な変性を言う。「らい」という言葉は鎌倉時代に中国から入って来た言葉でレプラという言葉と関係がある。レプラは世界中において神に呪われた遺伝病と誤解され迫害され続けてきた[99]。なぜ遺伝病と誤解されたかは、この菌の感染力が非常に弱いからである。この菌は、分類学上は結核菌に近いが健常者で免疫機能が正常に働いている人は感染しても病気は発症しない。発症する人は、たまたま免疫機能が衰えていたか、貧栄養状態にあったかで、原因が明瞭でない。そもそも感染して発病する人でも菌の増殖は極めてゆっくりで、それとわかるまで十数年かかることもある。すなわち、患者にとっては晴天の霹靂《へきれき》である。したがって、まったくの誤解であるが、自分が悪いことをした天罰などとして、〈天刑病〉などと言うことさえあった。この菌は末梢神経を侵襲し、皮膚の色素の減少や淡い紅斑を初期症状とする。神経が侵されるので、痛覚と温度感覚に障害が出る。このことは、指先の「熱い」や「痛い」を感じないので、傷ついた指先から感染症が始まり、やがて指が朽ちて無くなってしまう。また視神経が侵され視力障害が起こる。

一九〇七年に日本は世界の医療情勢に合わせて、「らい予防法」を制定し、患者を強制的に隔離しだす。さらに踏み込んで男性には優生学を適用し、断種まで施した。教育を受ける権利も自分で仕事をする権利も奪われた。行動が規制され、それを犯した者は重監房に入れられる。ここは、イタリアのダンテ(Dante Alighieri)の『神曲』「地獄篇」で地獄への入り口に書かれている「この門をくぐる者は一切の希望を捨てよ」というにまさしく等しかった。信じられないが、二〇〇一年にこの政策は国の誤りであり、患者に対して賠償すべきであるという判決がやっと下りた。現在は、幾つかの薬剤を用いて治療可能であり、これが原因で死に至ることはない。

ハンセンは信念の人で、彼の上司の娘と結婚するが、上司はこの病気を遺伝病と考えていた。ハンセンはしかし、ノルウェーのらい対策主任医務官として活躍する。ただし、この細菌の発見をノルウェー語で論文にしたため、淋菌の発見者でドイツのナイサー（Albert Neisser）と発見の先取権を巡って争いになった。ハンセンはナイサーに患者の組織を渡し、ナイサーはそこより細菌の染色に成功していたのである。現在はハンセンの先取権が認められている。

【コラム6】

おっぱい

乳児にとって乳腺（おっぱい）ほど有難いものはない。英語のmammaは、ラテン語に由来し、母親と乳汁の両方の意味をもつ。日本語でも〈まんま〉は、御飯の意味があるので、世界共通の意味がある言語であろう。また、乳児が発音しやすい可能性もある。と書いて本当にそうか否か調べてみた。筆者は言語学が専門ではないので、孫引きになってしまうが、答えがあった[13]。父と母をいう発音は、洋の東西を問わず、父はpで始まる呼び方〈パパ〉で、母はmで始まる〈ママ〉が基本だという。英語では、pはfに変換されてfatherになる。ウラル・アルタイ語族では、pはtにも変換される。日本語の〈とと〉、〈てて〉（父親の意味）や〈ちち〉である。mは日本語ではkにもhにも変換され、〈かか〉（母親の意味）や〈はは〉になった。言葉は母音と子音から成るが、幼児が話すのは、当然、最初は「あーあー」や「うーうー」などの母音である。次に話すのが、唇音と言われる発音で、閉じた唇を開くだけで出る音、すなわちpやmから始まる音なのだという。ところがpは合わせた唇を開きながら息を出すだけなのに、mは鼻からも息を出すことになり、ごく微妙な違いであるが、mよりもpの方が容易に発音しやすいという。ところが実際に乳首をくわえながらおっぱいを飲んでいる状態で子音を発音すると、口からだけ息を出すpの音は出てこずに、鼻から息を出す〈ンマンマ〉とか〈ウマウマ〉とかmの音に成らざるを得ないのだという。これがマンマの正体であった。ところで『古事記』には、母親のことを示す〈オモ〉や〈ハハ〉の記述はあるが、父親の事を指す〈チチ〉という言葉は出て来ない。これより、父親を表す言葉は家族の間では、母親よりも遅れて出て来たのではなかろうか、と筆者は推察する。狩猟時代は、父親は朝早くから狩りに出て、夜遅く戻る。幼児にとっては、なじみが薄い存在だったのかもしれない。昔も今もあまり変わらないか……。

斎藤茂吉（一八八二〜一九五三）の『赤光《しゃっこう》』の中の「死にたまふ母」という一首に、「わが母よ死にたまひゆく我が母よ我を生まし乳たらひし母よ」とあり、幼い頃の母の乳房の温かみを歌っている。落語に「垂乳根《たらちね》」というのがある。これは、厳格な漢学者に育てられた娘が長屋の八五郎に嫁いできたが、漢語を馬鹿丁寧に乱用する言葉遣いなので、すべてが掛け違うという話である。

そもそも〈垂乳根〉とは、母に係る〈枕詞〉で「乳汁が垂れる」という意味であると習った。しかしながら、平安末期の歴史物語である『今鏡』の巻六にある「垂乳根はいかに哀れと思うらむ三年になりぬ足たたずして」という歌は、どうみても両親のことを指しており（母親だけが哀れと思う訳がない）、さらに室町前期の私家集の一つである『拾玉集』には、「垂乳根もまた垂乳女《たらちめ》もうせはてて頼む陰なき嘆きをぞする」という歌があり、これは明らかに男親を指している。すると垂乳根とは特に乳房や乳汁をさしている言葉ではなくなる。

韓国の数学者で、日韓文化交流会議の韓国側代表であった金容雲《きむよんうん》教授は、〈垂乳根とは韓国語に由来する〉と説いている。すなわち〈タドキ：tadoki〉が〈タラチ：tarachi〉に変わったとする。両国の言葉でd-r、ki-chiの変化はよくあるという。意味は「背中をやさしくなでる」である。また〈たらちね〉の〈ね〉は、韓国語の「オメ（母）」の「メ」であり（ここでも母親はmの発音が入る）、垂乳根を韓国語で読むと「慈《いつく》しむ母」の意となる。[100] しかしながら、年月を経ると韓国語にあった意味が拡大され、両親や父親にも使われ出したらしい。立川昭二《たつかわしょうじ》氏は、幼児語の「おっぱい」の語源は「いっぱい」かもしれないとしている。[95] 「いっぱいおっぱいを飲んでね」の意味かもしれないとすると、これは和《なご》む語源である。勿論、言語学からすれば、おっぱいは唇音に基づく幼児語だと推測されている。一方、前漢の時代の歴史書に、為政者が悪政をなし、それは〈乳虎《にゅうこ》〉よりもひどかったとある。これは子育てをしている時期の虎が、最も猛々しいことに発する。フランスの作家ヴィクトル・ユーゴー（Victor Hugo: 1802~1885）曰く、「女は弱し、されど母は強し」である。

【コラム7】

MUSE細胞

山中伸弥教授の人工多能性幹細胞（induced pluripotent stem cells：iPS細胞）は、皮膚の細胞から作られるのが普通である。これは皮膚から培養のための繊維芽細胞を取り出し易いからである。

二〇一四年の一月末日に、未来のノーベル賞につながる可能性がある発表があった(101)。刺激惹起性多能性獲得細胞（stimulus-triggered acquisition pluripotency cells：STAP細胞）と名付けられたこの細胞は、この論文の筆頭者がハーバード大学医学部のバカンティ（Charles Vacanti）教授の下へ短期留学していた時に教えられた方法を基礎に作られたものであるらしい。バカンティ教授が言うには、筆頭著者から「万能細胞を選別するにはどうしたら良いか」と聞かれ、「万能細胞は他の細胞に比べて小さいことを利用し、まず細いガラス管の中に全ての細胞を何回も通して大きな細胞を壊してのち、残った小さな細胞が候補である」と教えたという。それを弱酸性の液に浸すことによって万能性が得られる。このことに気がついたのは、教授によると十五年前のことだとしている。筆者は、前巻で再生医療の例として、一九九七年に発表された耳マウスを挙げた。その製作者が彼である。しかしながら、二〇一四年、三月、STAP論文には複数の意図的あるいは無意識の間違いがあったとして七月には論文の撤回が決定した。このような事態は、誠に残念である。第一著者が所属する理化学研究所の理事長は、「未熟な研究者が膨大なデータを杜撰に扱い、責任感に乏しかった」と批判している。しかしながら、理化学研究所自体が、文部科学省から、研究資金を得るために、未熟な研究をしっかりと検証もせずに発表したことがわかっている。発表を急いだのは理化学研究所で、現在の独立行政法人から、特定国立研究開発法人に指定される直前であったという事情もある。もし、指定されると研究費の給付が桁違いに増加することが予想されていた。現在、この指定は延期となっている。筆頭発表者が大学院において取得した〈博士〉の学位の返上も取沙汰されている。大学の元教員であった筆者は、大学院教育の仕組みを熟知しており、この論文の筆頭著者一人の問題でないことを承知している。

大学院教育は、質もさることながら、指導者がこれまで何人の学生に学位を与えたか、外国人留学生を何人入学させ、何人に学位を与えたか、社会人は何人入学させ、何人に学位を与えることができたか、という量の問題も大きいのである。すなわち、量が指導者の研究費の額に大きな影響を与える。博士論文をじっくりと査読して、不備な点を追及すると、やがて自分の学生の審査に跳ね返ってくる可能性がある。根はもっと深いのである。本当にＳＴＡＰ細胞は存在するのだという最終的な結論を期待したいが、二〇一四年三月二十六日に、筆頭著者が129ストレーンという系統のマウスでＳＴＡＰ細胞を作ったはずが、できた細胞は、Ｂ６とＦ１という別な系統のマウスの細胞であることがわかった。何が起きたのであろうか。同年、六月十七日には共同研究者からさらに存在の強い疑義が出された。理化学研究所は、今後、一年を掛けてこの細胞が本当にできたか否かを検証すると発表している。

一方、忘れてならないのは、二〇一〇年に米国科学アカデミー紀要に発表された東北大学の出澤真理教授のミューズ（ＭＵＳＥ）細胞であろう。出澤教授は、ヒトの皮膚の繊維芽細胞や骨髄の間葉系細胞を膵臓から分泌される消化酵素の一種である、トリプシンという蛋白質分解酵素で処理しストレスを与えることによって神経細胞、筋肉細胞、肝臓の細胞に分化する多能性幹細胞を作り出すことに成功している。[102] ＭＵＳＥは、multilineage-differentiating stress-enduring cells の略語であるが、ギリシャ神話の人知・芸能の女神ミューズ（Muse）を意識しているのではなかろうか。しかも発見のきっかけがセレンディピティーに富んでいる。[103]共同研究者から〈飲み会〉に誘われ待ち合わせまでの時間が無く、ともかく骨髄の細胞を株化する（無限に細胞分裂を繰り返す細胞を作る操作）ために消化酵素のトリプシン液で処理した。その後、培地に移すはずが急いでいたために間違って再びトリプシン液に戻してしまった。翌朝、十二時間以上経って気が付き、シャーレの中をのぞいたら大部分の細胞が死んでいたが、生き残っている細胞が少数あり、これが多能性幹細胞であった。まさか、こういうやり方で多能性幹細胞ができるとは思っていなかったのである。あきらめないことも重要である。しかもこれは前述したようにヒトの細胞ですでに成功している。パスツールの言うように、「偶然は準備ができている人のみ助ける」のである。

二〇一四年春に、京都大学の中辻憲夫教授と日産化学工業との共同研究で、ヒト多能性幹細胞を大量に培養する方法が開発されたと発表があった。[104]糖尿病で毛細血管などに損傷を負ったり、心筋梗塞で心筋が死んだ患者には、一人当たり一〇億個以上の細胞が必要とされる。従来の培養法では直径一〇センチの培養皿に一〇〇〇万個を生産するのがやっとであった。しかし、研究グループは培養皿という平面ではなく、培養液に二種類の高分子ポリマーを加えて、細胞が沈まないようにして浮遊状態で培養することに成功した。試しにＥＳ（embryonic stem cell：胚性幹細胞）細胞を二〇〇ミリリットルのバッグで培養すると五日間で一億個の細胞数に達した。スケールアップを工夫すれば一〇〇〇億個以上の細胞生産が可能という。

第10章　受胎と胎盤

■受胎の神秘

　子どもがどうしてできるのかは、人類の好奇心を誘ったが、長い間、不明であった。それでも、助産の技術だけは必要があったので、旧約聖書にも記述がある。現代の理解である「精子と卵子の受精から始まる」という考えに最も近いのは、紀元前四世紀にアテネにいたディオクレス（Diokles）という医者で、彼は受胎とは「両方の性の種《たね》の融合の結果である」と信じていた。彼と前後して、医聖と言われたヒポクラテス（Hippocrates）の義理の息子のポリブス（Polybus）は、臍《へそ》の緒《お》を通して栄養が胎児に送られるのだと述べている。ところが、この後、真実からどんどん遠ざかるのである。アリストテレスは、ヒトの胎児は女性の月経血から生じるもので、種などない。男性の役割は胎児へ魂《たましい》を送り込むことであり、したがって、産まれる子どもの魂は、父親にだけ由来するとした。この考えは後に、処女受胎となり、キリスト教につながって行く。四、五百年後にローマにいたソラヌス（Soranus）という医者は産科が専門で、子宮を解剖学的に調べ、〈子宮底（子宮の最も奥まった部位）〉、〈子宮頸部〉、〈子宮口〉などの専門用語を遺している。同時代に同じくローマにいたガレノスは、中世までその影響を持つほどの解剖学者であったが、精巣は卵巣と対になる器官であり、両方の分泌物が胎児を作るのだと正しく考えていたにもかかわらず、胎児の肝臓は、一番、最初に作られ、それは血液が固まったものだと信じていた。これは、受胎が当時は概念の問題であるのに対し、発生は具体的な問題であったため間違えたのかもしれない。

■中世・近世の受胎の考え方

十二世紀になると、男性にも女性にも種があり、これらは結合したのち月経血に加えられ、後に胎児になる、と記述されている。同時に、アリストテレスはニワトリの卵で発生を研究していたので、その影響を強く受け、ある学者はニワトリにおいては、先がとがっている卵はオスになり、丸い卵はメスになると主張している。これはもしかしたら、医聖と呼ばれたヒポクラテスの影響かもしれない。ヒポクラテスは、胎児の性別は、母親の乳房のどちらが大きくなるかによってわかる、と言ったとされる。これらはもう訳がわからない。しかし、ここで天才の登場である。レオナルド・ダ・ヴィンチ（Leonardo Da Vinci：1452～1519）は、子宮を細かく観察し、胎児は〈羊膜〉と〈漿膜《しょうまく》（ニワトリなどではっきりしている）〉に包まれていることを見出している。その他にも、正しい観察や推察をしていたことは、前巻に書いた。ただし、受胎に関しては、アリストテレスの考え方を大きく出るものではなかったらしい。

その後、十六世紀になり、ようやくヒトにおいて胎盤の記述が出てくる。恐らく、その直後あたりに「血液循環説」を提唱したハーヴェイ（William Harvey：1578～1657）は、胎児は一つの卵から色々な臓器を作り出して生じるもので、最初からひな型が入っているものではないと言っている。彼は、『動物発生論』を著し、"Ovum esse primodium commune omnibus animalibus"（ラテン語で、「すべての動物は卵から発生する」と述べている）。この場合の卵の意味は、現代の理解とかなり近い。彼の知識は、ニワトリの卵とシカの解剖から得たもので、「ニワトリの卵は外に放出された胚胎であり、ヒトの卵は中に残ったままの胚胎である」と説明している。ニワトリとシカという奇妙な組み合わせは、ニワトリの卵は安価であり、シカは、国王チャールズⅠ世から鹿狩りの獲物の解剖を許されたためである。この国王は、魔女狩りを行ったジェームズⅠ世の子どもで、前巻ではハーヴェイも魔女狩りに積極的に参加したと記した。魔女狩りは三百年も続くのであるが、魔女とされた人は、多くが拷問される前に自白している。これは、後述するチョウセンアサガオを裁判前に飲まされ、成分のアルカロイドによって半ば陶酔状態にされたためである。

同時代に、トリの造血器官を発見して有名になったファブリキウス（Fabricius）は、ヒトの胎児の胎盤を正確に図に書いて発表している。十八世紀になると、前述したハンターが、再びへその緒は、胎児に栄養を与える通り道であると発表しており、滅多に入手できない妊娠後期の女性の遺体を得た時に、遺体の血管に色素を注入し、母体と胎児の血管系が完全に別な組織であることを証明している。筆者が読んだ本では、彼の死について"probably from overwork"と書いてあったので、どれほど彼は仕事に打ち込んだのだろう。実際は、狭心症の発作を繰り返し、最後は心筋梗塞で突然死している。

ハンターの一番弟子は、種痘法を開発したジェンナー（Edward Jenner：1749~1823）で、彼はハンターから後押しされて、種痘法を実施した。ハンターからの手紙が残っており、"Why think? Why not try the experiment?"とある。意味はわかりすぎるほどわかるが、文法的には正式な英語ではない。彼は、文献7によると、軽い難読症だったらしく、スペリングも文法も自己流で、正式な論文も自分で書かないことがあったという。しかし、手紙などは膨大な量を書いており、ジェンナーへのこの言葉は圧倒的でさえある。ここで、脱線してしまうが、ジェンナーはハンターとは違う意味で、自然の営みに興味を持つ男であった。それはカッコウの托卵《たくらん》を発見したことでも明らかである。托卵とは、違う種類のトリの巣に自分の卵を産み落とし、雛はそのトリの卵よりもいち早く孵化してそのトリの卵を巣から落とし、自分だけが仮の親からエサを貰って育つというやり方である。ジェンナーはバードウォッチャーの先駆けであり、トリの〈渡り〉を発見し、望遠鏡の中に映った小動物のヤマネを観察した結果、〈冬眠〉という現象も発見した。師とは異なる道を歩んだが、一生を田舎医者として暮らしたジェンナーは満足であったろう。

ハンターの後、やがて、イヌにおける卵子の発見やヒトにおける精子の発見につながるのであるが、前巻に書いたので繰り返さない。ところが、ここまで来ながら、再び受精は精液の精気によって起こるというアリストテレスの説が復活するのである。これを、実験をもって「違う！」と証明したのは、イタリアの博物学者（実際はそれだけでは食べていけないのでカトリックの神父もやっていた）スパランツァーニ（Lazzaro Spallanzani：1729〜1799）である。実験ではまず、カエルの精液をガラス製の中央が曲面的に凹んでいる皿（時計皿）に入れる。もう一枚の時計皿にはカエルの卵を二十数個入れる。卵はジェリーで被われているので、皿に粘着性をもって貼りつく。そこで精液の入った時計皿に蓋のように裏返してかぶせる。卵は落ちて来ない。これらを日の当たる場所において、精液から精気が十分に立ち昇るようにした。四時間後、卵を水の中に入れても発生は起こらなかった。卵が空気中に曝されて駄目になっていたという批判には、残っている精液をそれらの卵にかけると発生が進むことで対抗している。また、精液を濾紙で濾過して得た液で卵を処理すると発生は起こらない。ところが、その濾紙を水の中で振って濾紙の目に詰まった精子を水中に戻した液で卵を処理すると発生は起こるので、受精には精気ではなく精子が必要であるという完璧な実験である。しかしながら、彼の実験ノートには、「受精によって、卵の中に潜んでいた微小なオタマジャクシが孵化して目に見えるオタマジャクシになった」とある。[105] ハーヴェイは後生説をとったが、スパランツァーニは前成説をとっていたのである。

■出生前診断

誰でも自分の子どもが生まれる時は、男でも女でも良いから健康で生まれて来てほしい、というのが本音であろう。通常、妊娠した人は超音波（エコー）検査により胎児の状態と発育の状況を知ることができる。この方法でも異常があるか否かは知ることができる。もし、異常が見つかった場合は、当然、医師から説明を受ける。問題は異常がある胎児が生まれることが不可避と判断された場合である。

出生前診断は、これまで幾つかの方法が考えられてきた。羊水の中には、胎児の皮膚の細胞などが剝がれて、ただよっている。そこで胎児を注意深く避けながら、注射器を母体の腹部へ挿入して、子宮から羊水を二〇〜三〇ミリリットル採取する。母体には局部麻酔がかけられ、痛みを軽減させてある。また、針は子宮に入ると先端が丸くなって万が一にも胎児に刺さらないようになっている。当然、この手技は超音波で子宮内部を見ながら行う。この羊水から細胞を分離して培養し、その染色体を調べる。ほぼ九九パーセント以上の確率で幾つかの染色体異常を確定することができる。ただし、羊水穿刺《せんし》により流産の確率が〇・三パーセントほどある。最近、北海道のとある町で、産科医が羊水検査の結果について、陽性を陰性と間違えて診断結果を下し、ダウン症の子どもが生まれて裁判となった。出生前診断には、信頼できる医療機関を選ぶ必要がある。

また、母体の血液から胎児が産生した四つの分子の濃度を、正常な胎児のそれらと比較して検査する母体血清スクリーニング法がある。四つの分子とは、胎児だけが作り出すα‐フェトプロテインという蛋白質、後述するヒト絨毛性生殖腺刺激ホルモン（胎盤が産生する）、女性ホルモンの一種であるエストリオール（胎盤が産生する）、それにインヒビンA（胎盤が産生して脳下垂体からの生殖腺刺激ホルモンの放出を抑制する糖蛋白質）である。これらの分子には、ダウン症などの染色体異常によって正常と比べるとそれらの濃度に高い低いなどの特徴が出るため、妊婦の年齢など幾つかの他の因子も含めて判定する。ただし、あくまでスクリーニングであるから精度は八〇パーセント程度である。

ここでなぜ母体の血液に胎児が産生した物質（後述のＤＮＡも含めて）が検出されるかを不思議に思うかもしれない。胎児の血液と母体の血液は混じり合わないが、胎児側の胎盤の絨毛を形成する毛細血管には通常、小さな穴が開いており、そこから小さな分子が漏れ出て、母体の血液に混入するのである。これは異常な現象ではなく、正常である。元来、毛細血管は脳神経系に分布する毛細血管は別として、体に分布する毛細血管を形成する内皮細胞には小孔が開いているのである。

さらに、現在、いわゆる新型出生前診断と呼ばれているのは、胎児のＤＮＡの断片（circulating cell-free DNA）が母体の血液中に少量、混入していることを利用してそれを採取して分析し、その配列からこの断片は何番目の染色体に由来するものか、またＤＮＡ量として正常であるかを調べるものである。精度は九九パーセント以上と報道されているが、確定診断ではないので一〇〇パーセント正しいという診断ではない。現実は、高年齢層を対象にした場合には精度は確かに高いが、適齢期の妊娠を合わせると八〇パーセント程度であるという見解もある。また、三種類の遺伝子の異常（21トリソミー〈ダウン症〉、18トリソミー、13トリソミー：それぞれその番号の染色体を三本持っている）しか検出できないので、診断ではなく検査という言葉を使うべきだという意見もある。最近は、技術が未熟な外国企業などが営利目的でこの分野に参入しているので、医療機関は確かな技術を持った組織に解析を任せる必要がある。新型診断法は、誰もがどこででも受けることができるわけではない。現在、診断を受けることができる医療施設は地域により決まっており、日本産科婦人科学会が認定した施設に限られる。ＮＩＰＴ（noninvasive prenatal genetic testing：無侵襲的出生前遺伝学的検査）コンソーシアムのホームページの臨床研究施設の項目に各地の施設が紹介されている（http://www.nipt.jp/rinsyo_03.html）。ただし、認定を受けた施設でも実際に検査を開始したか否かは各施設に問い合わせる必要がある（平成二十六年三月現在）。また、関東では複数の施設が認定されているが、例えば独立行政法人「国立成育医療研究センター」の病院部門のホームページの「ＮＩＰＴ外来について」を開くと受診できる条件が掲載されている（https://www.ncchd.go.jp/hospital/section/perinatal/nipt.html）。それによると、出産予定日が三十五歳以上の高齢妊娠者、あるいは超音波法で異常が見つかった人、また年齢に関係なく遺伝的背景を考慮せざるを得ない人などが対象となっている。また、この検査の前後に医師から夫婦そろって遺伝カウンセリングを受けることを必須としている。その他にも、胎児が何週目に入っているかによって、この検査も含めて前記した診断法が可能か否かも検討しなければならない。認定した施設では、もし、陽性の判定が出た場合は、確定診断のために羊水検査を受けることを条件としている。しかしながら、最大の問題は、異常がある胎児を産むか産まないかを決断するのは、その夫婦であるということにある。生まれた子自身の苦しみ（なぜ自分だけという悩み）、その子どもを育てる親の大変さと親が亡くなった後の子どもの将来への不安、かといって授かった命を消してしまってよいのかという倫理観との板挟みになってしまうことであろう。最後の手段として、出生前診断を受けないという手もあるかもしれない。筆者の妻も高齢出産であったが、夫婦で何もしないと決めていた。しかしながら、筆者を含めて、周辺には、重大な決意をしなければならない人はおられなかったので、どれほど大変なことかは実感できず、これ以上、筆者は何も言う資格がない。社会的な支援が必要であるのは論を俟たない。

■シーザーは帝王切開で生まれた？

英語ではCaesarean operationであるが、書き間違えが元となったと説明される場合が多い。十六世紀の書籍に、ローマ皇帝であったシーザー（Julius Caesar）が帝王切開で生まれたという図付きの説明を読んだことがある。ところが、ラテン語で〈切り出す〉ことをcaedereと綴る。筆者が読んだ本では、帝王切開という言葉になった綴りの間違いに端を発する思い違いがここから始まるとあるが、奥は深そうである。シーザーの時代に、いくら難産と言っても生身の女性にその手術はできないだろうと思う。臨床医学がそこまで発達はしていない。調べると、紀元前三千年のエジプトや、紀元前千五百年のインドにおいては、妊娠している女性が亡くなった場合、女性と胎児とは宗教上の理由で別々に埋葬する必要があり、そこで〈切り出す〉という言葉通りの行為が行われていたことがわかった。

その後、医学が発達するにつれて、難産の場合、腹部を切開してのち、子宮を切り開き子どもを取り出すことがあったらしいが、その試みの成功は近代になるまで無かったようである。信頼に足る最初の成功例は、英国のアイルランドで一七三八年、医学的専門知識を持たない助産婦のドネリー（Mary Donnelly）が、母子ともに生かした手術の記録である。また米国のギブソン（William Gibson）は、一八三五年にメリーランド州で双子の帝王切開を行い、母子ともに生かしておくことに成功している。ただし、これらは、また、後述する日本における例でも、効果的な麻酔法がなかった時代の話である。

麻酔法は、最初は、遊びに使われていたジエチルエーテルから始まった。希望者を舞台に上げてジエチルエーテルを吸わせ、麻酔が掛かりふらふらしている状態をみんなが見て笑うのであるが、本人は、後で何も覚えておらず、しかも階段を下りる時に転んで足から出血したが、痛みを訴えないのを医者が見て、麻酔薬に使おうということから始まった。より効果が強いクロロホルムを用いて、ビクトリア女王が出産したことは、前巻に書いた。ただし、英国の権威ある医学雑誌ランセット（Lancet：元々の意味は両端を鋭くした手術用具の名称）の編集者は、クロロホルムの有毒性を指摘し、女王がそれを使うことを強く批判している。そのため、第七回目（現代ではまれな多産だが、子どもを他国に嫁がせたり、娶ったりするための国を安定させる政策だったかもしれない）の出産は通常の出産で、女王の体に重い負担となった。さらに女王はもう二人子どもをもうけている。さすがにこの二回には、夫君のアルバート卿はクロロホルムを使うのを認めている。実際は英国国教会が、神から「女性は苦しんで子を産め」という苦難は、イブがアダムから作られる時に、アダムを眠らせて作っているので、問題は無いとしたため、許可を得た形になっている。[106] クロロホルムは発がん性があるので、現在は使われていない。これより前には、催眠術を用いた全身麻酔（？）があった。ドイツの医師にメスメル（Franz Mesmer：1734〜1815）という人物がおり、〈動物磁気〉という概念を主張し、成体は天体の動きやニュートンのいう潮の満ち引きに支配されている、と説いた。彼の説を発展させた結果、訳がわからないが、催眠術によって眠らせた後、手術を行えばよいということになったが、当然、メスを入れたりすれば患者は絶叫したはずである。それでも英語で催眠術を掛けるという単語に、mesmerizeと彼の名が残っている。

一方、中国の三国志時代の魏の曹操の侍医であった華佗《かだ》は、〈麻沸散《まふっさん》（麻沸湯）〉という麻酔薬を用いて開腹手術を行ったという伝説があるが、この主成分は大麻であったらしい。

一八五二年に、現在の埼玉県飯能《はんのう》市で三十二歳の〈本橋み登《と》〉という妊婦が難産に陥り、お産婆《さんば》さんでは手の施しようが無くなった。そこで産科医の岡部均平《おかべきんぺい》（一八一五〜一八九五）の所へ担ぎ込まれた。彼は十一歳の時に、京都において独自の産科を編み出した賀川玄悦《かがわげんえつ》（前巻にも登場）の賀川流を修めた小室元長《こむろげんちょう》に弟子入りをして修業を積んでいた。一方、彼の叔父に伊古田純道《いこたじゅんどう》という医者がおり、伊古田も彼と同時に入門した。伊古田の方が十二歳年上である。伊古田は、均平よりも早く修業を終えたが、江戸の蘭方医で産科医の塾に再び修行に入った。伊古田は東西両方の産科を学んだのだった。当時の状況としては、大阪の蘭方医、伏屋素狄《ふせやそてき》が『和蘭《おらんだ》医話』を出版しており、その中に帝王切開の記述があった。

しかしながら、出版後五十年経っても、誰も試みたことがなかった。優れた産科学を誇っていた賀川流でも、難産で母体が危うくなった時は母体のみを生かすべく、秘術として胎児の首を大きな鉤で突き刺し引っ張り出す、肩がつかえる時は肩も打ち砕いて引っ張り出すということをしていた。したがって、彼らも胎児と母体を両方助けることができる帝王切開を試みたいのだが、本の知識しかなかった。そんな時にみ登が現れたのである。近くに伊古田が住んでいたこともあって、彼も呼ばれた。胎児は左の手足と臍の緒が子宮から出ており、もう亡くなっているのを知り、二人は堕胎の方法で胎児を子宮から掻き出そうとしたが、どうしても出ず、止む無く帝王切開に踏み切った。この時、華岡青洲《はなおかせいしゅう》の麻酔の方法は、彼らには伝わっておらず、妊婦がまだ若いので、彼女の体力に賭け手術をした。ただし、草烏頭《そううず》（トリカブト）を痛み止めとして用い、焼酎を消毒薬に使ったようである。その結果、胎児を取り出し、胎盤も取り出し、子宮を縫い合わせ、腹膜、腹筋を元通り縫合し、彼女の体力の回復を待った結果、見事に彼女は元気になった。これが日本で初めての帝王切開の成功である。(107) 本橋み登は、多くの孫に囲まれて、明治四十一年八十八歳で亡くなった。

ここで出て来る賀川玄悦という医者について少し話したい。苦労が次々と襲ってきても、それが次の成功へと導いてくれた、ある意味幸運な人生を送った人間である。彦根藩の城下にいたが、医師になるべく京都へ上がる。しかし、親戚一人とて無く、生きて行くために、結局、使い物にならない金物（例えば穴の開いた釜など）を求めて一日中、担いで歩く廃品回収の商売に誘われ働き出すが、体力のいる仕事で、夜は疲れ果て勉学に励む時間がなかった。だが実は、この時に体は鍛えられていたのである。次に、この商売を辞めて現代でいうマッサージ師になった。多少なりとも、医学の片鱗に関わりたいと思ったのかもしれない。彼は金物運びのおかげで、力があったので、ツボを力強く押さえ、客がついた。マッサージの仕事を続けているうちに、ヒトの体の骨格と筋肉との関係を自然と覚えてしまった。しかし、彼は伝統中国医学の古典である『傷寒論《しょうかんろん》』を読んでも漢字ばかりで理解できなかった。この本は主として伝染病について書かれており、彼が求めるものではなかった。結局、彼は出産という現象は、どの本にも載っておらず、難産、死産、母親の死もまれではなく、これらには本ではなく実際の医術で対応しなければならず、自分はこの分野の医師になるのだと決心したという。彼は、触診によって外部から胎児の頭の位置を知り、もし、逆位であった時は、指を器用に使って治したという。これは、マッサージ師だった時の経験を生かしたのである。彼は洋書を読むことはできなかったが、図だけは理解できたので、最新の知識を自分の医学に取り入れていた。これらを、彼は『産論』として五巻の書物にまとめた。内容は当時として、世界一であったはずである。一七六七年のことである。後年、シーボルト（Philipp von Siebold：1796～1866）は、この本をドイツ語に翻訳してヨーロッパに紹介している。

一方、出産間近な妊婦が脳出血や交通事故などで〈脳死〉に陥ったらどうなるかは、全国的な調査が無いため不明であるが、二〇一四年に熊本大学の例が発表されている。それによると産むか産まないかは家族の同意が必要で、産む場合は、妊婦の命の終わりとの兼ね合いで、帝王切開の場合と自然分娩の場合があったという。産まないという家族の決心もあった。難しい判断を強いられることになる。この場合、赤ちゃんの人格はどうなるのか、今後の大きな問題である。

妊娠中に子宮頚部にがんが見つかったらどうなるかについてはすでに解決済みである。二〇一四年初めに新潟大学医学部が、胎児に影響を与えることなく、侵された部位だけを取り出す手術に成功している。赤ちゃんは成長を待って帝王切開により生まれる。一方、子宮頸がんワクチンは、現在、二種類あるが、専門家の間でも精神・肉体の重篤な不調との因果関係、すなわち副作用を否定できないと判断しており、厚生労働省は、「積極的な接種勧奨の一時差し控え」をしている。これは親の判断で行えということであり、何か判然としない。

二〇一四年三月十一日の読売新聞で「論点スペシャル」として子宮頸がんワクチン問題を取り上げている。それによると現在、この問題の有識者検討会が「心身の反応」という結論を出し、積極的な接種を再開する方向で議論が進んでいるという。「心身の反応」というのは、あることがきっかけ（この場合は接種）になり症状がより強く持続的になりやすいことだと説明されている。すなわち、接種の説明不足により、不安が増強し、これは三回の注射を必要とするワクチンであるので、それによって心身症が増大するのではないか、という説明である。検討会では、神経組織に異常が生じているとは考えにくいと結論している。一方、このワクチンには免疫増強剤の中にアルミニウム塩が含まれている。ある二、三の研究者は、白血球がこのアルミニウムを取り込んで全身へ広がり、神経や筋肉に悪影響を及ぼしていると発表している。また、ウイルスのＤＮＡがアルミニウムに吸着し、それが体内に回り、激しい自己免疫疾患を引き起こしているのだという主張もある。しかしながら、このアルミニウム塩は、一九二六年以降ほとんどのワクチンに用いられている成分で、子宮頸がんワクチンにおいてのみ重篤な症状を引き起こすという主張は科学的でないと退けられている。検討会では、医師がワクチンの意義や副作用の症状が出る可能性をきちんと説明し、万一、出た場合はいつでも相談してほしいと伝え、不安を少なくすることが重要であると述べている。一方、定期接種は本来、社会を感染症の流行から防ぐ「社会防衛」のはずであるが、現在の状況は「個人防衛」にしかなっていないとの指摘もある。やはり、なぜ強い副作用が出るのかを「心身の反応」という訳がわからない説明よりも、医学的にきちんと解明することが重要であろう。

■ヒトの発生

胎盤の話に入る前に、ヒトの発生の仕方を記述することは、胎盤がなぜ胎児性胎盤と母体側の子宮性胎盤からできているかの理解につながると思われる。カモノハシなど仔を卵で産む哺乳類の発生は爬虫類と同じであるが、他の哺乳類は独自の発生の仕方をする。[108] これは、哺乳類の卵は卵黄が少なく（貧黄卵という）、栄養を母体から貰うしか方法が無いからである。哺乳類の初期発生は、外見はナメクジウオの卵のように分裂を繰り返して、中が空の一層の細胞でできた胞胚という段階に達する。しかしながら、よく見ると、一部の細胞が中に垂れ下がるように存在し、これを内細胞塊という（図40A）。この部分の一部からヒトの体ができあがる。すると周囲の細胞は何のためにあるかというと、栄養膜と呼ばれ、将来の胎児性胎盤において絨毛の表面を被い、母体の子宮から作られる子宮性胎盤との間で重要な役割を果たす。

次に内細胞塊の中に上下二つの空間ができ、その間に二層の細胞から成る胚盤ができる（図40B）。実際に子宮に着床するのは、この時期であり、ここまでの発生は輸卵管内で起こる。この胚盤がヒトの体の最初の原型である。上の空間が外胚葉で裏打ちされた羊膜腔で、下の空間が内胚葉で裏打ちされた卵黄嚢である。胚盤の上層の細胞から将来、皮膚、神経、脊索などができてくる。下層の細胞からは消化管などができてくる（図40C）。やがて中心部分に縦に長い溝ができて（原条という）それが中へ折れ込んでいくと中胚葉となり、血管、筋肉や腎臓また生殖巣を作る。

ニワトリの卵を思い出していただきたい。ニワトリの卵は一個の細胞であるが、まだ卵黄だけの状態の時に受精し、その後、白身と殻が付加される。受精していると卵黄の上にある一部のみから分裂する細胞を生じる。黄身が栄養源である。このように黄身の上にのっている原基を同じく胚盤と呼ぶが、ヒトの場合は、そこの部分までを真似て発生しているのである。トリも爬虫類も発生の基本は同じなので、哺乳類

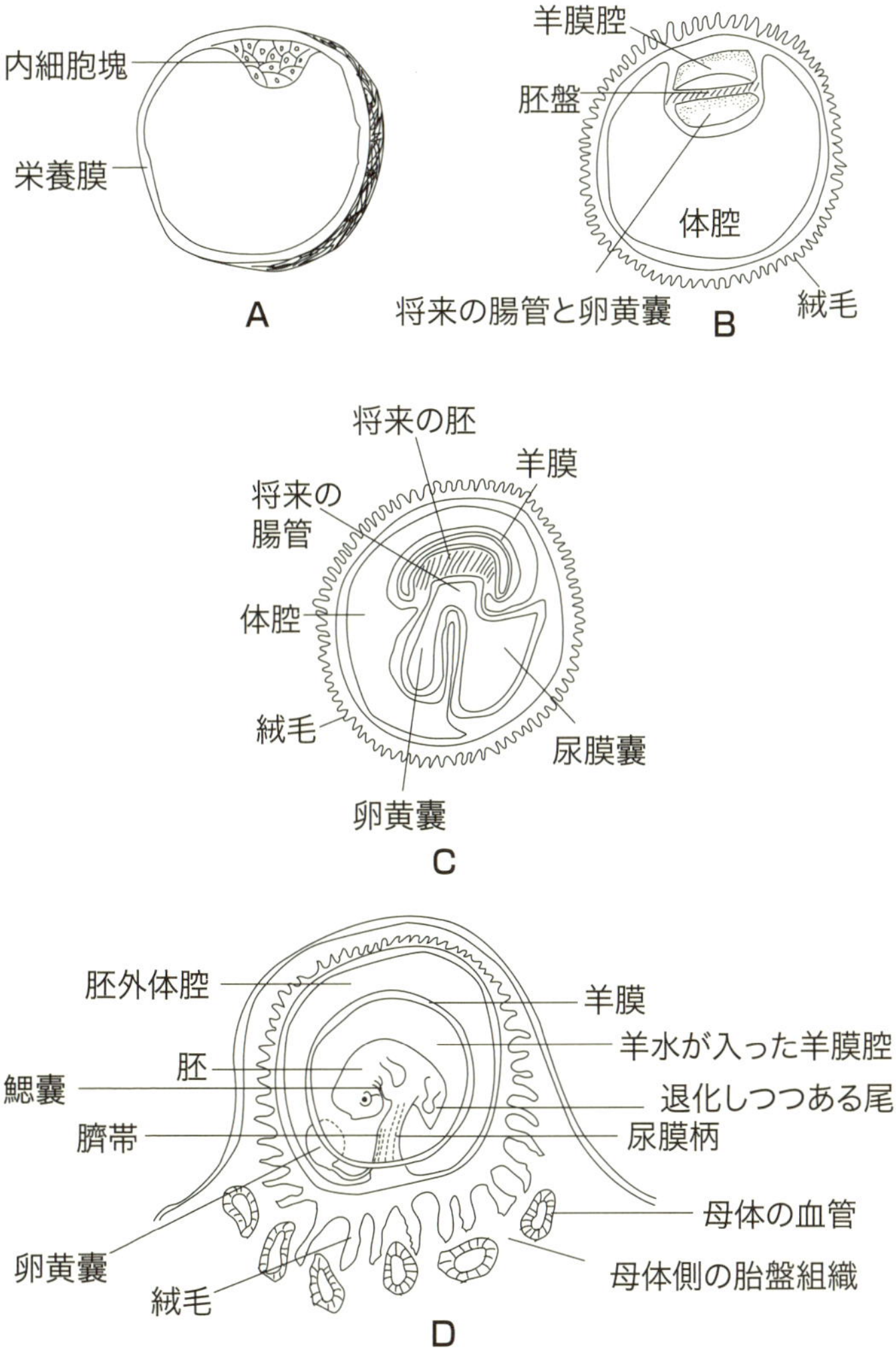

内細胞塊
栄養膜
A
羊膜腔
胚盤
体腔
将来の腸管と卵黄嚢
B
絨毛
将来の胚
羊膜
将来の
腸管
体腔
絨毛
尿膜嚢
卵黄嚢
C
胚外体腔
羊膜
羊水が入った羊膜腔
胚
鰓嚢
退化しつつある尾
臍帯
尿膜柄
母体の血管
卵黄嚢
母体側の胎盤組織
絨毛
D

図40　ヒトの発生

は爬虫類から分岐して生じたことが明らかである。一方、原条ができた時点で体の後部に当たる部分は中胚葉細胞から尿膜を生じ、そこに分布する血管が将来の臍帯《さいたい》動脈と臍帯静脈となって、中胚葉の細胞とともに付着茎、すなわちへその緒となる（図40D）。この後、羊膜腔だけが大きく広がり、爬虫類や鳥類では卵黄を包んでいる卵黄嚢は、哺乳類では役に立たないので、小さな袋として発生しつつある胎児から細い管で結ばれているが離れる形となる。へその緒は胎盤とつながっている。

■男と女のつなぎ目、へそ

〈へそ〉という言葉も妙な発音と聞こえるかもしれないが、古くは〈ほぞ〉と言っていたらしい。『大辞林』によればさらに古くは、〈ほそ〉と発音していたらしいが、ほぞの緒という言葉がある。体の中心にあって窪んでいる所を指す。転じて心の中を指す場合がある。「へそで茶をわかす」、「へそが笑う」、「へその緒切って」（生まれて初めて）、「へその上に帯を締める」（覚悟を決める）など、多くの言い回しがある。中国の東晋の時代（紀元三一七〜四二〇）の道教の経典に『黄庭教』があり、この中の「臍下丹田《せいかたんでん》」という言葉を使って、漢方医学ではへそと恥骨の間の腹中に意識を集中させて力を集めると健康を保ち勇気が湧くと説明している。英語では umbilical cord であり、まさしくへその緒の意味であるが、ロケットの発射前に燃料を送り込むコードもこう呼ぶのは面白い。

ギリシャ神話にある、へその由来はユニークである。昔は、男の種族と女の種族と、さらにそれらが合体したアンドロギュヌス（androgynous：男＋女という意味）という怪物の三種の生き物がいたことになっている。アンドロギュヌスは、反対を向く二つの顔をもち、両性具有者で、手足は四本ずつあり、乱暴で傲慢で体は円形なのでゴロゴロと転がるように移動し、時には神に逆らうことがあった。そのため、ゼ

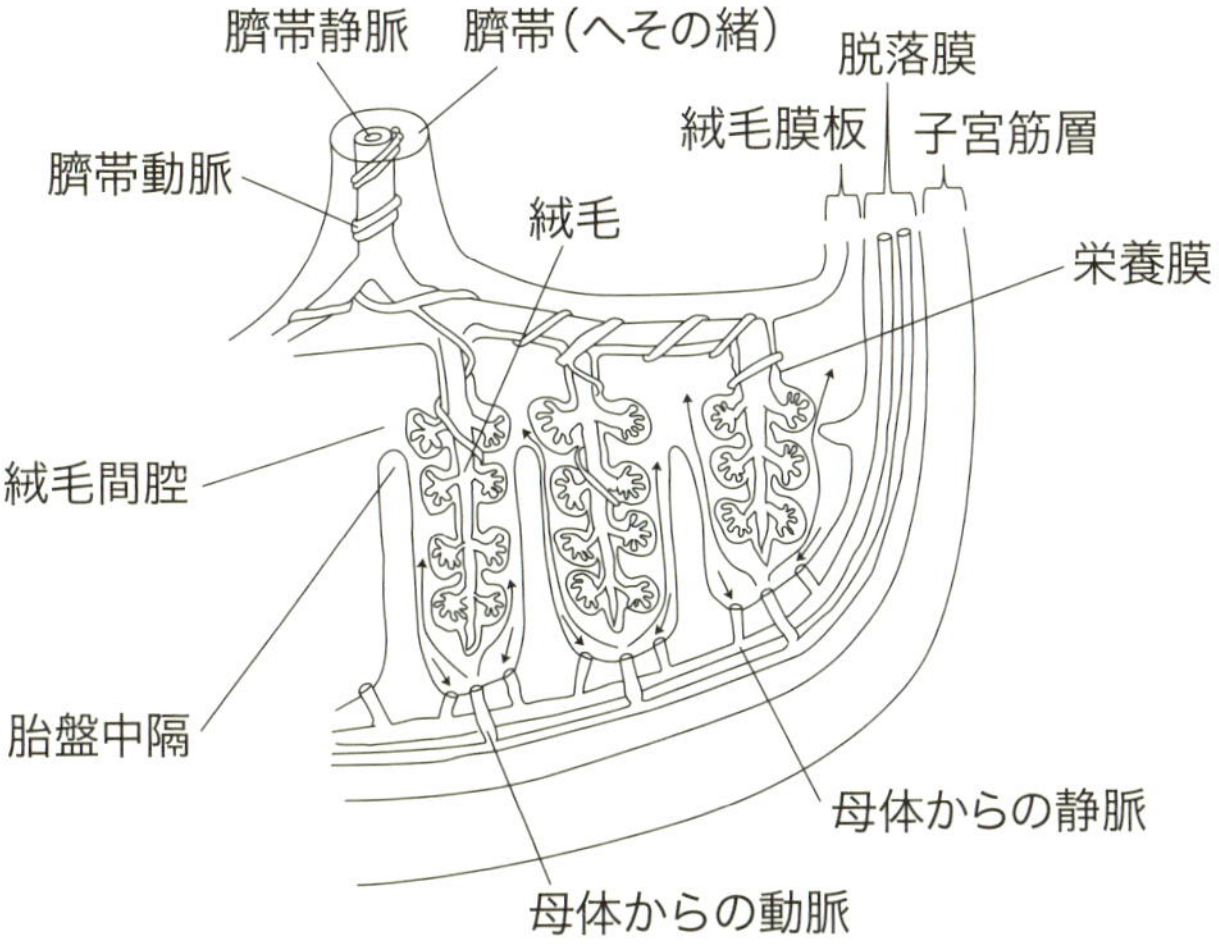

図41　へその緒と胎盤

ウスはとうとう彼らを真っ二つに切り離してしまった。このまま死ぬのを哀れに思ったアポロは、皮膚を体の中心に引っ張って縫い合わせ、生かすことに成功した。その中心の縫い痕が〈へそ〉だという。それゆえ、互いに別れた半分を恋い焦がれるのである。この話はプラトンの『饗宴』にある。英語で伴侶のことをmy better halfというのはこれに由来し、より良い半分という意味ではなく、分身という意味が強い。

実際のへその緒は太さ約二センチ、長さ五〇～六〇センチで、一本の臍帯静脈を二本の臍帯動脈が螺旋状に絡みつくようにしている（図41）。これは螺旋を描くことでバネのようにクッションの役割を果たし、胎児が動いても問題を生じなくしている。またこれら三本の血管はワルトン膠《にかわ》様物質（Wharton's jelly）で包まれていて、血管を保護している。臍帯静脈の血液は胎盤でガス交換をした血液なので、酸素分圧が高く栄養を含み胎児の大静脈へつながっている。すなわち、胎児側からみると心臓に戻ってくる血管なので静脈という。一方、臍帯動脈の血液は酸素分圧が低く、老廃物を含み胎児の内腸骨動脈から臍帯動脈となり胎盤へ戻る。すなわち胎児の心臓から遠ざかる血管なので動脈という。

■胎児を守る物

胎盤については、母体が底を作り、胎児が側壁と蓋（絨毛膜板）を構成する中空の容器をまず想像してほしい[109]（図41）。母体側からは脱落膜（将来、分娩時に子宮から外れる）を通して動脈と静脈が来ており、動脈から血液がその容器の中にどんどん注ぎ込まれる。溢れないように静脈から血液が回収される。脱落膜からは、胎盤中隔という不完全な仕切り膜が容器の中に突出して、一応の仕切りの役割をしている。これは何かの作用で血液が偏らないようにするためであろう。仕切りは不完全であるため、容器内のすべてに血液は行き渡る。胎児側の主要な構成は、側壁と蓋となる絨毛膜板である。この蓋は、羊膜と絨毛膜からできており、蓋の中から細かく枝分かれした多数の絨毛が容器の中に広がっている。この絨毛の表面を被うのが栄養膜である。したがって、絨毛は血液が満たされた絨毛間腔といわれる腔所に突き出ていることになる。ここでガス交換や栄養物や老廃物の受け渡しが起きる。双方の血液が混じりあうことはない。とは言っても、母体の血液は胎児の血管を作っている細胞を認識することになる。すなわち、胎児の遺伝子の半分は他人の遺伝子であり、胎児を作っている材料の半分は非自己から作り出された材料なのである。したがって、当然、免疫反応が起こり、胎児は排除されるはずが、そうならない。このことは以前から不思議な現象として研究されてきたが、最近になって、ようやく本質が見えてきた[110]。

脱落膜に秘密があり、ここの細胞は、免疫反応を起こす細胞を招集する遺伝子を不活性化させているのである。この過程はＤＮＡを変えることなく、エピジェネティックに変化させている、すなわち、脱落膜の細胞では免疫反応を起こす遺伝子の周囲をヒストン（第9章参照）が取り囲み、スイッチがオンにならないようにしているのである。

発達した胎盤は直径が一六～二〇センチで、厚さが二～三センチのスポンジケーキの形をしている。胎児が新生児として生まれる過程で、へその緒を流れる血液は自動的に止まり、生まれた後、へその緒を切っても出血はしない。さらに、胎盤はもはや必要がなくなるので、脱落膜のところで外れて〈後産〉として体外に排出される。大和言葉では胎盤のことを胞衣《えな》と言っていた。胞は胎児を指し、衣は守ってくれる物であり、これを祀る習慣は東南アジアに見られるが、中国を含め他の国にはない。恐らく南方経由で来た日本人の先祖が持ち込んだもので、へその緒を出生後も大切にする習慣として現在も残ったものであろう。

進化の過程で最初の胎盤は、哺乳類の先祖に生じたと思われる。その時の様子をカンガルーなど有袋類から類推することができる。この動物の卵は卵黄をまだ持っているので、先祖は卵が受精したのち卵黄を包む膜を発達させて子宮の内部にしばらく留め、短期間ではあるが、そこで発生させたのかもしれない。卵で産むと外敵に襲われ逃げる時は、卵を放置しなければならないが、胎生ではそのまま自分と一緒に逃げることができる。しかしながら、有袋類では、胎盤は大きく発達はせず、血液によって栄養を得ることは困難なので、著しい早産を行い、体に袋を作りそこで母乳で育てることにしたらしい。

ところで胎児を包んでいる羊膜は、通常、廃棄されていたが、この膜はコラーゲンに富み、羊膜上で細胞分裂が活発に起こることが知られていても、保存に問題があった。しかしながら、二〇一四年に富山大学医学部が、羊膜を真空中におきマイクロ波や遠赤外線を当てることによって、その性質を変えることなしに、常温でも保存できる方法を開発し、特許を取った。これを培養皿の下に敷いて種々の細胞を増殖させ角膜、気管、皮膚、血管などの形成に成功した。将来、再生医療に役立つと期待される。

■胎盤は内分泌器官

前述したように、近代になり胎盤の正しい形態が明らかになったが、二十世紀のごく初頭に胎盤は内分泌器官でもあることがわかった。ウサギでは妊娠十八日以内に卵巣を除去すると流産するが、それ以降に除去しても妊娠は継続されることがわかった。このことは、妊娠の維持には卵巣で生産されるホルモンが必要であり、胎盤がある程度成長すると、それらのホルモンが生産され分泌されるのではないかというアイディアにつながった。さらに妊婦の尿に多量の生殖腺刺激ホルモンに似たホルモンが存在し、妊娠の十日目から検出され六十〜九十日でピークに達することがわかった。筆者が学生の頃に、アルゼンチンのマイニーニ（Mainini）という産科医が、女性が妊娠しているか否かを調べる方法を発見したという論文を読んだことがある。それは妊婦の尿を成熟したメスのウサギに注射し、三週間の後、卵巣を調べ排卵の痕があれば、妊娠しているという生物による検定法（マイニーニ法）であった。確かに生殖腺刺激ホルモンが含まれていれば、その通りであるが、時間が掛かるのと、ある程度の個体数が必要で、臨床検査には向かない。

現在では、そのホルモンは、ヒト絨毛性生殖腺刺激ホルモン（human chorionic gonadotopin：HCG）として知られ、妊娠十二週前後にピークに達する。妊娠したか否かを調べるには、これに対する抗体が作られており、ホルモンがある場合は尿中に分泌されているので、抗体を加えると抗原抗体反応が起こる。するとと試薬には発色剤が入っているので色が付き、簡単に妊娠の有無を判定することができる。このホルモンは、卵巣の中の黄体を刺激してこれを維持し、子宮内膜に働いて血液量を増やし、子宮を柔らかく大きくすることがわかっている。胎盤性ラクトゲン（human placental lactogen：HPL）という、脳下垂体から分泌される成長ホルモンに似たホルモンも分泌される。これは母体の糖代謝を活性化させ、血糖値を上げる。血液はグルコースが通常よりも多くなり、胎児へ糖が送り込まれ、これによって成長・発達が促進される。一方、母体においては脂肪の分解を促し、それは母体のエネルギーとなる。黄体からは、プロゲステロン（progesterone）が分泌され妊娠の維持に働くが、黄体は妊娠の八〜十週で分泌を止める。するとHCGが胎盤からプロゲステロンを分泌させ、再び妊娠の維持に働かせる。妊娠中に排卵が起こりさらに妊娠するのを避けるため、このプロゲステロンは、脳下垂体から排卵ホルモンであるLH（第3章参照）の分泌を抑制する。また、このホルモンは子宮の収縮を抑制し、胎児が押し出されるのを防いでいる。胎盤からは女性ホルモン（estrogen）も分泌されるが、妊娠末期にピークに達し、乳腺を発達させ、授乳に備える。また子宮筋の増殖を促し、血管の数を増加させる。ただし、胎盤から分泌されるホルモンは、どこからも分泌の指令を受けることはなく、自律的であるらしい。

■乳がん遺伝子と老化

最近、米国の有名な女優が、自分の母が乳がんで亡くなったことがきっかけで、乳がんになり易い性質をどの程度の割合で受け継いでいるかの遺伝子診断を受けた結果、八七パーセントとわかり、両方の乳房の予防的切除を受けたことが話題になった。これは *BRCA*（breast cancer susceptibility gene）という遺伝子を調べたものと思われる。この遺伝子は二つある。*BRCA1* は第一七染色体の長腕にあり二四個のエクソンからできており、一八六三個のアミノ酸から成る蛋白質を作り出す。もう一つの *BRCA2* は第一三染色体の短腕にあり、二七個のエクソンからできており、三四一八個のアミノ酸から成る蛋白質を作り出す。両方の遺伝子は、元は同じであったので*BRCA1/2*と表すことがある。これらの蛋白質は、本来は腫瘍ができた時にそれを抑制するために、損傷したＤＮＡの修復に働くのであるが、遺伝性乳がんとは、この遺伝子の中に突然変異が起こり、その蛋白質が作れなくなったために乳がんの発症を招くものである。

またこの遺伝子は卵巣がんの発症にも関わっていることがわかっている。検査では親の突然変異の部分が子にどの程度遺伝しているかを調べるのである。当然、男性もこの遺伝子を持っており、男性も乳がんになるが、その確率は女性に比べて一〇〇分の一である。これは、発症に女性ホルモンが関係しているからである。さらに後述する高齢出産は、なぜ胎児に異常が出やすいかも*BRCA1*の変異によって説明されている。女性は生まれてきた時は卵巣に一〇〇万個の卵子を持っているが、実際に成熟して排卵されるのは、五〇〇個ほどにすぎない。閉経期までに卵子は次第に老化するが、前述したように、この遺伝子の産物は老化によって損傷したＤＮＡの修復に当たる。しかし、三十代後半から、この遺伝子に変異が起きる可能性が高まるという。したがって、変異した遺伝子ではＤＮＡの損傷を治すことができず、その卵が受精した場合、胎児に影響が出ることになる。二〇一四年、日本産科婦人科学会において、獨協医科大学の研究者グループが、男性の精子も三十五歳を過ぎると老化することを発表した。これは男性不妊外来を受診した男性のうち精子の形や運動に異常が見つからない八十人分の精子を、マウスの卵子に顕微鏡下で人工受精させ、卵子が分裂を開始するか否かを調べた実験からの結論である（ヒトとマウスのキメラを作るという実験ではない。そもそも染色体が違いすぎるので、そのようなものはできない）。その結果、三十五歳未満の男性の精子の七割に分裂を促す作用があったが、三十五〜三十九歳では六十二パーセント、四十〜四十四歳では五十二パーセント、四十五〜四十九歳では三十九パーセントに低下することがわかった。これは、男性の中には、三十五歳を境に精子に老化を起こす人が、しだいに増加することを示している。

【コラム8】

華岡青洲

日本では、一八〇四年に華岡青洲が「通仙散《つうせんさん》」により全身麻酔をかけ、乳がんの手術に成功していた（西洋におけるジエチルエーテルの全身麻酔よりほぼ四十年も早い）。この麻酔薬の成分はチョウセンアサガオとトリカブトを主体とし、他の四種類の植物（ヨロイグサ、トウキ、センキュウおよびテンナンセイ）とからなるが、門外不出の処方だったためか、調合の詳細は不明である。ただし、これまでのオランダ語の訳本の中や水戸藩の御典医が、チョウセンアサガオについて実でも花でも茎でも粉末にして酒と共に飲むと、体は痛痒を感じなくなるとか、実だけを粉末にして白湯と飲むと、一旦、吐瀉するが、その後眠りに入ると報告しているので、こうした二、三の知見に基づき、麻酔薬を開発したと思われる。当然、ヒトに試す前に、イヌやネコで試している。この試行錯誤に十数年を要している。

青洲は、オランダ人から医学を学んだ医師の下で修業を積み、消毒の知識も持っていた。それでも、乳がんの摘出以前に、彼は女性の乳房を切除しても良いかどうか、不安であったという。「乳房は女性の命」と考えられていた時代である。そんな彼の下へ、ウシが暴れて角で乳房を裂かれた女性が運び込まれ、もはや切除しか方法がなかった。手術は成功し、その女性は生きて帰ることができた。そこで女性の生命に必須ではないと判断できたのである。その後、人で成功するまでの過程は、有吉佐和子の『華岡青洲の妻』（新潮社）に詳しい。

彼の名声は全国に伝わり、弟子は一時、一七〇〇名にも達したというが、残念ながら、この手法は単なる技法であるがゆえに受け継がれて行く間に衰退してしまった。彼に匹敵する能力の人間が周囲に居なかったことよりも、筆者は、全身麻酔の原理（理論的裏付け）を欠いていたこと、すなわちそれを育てる日本における基礎的知識が不足していたと考える。

【コラム9】

前立腺由来ではなかった生理活性物質

前巻において、前立腺は、仰臥している男性を足の方から見ると膀胱の前に立っている腺なので前立腺（prostate gland）と名付けられたと述べた。一九三〇年代の初めに、動物の子宮の一部を切り出し、新鮮な精液を滴下すると子宮片は、収縮したり弛緩したりした。また、ヒトの精液やヒツジの精嚢（精液の液体成分を作る腺）の抽出液は、平滑筋を収縮させる一方、血圧を低下させた。したがって、精液の中には、何らかの生理活性物質が入っていると信じられ、前立腺から分泌されるとして、プロスタグランジン（prostaglandin）と名付けられた。しかしながら、分泌している器官は前立腺ではなく精嚢であり、命名の根拠は間違っていたが名前だけはそのまま残ってしまった。しかも、この物質は精嚢だけでなく、女性も含めて全身の種々の組織で極めて微量であるが作られており、分泌されると急速に分解される。プロスタグランジンを、放射活性を示す同位元素でラベルして腕の静脈に注射し、一分半後にその反対側の腕から採血して調べると、放射活性の九〇パーセントはプロスタグランジンの分解産物から検出される。すなわち、この分子を分解する酵素は全身に分布し、必要がない時は急速に分解してしまうことを意味している。このため、その正体がわかるまで二十年もかかってしまった。一九五〇年代になって、この物質は脂肪酸の一種であり、その後、構造に少しずつ違いがある三〇数種類のプロスタグランジンがあるとわかった。それらはA、B、C、D、E、F、H（G）、I、Jなどのアルファベットの名をつけられて、グループごとに分けられている。これらは、作用が多種多様で、例えば、子宮を刺激して収縮させる。分娩のための陣痛が始まっている女性の、羊水や静脈血にこの分子が出現する。これに対して、気管支の平滑筋に働き弛緩させ、呼吸を楽にさせる。胃液の分泌を抑制する。これは長時間、胃粘膜が胃液に曝されて潰瘍を起こす危険性を回避するためのように思える。その他、血圧の低下作用、逆に分子の種類によっては、血圧の上昇作用、催眠誘起作用、腸管の運動の促進、血小板の凝集作用、骨吸収を促す、免疫反応を抑制するなど種々の作用があって枚挙にいとまがない。結局、この分子はあらゆる臓器・組織において局所ホルモンあるいは細胞機能調節因子として作用していると考えられている。

プロスタグランジンの前駆体分子はアラキドン酸である。この物質の元々の由来は細胞膜にあるリン脂質である。したがって、細胞膜で必要に応じてプロスタグランジンが作られる。この分子を作る時には、酸素分子が必要であり、生物が酸素を利用するようになってから作られた分子であると想像される。このため、細菌には見つからず、若干の高等植物と動物においてのみ見つかっている。進化の初期の段階にとどまっている刺胞動物門のサンゴがプロスタグランジンの前駆体を持っており、進化の観点から興味深い分子である。

参考文献

1 池田弥三郎『日本故事物語』（第13版） 河出書房新社 一九六五
2 Zerr I. ed. *Understanding Alzheimer's Disease* Intech 2013
3 読売新聞「認知症の高齢者推計550万人、20年で6倍に」 二〇一三年一二月一二日
4 ニコラス・ウェイド（丸山工作・林泉 訳）『ノーベル賞の決闘』 岩波現代選書 一九八四
5 ユルゲン・トールワルド（塩月正雄 訳）『近代外科を開拓した人びと』（上） 講談社文庫 一九七三
6 半藤一利『漱石先生ぞな、もし』 文春文庫 二〇一〇
7 ウェンディ・ムーア（矢野真千子 訳）『解剖医ジョン・ハンターの数奇な生涯』 河出文庫 二〇一三
8 傳田光洋『皮膚感覚と人間のこころ』 新潮社 二〇一三
9 白川 静『常用字解』（第二版） 平凡社 二〇一二
10 橋本信夫「動物のお医者さん」のアフリカ物語その二 ミクロスコピア 十五：一 六―十二 一九九八
11 佐野 豊『脳の起こり』 ミクロスコピア 一一：四 四〇―四一 一九九四
12 中村禎里『生物学の歴史』 河出書房新社 一九八三
13 碓井益雄『子づくりの博物誌』 工作舎 一九九四
14 小田嶋梧郎『図説 人体の構造』（第38刷） メヂカルフレンド社 一九九五
15 更科 功『化石の分子生物学』 講談社現代新書 二〇一二
16 Diamond M.C., et al. On the brain of a scientist: Albert Einstein, Experimental Neurology 88: 198-204 1985
17 生田房弘「アインシュタインの脳標本の由来」 ミクロスコピア 二六：四 七〇―七三 二〇〇九
18 内田麻理香『恋する天才科学者』 講談社 二〇〇七
19 山田大隆『神が愛した天才科学者たち』 角川ソフィア文庫 二〇一三
20 Benbow C.P., Stanley J.C., Sex differences in mathematical reasoning ability: more facts, Science 222: 1029-1031 1983

21 大隅典子「なぜ理系に進学する女子が少ないか?」PRESIDENT 二〇一三年九月二日号 online

22 『人体の世界』国立科学博物館・日本解剖学会編 読売新聞社 一九九五

23 河合良訓 監修『脳単』エヌ・ティー・エス 二〇〇六

24 朝日新聞科学部『新解体新書』朝日新聞社 一九七六

25 Scoville W.B., Brenda M., Loss of recent memory after bilateral hippocampal lesions, Journal of Neurology, Neurosurgery and Psychiatry 20: 11-21 1957

26 Altman J., Das G.D., Autoradiographic and histological evidence of post natal hippocampal neurogenesis in rats, Journal of Comparative Neurology 124: 319-335 1965

27 Kitamura T., et al., Island cells control temporal association memory, Science 343: 896-901 2014

28 中野信子『脳内麻薬』幻冬舎新書 二〇一四

29 板倉英吉 他『病名に名を残した医師』メジカルセンス 二〇〇〇

30 Takei T., Seki K., Spinal premotor interneurons mediate dynamic and static motor commands for precision grip in monkeys, The Journal of Neuroscience 33: 8850-8860 2013

31 Konnikova M., The man who couldn't speak — and how he revolutionized psychology, Scientific American, February 8 blog 2013

32 池谷裕二『進化しすぎた脳』講談社ブルーバックス 二〇一二

33 河野憲二「男と女の間には…!?」独立行政法人産業技術総合研究所ホームページ https://www.aist.go.jp/science_town/medical/medical_09/medical_09_03.html

34 岩田 誠「脳と漢字」ミクロスコピア 十七：四 三二—三六 二〇〇〇

35 ワイルダー・ペンフィールド（塚田裕三・山河宏 訳）『脳と心の正体』法政大学出版局 一九八七

36 Knight B. *Discovering the Human Body* Heinemann London 1980

37 サイモン・シン、エツァート・エルンスト（青木薫 訳）『代替医療解剖』新潮文庫 二〇一三

38 橋本一成「中国医学でいう経路とは何か」ミクロスコピア 二〇：二 一二三—一二五 二〇〇三

39 Sereni E., Young J., Nervous degeneration and regeneration in Cephalopods, Pubblicazioni della Stazione *Zoologica* di Napoli 12: 173-208 1932
40 Pannese E., The Golgi stain: invention, diffusion and impact on neuroscience, Journal of the History of the Neuroscience: Basic and Clinical Perspectives 8: 132-140 1999
41 Zhou R., et al., A molecular motor, KIF13A, controls anxiety by transporting the serotonin type 1A receptor, Cell Reports 3: 509-519 2013
42 Yamanaka H., et al., A possible mechanism of the nucleus accumbens and ventral pallidum 5-HT1B receptors underlying the antidepressant action of ketamine: a PET study with macaques, Translationary Psychiatry, published online 7 January 2014
43 Hirano Y., et al., Fasting launches CRTC to facilitate long-term memory formation in *Drosophila*, Science 339: 443-446 2013
44 Borota D., et al., Post-study caffeine administration enhances memory consolidation in humans, Nature Neuroscience 17: 201-203 2014
45 嵐山光三郎『素人庖丁記』 講談社文庫 一九九〇
46 池田和彦「アロイス・アルツハイマーの生涯」 ミクロスコピア 一一：一 二―一一 一九九四
47 Nakayama K., et al., γ-Secretase — Regulated signaling and Alzheimer's disiease, in *Understanding Alzheimer's disease* ed. Zerr I.Intech Croatia 61-88 2013
48 松尾壽之「ストックホルムへの道」 科学 四八 五三七―五四七 岩波書店 一九七八
49 Matsuo H., et al., Structure of the porcine LH-and FSH-releasing hormone. I. The proposed amino acid sequence, BBRC 43: 1334-1339 1971
50 寒川賢治「ナトリウム利尿ペプチドファミリーの発見」 月刊『心臓』 四二：一―二 一〇五―一一〇 日本心臓財団 二〇一〇
51 井上清恒『医人の探求』 内田老鶴圃 一九九一
52 治療学編集委員会『治療の歴史 断章』 ライフ・サイエンス出版 一九八六
53 Pert C.B., Snyder S.H., Opiate receptor: demonstration in nervous tissue, Science 179: 1011-1014 1973

54 Hughes J., et al. Identification of two related pentapeptides from the brain with potent opiate agonist activity, Nature 258: 577-580 1975
55 Akimoto N., et al., CCL-1 in the spinal cord contributes to neuropathic pain induced by nerve injury. Cell Death and Disease, published online 20 June 2013
56 Holmes R.L., Ball J.N. *The Pituitary Gland* Cambridge University Press 1974
57 河合良訓　監修　『骨単』　エヌ・ティー・エス　二〇〇六
58 Carla S., et al., Effects of insufficient sleep on circadian rhythmicity and expression amplitude of the human blood trascriptone. Proceeding of the National Academy of Science of the USA 110: E1132-E1141 2013
59 Granot R.Y., et al., Effects of arginine vasopressin on musical working memory, Frontiers in Psychology 4: 712-723 2013
60 Gordon I., et al., Oxytocin and the development of parenting in humans, Biological Psychiatry 68: 377-382 2010
61 後藤基巳　他　『中国故事物語』（第13版）　河出書房新社　一九六六
62 Guyton A.C., Hall J.E. *Textbook of Medical Physiology* Elsevier 12th ed. 2011
63 メアリ・ウィークス、ヘンリ・レスター（大沼正則　監訳）『元素発見の歴史』　原著第七版　朝倉書店　二〇〇八
64 Brown D., Cai L., Amphibian metamorphosis, Developmental Biology 306: 20-33 2007
65 Allen B. M., The effects of thyroid removal upon the development of the gonads in the larvae of *Rana pipiens*, Science 46: 216-218 1917
66 小山慶太　『科学史人物事典』　中公新書　二〇一三
67 ピエール・レイ（波磨忠雄　訳）『ホルモン』　文庫クセジュ　白水社　一九五三
68 日本比較内分泌学会編　『生命をあやつるホルモン』　講談社ブルーバックス　二〇〇三
69 Youson J.H., Is lamprey metamorphosis regulated by thyroid hormones? American Zoologist 37: 441-460 1997
70 Paris M., et al. Amphioxus postembryonic development reveals the homology of Chordate metamorphosis, Current Biology 18: 825-830 2008

71 中内光昭『旅路来て』南の風社 二〇〇七
72 Patricolo E., et al., The effect of L-thyroxine on the metamorphosis of *Ascidia malaca*, Cell and Tissue Research 214: 289-301 1981
73 D'Agati P., Cammarata M., Comparative analysis of thyroxine distribution in ascidian larvae, Cell and Tissue Research 323: 529-535 2006
74 Chino Y., et al., Formation of the adult rudiment of sea urchins is influenced by thyroid hormones, Developmental Biology 161: 1-11 1994
75 Hadorn E., *Experimental studies of amphibian development* Springer-Verlag Berlin Heiderberg 1974
76 Jörgen Nordenström *The Hunt for the Parathyroids* WiLey-Blackwell 2012
77 Danks J.A., et al., Identification of a parathyroid hormone in the fish *Fugu rubripes*, Journal of Bone Mineral Research 18: 1326-1331 2003
78 Liu Y., et al., Parathyroid hormone gene family in a cartilaginous fish, the elephant shark（*Callorhinchus milii*）, Journal of Bone Mineral Research 25: 2613-2623 2010
79 Nikaido M., et al., Coelacanth genomes reveal signatures for evolutionary transition from water to land, Genome Research, published online 22 July 2013
80 Copp D.H., et al., Evidence for calcitonin — A new hormone from the parathyroid that lowers blood calcium, Endocrinology 70: 638-649 1962
81 Hirsch P.F., et al., Thyroid hypocalcemic principle and recurrent laryngeal nerve injury as factors affecting the response to parathyroidectomy in rats, Endocrinology 73: 244-252 1963
82 Sekiguti T., et al., Calcitonin in a protochordate, *Ciona intestinalis* — the prototype of the vertebrate calcitonin/calcitonin gene-related peptide supurfamily, FEBS Jounal 276: 4437-4447 2009
83 Parascandola J., Abel, Takamine, and the isolation of epinephrine, Journal of Allergy Clinical Immunology 125: 514-517 2010
84 Shurtleff W., Aoyagi A., Jokichi Takamine（1854-1972）and Caroline Hitch Takamine（1866-1954）: Biography and Bibliography,

SoyInfo Center 2012
85 Yamashita A., Research note on adrenaline by Keizo Uenaka in 1900, Biomedical Research 23: 1-10 2002
86 菅野富夫「アドレナリンの発見百年の光と影」ミクロスコピア 十七：二 二〇—二七 二〇〇〇
87 飯沼和正「高峰譲吉—あれからどうなった?」ミクロスコピア 十九：二 五六—五九 二〇〇二
88 江橋節郎「カルシウムと私」JT生命誌研究館 季刊生命誌 サイエンティストライブラリー http://www.brh.co.jp/s_library/j_site/scientistweb/no12/index.html
89 杉 晴夫『筋肉はふしぎ』（第6刷） 講談社ブルーバックス 二〇一一
90 仲野 徹『なかのとおるの生命科学者の伝記を読む』 学研メディカル秀潤社 二〇一一
91 デズモンド・モリス（日高敏隆 訳）『裸のサル』 角川文庫 一九九九
92 Lalueza-Fox C., et al., A melanocortin 1 receptor allele suggests varying pigmentation among Neanderthals, Science 318: 1453-1455 2007
93 Olalde I., et al., Derived immune and ancestral pigmentation alleles in a 7,000-year-old mesolithic European, online Nature 26 January 2014
94 Callaway E., Modern human genomes reveal our inner Neanderthal, online Nature 29 January 2014
95 立川昭二『からだの文化誌』 文藝春秋 一九九六
96 阿部知二 他『西洋故事物語』（第3版） 河出書房新社 一九六六
97 犬塚則久『「退化」の進化学』 講談社ブルーバックス 二〇〇六
98 Esposito G., et al., Infant calming responses during maternal carrying in humans and mice, Current Biology 23: 739-745 2013
99 宮坂道夫『ハンセン病 重監房の記録』 集英社新書 二〇〇六
100 金容雲『日本語の正体』 三五館 二〇〇九
101 Obokata H., et al., Stimulus-triggered fate conversion of somatic cells into pluripotency, Nature 505: 641-647 2014
102 Wakao S., et al. Multilineage-differentiating stress-enduring (MUSE) cells are a primary source of induced pluripotent stem cells

in human fibroblasts, Proceedings of National Academy of Science of USA 108: 9875-9880 2011

103 「生命科学 DOKIDOKI 研究室」 公益財団法人テルモ科学技術振興財団 http://terumozaidan.or.jp/labo/interview/09/index.html

104 Tomomi G., et al. A 3D sphere culture system containing functional polymers for large-scale human pluripotnet stem cell production, Stem Cell Reports 2: 1-12 2014

105 長野 敬『生物学の旗手たち』 講談社学術文庫 二〇〇二

106 小長谷正明『医学探偵の歴史事件簿』 岩波新書 二〇一四

107 篠田達明「正丸峠の帝王切開」『闘う医魂』 文春文庫 一九九七

108 アルフレッド・ローマー、トーマス・パーソンズ（平光厲司 訳）『脊椎動物のからだ』 法政大学出版局 一九八三

109 井尻正二、小寺春人『新・人体の矛盾』 築地書館 一九九四

110 Nancy P., et al. Chemokine gene silencing in decidual stromal cells limits T cell access to the maternal-fetal interface, Science 336: 1317-1321 2012

おわりに

本書を書き終えて、二つのことを思った。一つは、二十世紀の初めから中頃にかけて起こった二度の戦争が、如何に研究者の生涯と研究そのものに大きな影響を与えていたか、ということである。物事の真実に迫る紆余曲折というのは、すべてに存在するが、そこへ戦争が絡むと人知では到底乗り越えられない大波が生じる。しかし、本書に登場した研究者達は、それを乗り越えて、〈歴史〉となっていったのである。『淮南子《えなんじ》』（紀元前百数十年頃の思想書）の〈人間訓《じんかんくん》〉に「人間万事塞翁が馬」という言葉がある。意味は、読者は良くご存じと思うが、『淮南子』の本意は「偶然と見えることも皆人間が自ら招くものだ」というところにあるらしい。本書に登場した研究者達も、研究と人生をたどってみると、それが当てはまるような気がする。いや、第二次世界大戦を乗り越えた筆者の父親・母親世代の人々皆が一人一人、その人独特の歴史を持っているはずである。読者の身近にそういう方がおられた場合は、ぜひその時の苦労を伺っていただきたい。戦争の悲劇は風化させるべきではない。二つ目は、本書において登場した重要な科学者には、生きていた年代も記述した。これは初期の意図は、読者がそれによってその科学者が活躍した時代が具体的にわかり易いと考えたからであったが、本書を終えるに当たって、如何にすぐれた科学者であろうと人は必ず死ぬということを思った。ところで本書の「コラム7」で紹介したように、ストレスを与えると細胞は万能化することがわかった。なにか「苦労は買ってでもしなさい、そうすると強くなれる」みたいな教訓を言われているようで恐れ入ってしまう。ただし、人間を作っている細胞は初期化できて万能細胞になるが、その細胞でできている人間本体とその人のこれまでの歴史は初期化できない。人にできるのはこれから進む未来の歴史をつくることだけである。これを自分に言い聞かせて筆を擱《お》く。

なお、本書の出版に当たっては、最初から最後まで丁寧に下読みをし、貴重なアドバイスを頂いた広島大学名誉教授道端齊先生に感謝を申し上げる。さらにアルツハイマー病に関しては、専門的立場から何度もご助言を頂いた信州大学中山耕造先生に深く御礼を申し上げる。また、貴重なご意見を賜った金沢大学名誉教授中林肇先生、同大学名誉教授和田敬四郎先生、同大学教員梅林正芳先生に感謝する。

築地書館土井二郎社長に出版のお礼を申し上げる。最後に、家人と娘また筆者の兄弟、家人の兄弟にも励ましをもらった。併せて感謝する。

笹山雄一

二〇一四年五月

著者紹介———笹山　雄一（ささやま　ゆういち）

昭和44年、北海道大学水産学部卒業。富山大学理学部教授、金沢大学理学部教授を経て、金沢大学環日本海域環境研究センター教授を務める。平成24年定年により退職。現在、同センター連携研究員。

専門は「骨硬化ホルモン〈カルシトニン分子〉の生理・進化学」。

著書に『人体探求の歴史』（築地書館）がある。

脳と人体探求

2014年8月18日初版発行

著者 ——————— 笹山雄一
発行者 ——————— 土井二郎
発行所 ——————— 築地書館株式会社
東京都中央区築地7-4-4-201
〒104-0045
TEL 03-3542-3731
FAX 03-3541-5799
ホームページ=http://www.tsukiji-shokan.co.jp/
振替00110-5-19057
印刷・製本 ——————— シナノ印刷株式会社
装丁 ——————— 斉藤よしのぶ

ISBN 978-4-8067-1481-1 C0045

● 築地書館の本 ●

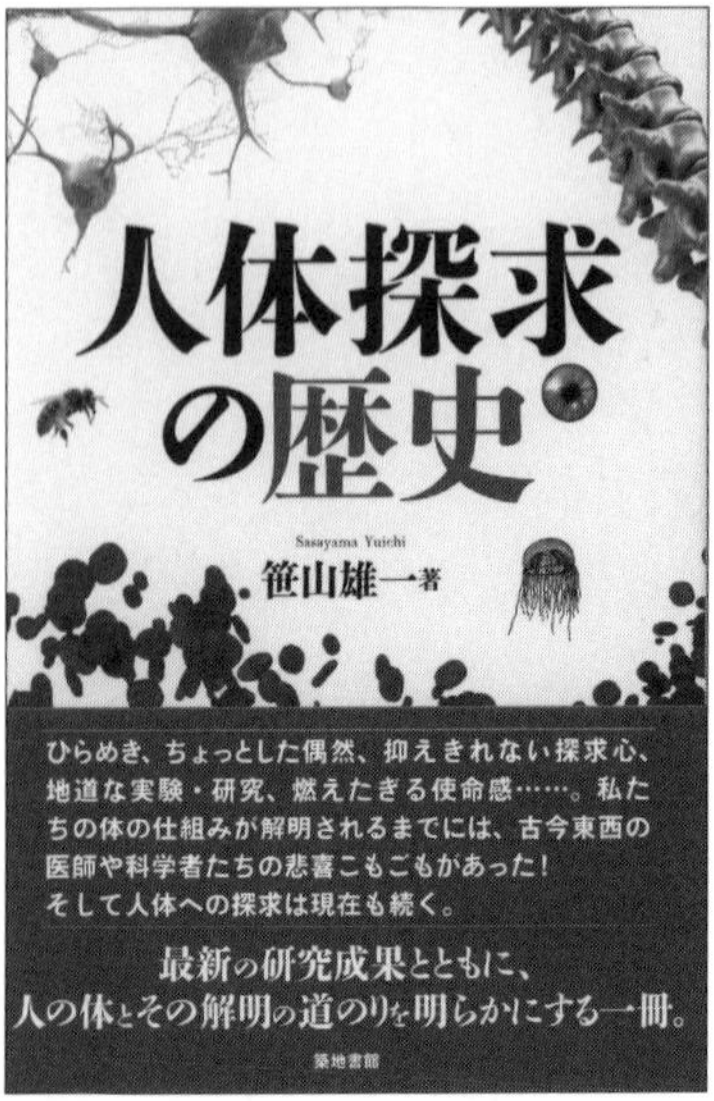

人体探求の歴史

笹山雄一【著】

2,400 円＋税　◉ 2 刷

普段、何気なく使っている器官や臓器の名前だが、昔の人たちは自分たちの体をどのように捉え、それぞれの名前を付けていたのか。

現代にまで続く人体探求の歴史と、古代魚の名残である鎖骨、三度作られる腎臓、嗅覚でガンを見つけるイヌの研究、山中教授の iPS 細胞が開く難病治療の道など、人体の進化と最新の知見に触れる一冊。

● 築地書館の本 ●

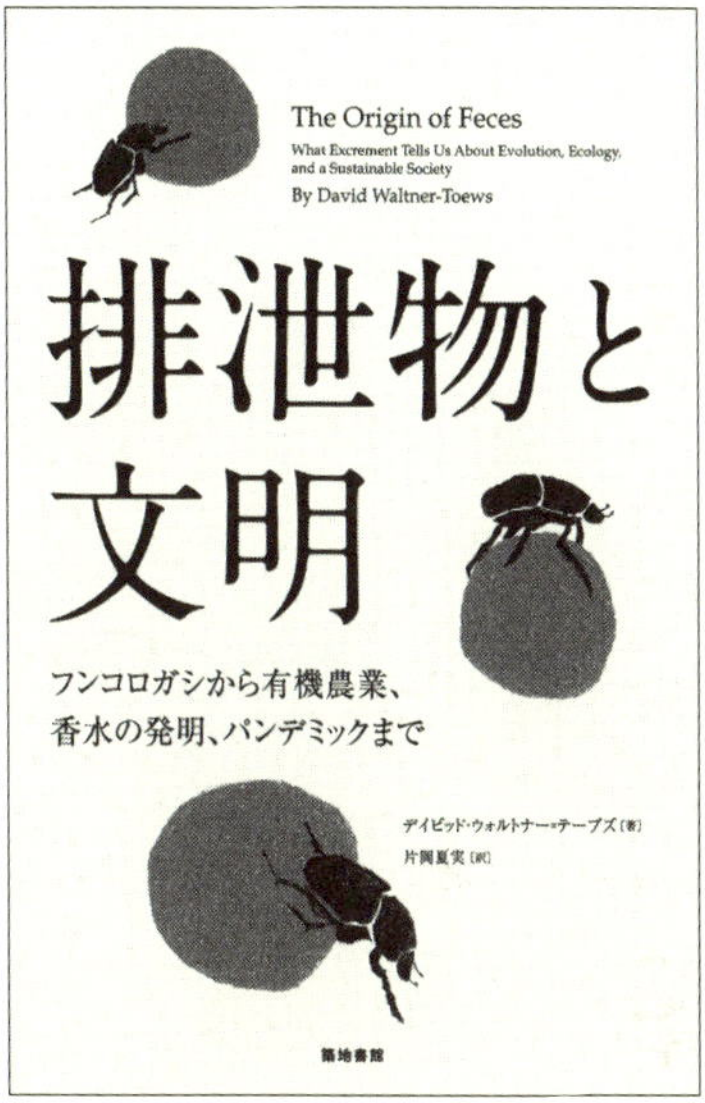

排泄物と文明

フンコロガシから有機農業、香水の発明、パンデミックまで

デイビッド・ウォルトナー＝テーブズ【著】
片岡夏実【訳】

2,200 円＋税

「うんち」と「科学」――語源は同じだと知っていましたか？　昆虫の糞から、ヒト、ゾウのウンコまで、あらゆる排泄物を知り尽くした獣医・疫学者である著者が、古代ローマの糞尿用下水道から、糞尿起源の伝染病、現代のトイレ事情まで、芳しい文明史と自然誌を描く。